中成药合理应用理论与实践

【主编　周杨晶】

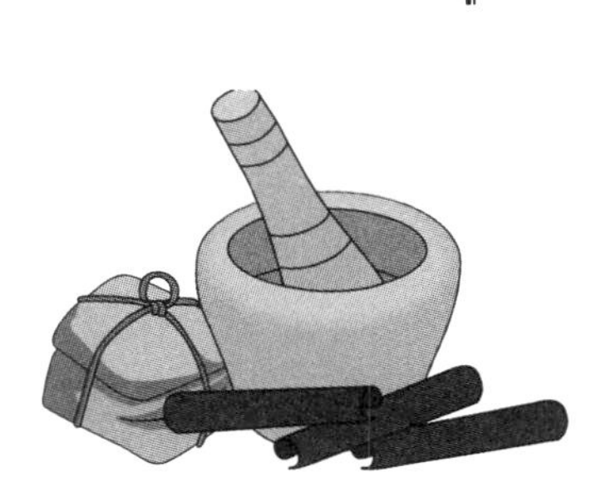

四川科学技术出版社

图书在版编目（CIP）数据

中成药合理应用理论与实践 / 周杨晶主编. -- 成都：四川科学技术出版社, 2024. 8. -- ISBN 978-7-5727-1488-7

Ⅰ. R286

中国国家版本馆CIP数据核字第2024SZ9982号

中成药合理应用理论与实践

主　　编　周杨晶

出 品 人　程佳月
责任编辑　李　栎
责任出版　欧晓春
出版发行　四川科学技术出版社
　　　　　成都市锦江区三色路238号　邮政编码 610023
　　　　　官方微博 http：//weibo.com/sckjcbs
　　　　　官方微信公众号 sckjcbs
　　　　　传真 028-86361756
成品尺寸　185 mm × 260 mm
印　　张　16.5
字　　数　380 千
印　　刷　成都蜀通印务有限责任公司
版　　次　2024年8月第1版
印　　次　2024年8月第1次印刷
定　　价　86.00元

ISBN 978-7-5727-1488-7

邮购：成都市锦江区三色路238号新华之星A座25层　邮政编码：610023
电话：028-86361770

本书编委会

主任委员 吴海以 林琦远

副主任委员 肖 萍 杨正聪 李 雄

主 编 周杨晶

副 主 编 张光玉 马金岚 常 鲜 王樱洁

编 委 （排名不分先后）

马金岚 王启萍 王樱洁 肖 萍

张光玉 周杨晶 常 鲜

主编单位 凉山彝族自治州第二人民医院

编写说明

本书包括中成药合理应用理论和中成药合理应用实践两章。现就中成药合理应用实践的相关体例及内容说明如下：

常用中成药指临床常见病、多发病的常用中成药，其品种、剂型、规格以“四川省药械集中采购及医药价格监管平台”为依据，计 80 种，其中基药 40 种；中药新药指 2017—2023 年上市的中成药新药，一贯煎颗粒、济川煎颗粒、枳实总黄酮片、香雷糖足膏等未检索到完整药品说明书者除外，计 30 种。

【成　　分】中成药的组成，以中成药药品说明书为依据。

【功能主治】中成药的功能主治，以临床常用中成药药品说明书所述功能主治为依据，个别名词术语依标准作了改正。

【组方原理】中成药的历史出处或来源，组方依据，配伍特点。

【规　　格】中成药的规格，以常用中成药药品说明书所述规格为依据，不补充其他规格。

【用法用量】中成药的用法用量，以常用中成药药品说明书所述用法用量为依据，与【规格】相对应。

【不良反应】中成药的不良反应，以常用中成药药品说明书所述不良反应为依据，说明书标示为“尚不明确”的以相关参考文献为依据。

【药理作用】中成药的药理作用，以常用中成药药品说明书所述药理作用为依据，说明书未标示或标示复杂的以参考文献为依据。

【适应病证】以常用中成药药品说明书规定的适应病证为依据，并结合中西医临床实际作适当扩展。

【用药思路】

1. 辨证用药：按中成药药品说明书规定，并结合中西医临床实际作适当扩展。

2. 辨病用药：按常用中成药药品说明书规定，并结合中西医临床实际的辨病用药，淡化辨证用药的用药方法。

3. 辨症用药：按常用中成药药品说明书规定，并结合中西医临床实际及《中药新药临床研究指导原则》，抓主症用药等的主症、次症及舌脉。

4. 辨病与辨证相结合用药：按常用中成药药品说明书规定，并结合中西医临床实际及治疗指南、临床路径、专家共识、临床研究等具有较高级别和质量的循证证据的病证结合用药方法。

5. 中成药联用：具有较高级别和质量的循证证据的中成药与中成药（中药汤剂等）的联合用药方法。

6. 中西药联用：具有较高级别和质量的循证证据的中成药与西药的联合用药方法。

7. 内外同治：具有较高级别和质量的循证证据的中成药与中医适宜技术等联用的用药方法。

8. 超药品说明书用药：具有较高级别和质量的循证证据的超药品说明书的用药方法。

【用药交代】按常用中成药药品说明书提示的中成药用药注意事项、禁忌；中药师对医生、护士、患者的用药交代等。

【药品属性】中成药所属基药与非基药（2018 年版《国家基本药物目录》）、处方药与非处方药、医保与非医保类别（《国家基本医疗保险、工伤保险和生育保险药品目录（2023 年）》）等。

周杨晶

2024 年 3 月

前　　言

2016年国务院印发《中医药发展战略规划纲要（2016—2030年）》，正式将中医药发展上升为国家战略。近年来，随着人民群众养生保健意识的增强，大众对中医的认可程度显著提升，“中西医结合，中西药并用”被广泛接受，全社会形成了“信中医、爱中医、用中医”的良好氛围。中成药因其使用方便，疗效确切，副作用小，安全性高，同样具有“简、便、廉、验”的特点，应用广泛，在防病治病、保障人民群众健康方面发挥了重要作用。但药物具有两重性，中成药也不例外。中成药既能起到防病治病的作用，也可能引起不良反应。由于中成药不少由西医医生开具，西药师调剂和指导使用，或患者自购使用，而西医医生、西药师和患者的中医药理论水平参差不齐，再加上中成药的说明书内容信息有时不完整，功能主治表述有时不规范，使中成药的合理应用还存在一定的误区。因此，做好中成药的合理应用指导，是中成药安全、有效、简便、经济应用的重要保证。

本书包括中成药合理应用理论和中成药合理应用实践两章。中成药合理应用理论章基于中成药的基本概况、不合理应用的现状、不合理应用的原因，提出了中成药合理应用的对策、思路、依据和基本原则，特别强调了中药注射剂的合理应用、特殊人群中成药的合理应用和含毒性中药饮片中成药的合理应用。积极探索中成药的超药品说明书用药、中成药合理应用的循证证据和中成药合理应用的监测。中成药合理应用实践章基于中成药的药品说明书和循证证据，从辨证用药、辨病用药、辨症用药、辨病与辨证相结合用药、中成药联用、中西药联用、内外同治、超药品说明书用药等8个方面对常用中成药和中药新药的用药思路进行了详细阐释，以期促进中成药的合理应用。本书由临床中药师、中药师和临床医生共同编写，参考了大量的文献资料，在这里对原作者表示衷心的感谢，由于编者水平有限，编写时间仓促，不足之处在所难免，请广大读者批评指正。本书为医生、护士、药师的参考用书，不作为患者的具体用药指导建议。患者应结合自身情况，在医生或药师指导下，遵照最新版药品说明书等，安全合理用药。

周杨晶

2024 年 3 月

目 录

第一章 中成药合理应用理论

第一节 中成药的基本概况

中药是指在中医理论的指导下，用于疾病预防、诊断、治疗和康复的药用物质及其制品，包括中药材、中药饮片（含中药配方颗粒）、中成药等。中成药是在中医药理论指导下，以中药饮片为原料，按规定的处方和标准制成的具有一定规格的剂型，可直接用于防治疾病的制剂，是中国传统医药的重要组成部分。它无须像中药饮片那样经过煎煮后才能使用，和西药的区别是它要在中医药理论的指导下生产和使用。

一、中成药的历史

中成药在我国具有悠久的历史，《黄帝内经》记载了13个方剂，其中有9个是中成药，包括丸、散、膏、丹、药酒等剂型。宋代《太平惠民和剂局方》是我国历史上第一部由政府颁布的中成药药典，载方788种。中华人民共和国成立以来，我国始终坚持“中西医并重”的方针，鼓励医生和患者使用中医药。1963年版《中华人民共和国药典》（以下简称《中国药典》）载中成药197种，而2020年版《中国药典》收载的中成药已经达到1 607种。《中国临床药物大辞典·中药成方制剂卷》载中成药6 500种。根据有关统计，截至2018年底，中成药品种有9 629种，剂型42种。自2024年1月1日实施的《国家基本医疗保险、工伤保险和生育保险药品目录（2023年）》载中成药1 390种。三级医疗机构一般配备中成药200种左右。

二、中成药的分类

中成药具有特定的名称和剂型，在说明书上注明了品名、成分、性状、功能主治、规格、用法用量、不良反应、禁忌、注意事项、储存、包装、执行标准、批准文号等内容，其功能主治下载有中医药的概念和术语，与西药有着显著的区别。中成药具有国家药品监督管理部门发放的批准文号，格式为：国药准字+Z（C）+4位年号+4位顺序号，其中 Z 代表中药，C 代表古代经典名方中药。

中成药按给药途径分内服、外用和注射三种。国家实行基本药物制度，中成药有基药和非基药之分。中成药又分为处方药和非处方药，处方药是指必须凭执业医师或执业助理医师处方才能从药房或药店获取，并在医生指导下使用的药物。非处方药是指不需要医生处方，患者可自行从药店购买和使用的药物。国家根据药品的安全性，又将非处方药分为甲、乙两类，分别用红色和绿色 OTC 标记，其中乙类处方药的安全性更高，除可以在药店销售以外，还可以在超市、宾馆、百货商店等处销售。

三、中药新药的分类

新药是指未曾在中国境内上市销售的药品。1985 年《新药审批办法》首次将中药与化学药和生物制品同列为 3 大类新药管理。2007 年《药品注册管理办法》，将中药新药分为 6 类。1 类：未在国内上市销售的从植物、动物、矿物等物质中提取的有效成分及其制剂。2 类：新发现的药材及其制剂。3 类：新的药材代用品。4 类：药材新的药用部位及其制剂。5 类：未在国内上市销售的从植物、动物、矿物等物质中提取的有效部位及其制剂，如龙血通络胶囊、银杏二萜内酯葡胺注射液、蒺藜皂苷胶囊等。6 类：未在国内上市销售的中药、天然药物复方制剂。其中包括中药复方制剂，天然药物复方制剂，中药、天然药物和化学药品组成的复方制剂，如金花清感颗粒、益气通络颗粒、良附软胶囊等。

此后，多个 5、6 类中药新药获批上市，但没有 1、2、3、4 类中药新药获批上市。自 2017 年《关于深化审评审批制度改革鼓励药品医疗器械创新的意见》发布以来，国家全力支持以临床价值为导向，以药品的安全性、有效性和质量可控性为核心的中药新药开发。并提出“构建中医药理论、人用经验和临床试验相结合的审评证据体系”的要求，着力解决中药创新药开发中“有效性证据不足，基础研究薄弱，临床前药效评价研究不足，临床循证证据偏个案，群体循证证据不足，研究与评价方法仍不能适合中药的特点，无法真正地发现中药在治疗疾病的优势所在”等问题，优化基于古代经典名方、名老中医方、医疗机构制剂等具有人用经验的中药新药审评技术要求，加快中药新药审批。2017—2020 年批准上市 9 种中成药（提取物除外，下同）。

2020 年《药品注册管理办法》（2020 年国家市监总局令第 27 号）根据中药物质基础的原创性与新颖性，将中药新药按中药创新药、中药改良型新药、古代经典名方中药复方制剂、同名同方药等进行分类，使中药注册管理进一步完善。

（一）中药创新药

中药创新药指处方未在国家药品标准、药品注册标准及国家中医药主管部门发布的《古代经典名方目录》中收载，具有临床价值，且未在境外上市的中药新处方制剂。

1.1 类：中药复方制剂，系指由多味饮片、提取物等在中医药理论指导下组方而成的制剂。如参郁宁神片。

1.2 类：从单一植物、动物、矿物等物质中提取得到的提取物及其制剂。如广金钱草总黄酮胶囊。

1.3 类：新药材及其制剂，即未被国家药品标准、药品注册标准以及省、自治区、直辖市药材标准收载的药材及其制剂，以及具有上述标准药材的原动、植物新的药用部位及其制剂。如早前上市的振源片等。

（二）中药改良型新药

中药改良型新药指改变已上市中药的给药途径、剂型，且具有临床应用优势和特点，或增加功能主治等的制剂。一般包含以下情形：

2.1 类：改变已上市中药给药途径的制剂，即不同给药途径或不同吸收部位之间相互改变的制剂。

2.2 类：改变已上市中药剂型的制剂，即在给药途径不变的情况下改变剂型的制剂。如小儿豉翘清热糖浆。

2.3 类：中药增加功能主治。

2.4 类：已上市中药生产工艺或辅料等改变引起药用物质基础或药物吸收、利用明显改变的。

（三）古代经典名方中药复方制剂

古代经典名方是指符合《中华人民共和国中医药法》规定的，至今仍广泛应用、疗效确切、具有明显特色与优势的古代中医典籍所记载的方剂。2018 年 4 月，国家中医药管理局发布了《古代经典名方目录（第一批）》，共收集方剂 100 首，涉及 37 本古代医籍，其中汉代方剂 29 首、唐代方剂 4 首、宋代方剂 11 首、金元时期方剂 11 首、明代方剂 17 首、清代方剂 28 首，涵盖解表、泻下、和解、清热、温里、补益、祛痰、祛湿、固涩、开窍、理气等 15 种传统方剂功用，包括 4 种剂型，其中汤剂 69 首、煮散 27 首、散剂 3 首、膏剂 1 首。2022 年 9 月，国家中医药管理局会同国家药品监督管理局联合发布《古代经典名方目录（第二批儿科部分）》，包含 7 个品种。2023 年 9 月，国家中医药管理局会同国家药品监督管理局联合发布《古代经典名方目录（第二批）》，共包含 217 首方剂，其中汉族医药方剂 93 首、藏医药方剂 34 首、蒙医药方剂 34 首、维医药方剂 38 首、傣医药方剂 18 首。古代经典名方中药复方制剂是指来源于上述古代经典名方的中药复方制剂。

3.1 类：按古代经典名方目录管理的中药复方制剂。如枇杷清肺颗粒、苓桂术甘汤颗粒。

3.2 类：其他来源于古代经典名方的中药复方制剂。包括未按古代经典名方目录管理的古代经典名方中药复方制剂和基于古代经典名方加减化裁的中药复方制剂。如散寒化湿颗粒。

（四）同名同方药

同名同方药指通用名称、处方、剂型、功能主治、用法及日用饮片量与已上市中药相同，且在安全性、有效性、质量可控性方面不低于该已上市中药的制剂。也称为仿制药。

前 3 类均属于中药新药，其 3.1 类的研制，应进行药学及非临床安全性研究；3.2 类的研制，除进行药学及非临床安全性研究外，还应对中药人用经验进行系统总结，并对药物临床价值进行评估。

2021 年以来，中药新药上市取得了较快的发展：2021 年批准上市 11 种，2022 年批准上市 7 种，2023 年批准上市 9 种，为临床合理用药提供了新的选择。

四、中药新药的研发

中药新药的研发，必须坚持科学性、创新性、可行性与效益性相结合的原则，达到“三效、三小、五方便”的要求。突出中医药的优势，明确主治“病”“证”，力求开发具有核心竞争力的产品。坚持整体观念和辨证论治，着力解决常见病、多发病、感染性疾病、流行病、疑难病、功能紊乱性疾病、免疫性疾病、老年性疾病、儿科疾病等领域的问题，从古代经典名方、名老中医方、民族民间验方、医疗机构制剂、已上市中成药中寻找中药新药开发的源泉，通过药学研究、药效学研究、毒理学研究、临床研究等方法和程序开发出具有明显优势的中药新药。

（周杨晶）

第二节　中成药不合理应用的现状

中成药的广泛应用为广大患者带来了实实在在的好处，促进了中医药事业的稳步健康发展，2022 年 1—12 月中国中成药产量达到 228 万吨，然而由于各种各样的原因，中成药的不合理应用日益凸显。

一、处方不规范

为规范处方管理，提高处方质量，促进合理用药，保障医疗安全，原卫生部制定了《处方管理办法》，国家中医药管理局制定了《中药处方格式及书写规范》。但临床中中成药处方不规范的情况仍时有发生，不利于中药师进行处方审核，也难以保证患者用药安全。①处方“诊断书写不全”。②儿科处方写成人的姓名和年龄；或儿科处方同时开具成人和患儿的药品；部分儿科处方未注明婴幼儿的日龄、月龄等。③少量处方将“开药”“体检”“术后”等不规范用语作为临床诊断，临床诊断无 ICD 编码。④药品用法用量修改处医生未再次签名或盖章。⑤中成药处方没有中医病名和（或）中医证名（规定至少应标明中医证名），临床诊断无 TCD 编码，不能反映辨证论治情况。⑥慢性病、老年病或特殊情况下适当延长处方用量未注明理由，或使用量超过 12 周。

二、适应证不适宜

适应证不适宜是指临床医生在无过度医疗的主观意向、无诊断书写主观失误的前提下，选取的药品不适合患者的疾病治疗和病情改善的行为。

1. 药证不符：中成药的选用必须建立在辨证论治的基础上。然而不少中成药由西医医生开具，而西医医生往往忽略中医辨证论治的根本原则，仅凭药名和病名用药易导致药证不符。如上呼吸道感染（感冒）无论是风寒风热，均用治疗风热感冒的抗病毒颗粒；风湿痹症不辨明是寒痹还是热痹，均用温阳散寒、除湿止痛的附桂骨痛颗粒。这样选方用药不但不能治疗疾病，还会贻误病情，甚至导致简单疾病转化成疑难杂症。

2. 超适应证用药：超适应证用药是指处方的临床诊断与药品说明书功能主治完全不一致，且没有循证医学研究结果和充分的文献报道等证据支持。如用治疗肾阳不足所致腰膝酸软，头晕耳鸣，神疲乏力，男子无精、少精、弱精、精液不液化等症的生精片治疗男性乳房发育症。

三、剂量不合理

中成药剂量的合理与否，直接影响临床疗效和用药安全。原卫生部 2007 年发布的《处方管理办法》明确规定：药品的用法与用量应当按照药品说明书规定的常规用法与用量使用，特殊情况需超剂量使用时，医生应当注明原因并再次签名或盖章。

1. 超剂量用药：临床中，一些医生根据自己的经验或中成药与汤剂的量效对比，常会加大中成药的用量，但剂量过大或给轻症患者用重药等，会带来用药隐患。如将维 C 银翘片（内含对乙酰氨基酚、马来酸氯苯那敏）用量加倍，轻则出现皮肤瘙痒、皮疹、呼吸困难等早期过敏症状，重则出现过敏性休克，或肝功能损害。

2. 用药剂量不足：一些医生因畏惧药物不良反应，顾及药占比、次均费用等控费情况，或对药物用量、疗程不了解，导致用药剂量不足，造成治疗效果不佳，反而耽误病情。

3. 医生对医院诊疗系统的操作不当导致用药剂量不合理：如苍耳子鼻炎滴丸单次推荐剂量为 28 丸，每日 3 次，但在开具处方时医生将剂量误写为一次 28 g，则剂量过大，明显不合理。同时，也有操作不当导致剂量不足的情况。

4. 患者自购自疗导致用量不合理：对于非处方药，许多患者自购自疗，常有不按照说明书要求用药，随意加减用量或长期服用的情况发生，以致出现药害事件。

四、疗程不合理

疗程是药物治疗方案的必要组成部分，是药物治疗时间、持久性和最终效果的衡量方式。由于临床医生对《处方管理办法》、医保限制等的某种误解，往往出现对药品说明书用药疗程的淡化，容易导致用药疗程随意或多次开药等问题。

1. 疗程不足：对于药品说明书明确标注有疗程信息的药品，往往出现疗程不足的情况。

2. 疗程过长：对于滋补类、辅助治疗类中成药，往往出现疗程过长的情况。

3. 多次开药：长期用药的，多次开药，没有考虑疗程间要有一定的时间间隔。

五、给药途径不合理

给药途径是影响药物疗效的因素之一。给药途径不同，药物的吸收、分布、代谢和排泄不同。中成药的给药途径有：口服、皮肤给药、吸入、舌下给药、黏膜表面给药、直肠给药、皮下注射、肌内注射、静脉注射、穴位注射等。给药途径的选择应根据药物代谢动力学特点，结合临床病证、患者个体情况等，方能取得良好的效果。若将中药注射液改为口服或外用，给予心绞痛急性发作患者口服速效救心丸等，均属于给药途径不合理，严重影响中成药的疗效。

六、服药时间不合理

中成药的服药时间相对复杂，一般应根据病情、病位、药性等而定。如无特殊规定一般于早、中、晚饭后 30 分钟到 2 小时服用，危急重症应及时给药。病在胸膈以上者如眩晕、头痛等宜饭后服，病在胸腹以下者如胃、肝肾等疾患则宜饭前服；对胃肠有刺激的宜饭后服，补气药宜晨起空腹服，安神药宜睡前服。临床中，大多数中成药处方均未标明服药时间。

七、联合用药不合理

联合用药不合理是指 2 种或 2 种以上中成药联用不合理或中西药联用不合理。联合用药应以适应复杂病情、增强疗效、降低药物不良反应、减少药物剂量、缩短疗程、减少禁忌、扩大药物适用范围等为目的。

1. 中成药与中成药联用不合理：中成药的不合理联用是中成药不合理应用的主要原因之一。不合理联用降低药物疗效，如感冒清热颗粒和抗病毒颗粒联用治疗上呼吸道感染（风寒证），前者用于风寒感冒，后者用于风热感冒，其清热力极强，以清热为主，同时处方此 2 药，则是用药不合理，会出现疗效下降、无效，甚至使病情加重。不合理联用增加药物毒性，如附桂骨痛颗粒和温胃舒片均含附子，联合使用增加了每次使用含毒性中药饮片附子的剂量。不合理联用增加不良反应发生的概率，如脾虚湿蕴证，开具双黄连口服液、连花清瘟颗粒和藿香正气口服液，藿香正气口服液用于外感风寒、内伤湿滞引起的感冒，对于脾虚湿蕴证患者使用藿香正气口服液即可，而双黄连口服液和连花清瘟颗粒为苦寒清热解毒之药，不适用于脾虚患者，可能导致腹泻等不良反应。解表药与补益药不合理联用，如抗感颗粒具有清热解毒之功，用于风热感冒，而玉屏风颗粒为补益剂，具有益气、固表、止汗之功，用于表虚不固，自汗恶风，面色㿠白，或体虚易感风邪者，前者清热解表，后者益气固表，两者联合使用治疗风热感冒，有“闭门留寇”之弊，导致感冒迁延难愈。重复用药，如同时处方银杏酮酯滴丸和杏灵滴丸，为药名不同，但成分相同的重复给药；同时处方连花清瘟胶囊和连花清瘟颗粒，为同一药不同剂型的重复给药；同时处方连花清瘟颗粒和金花清感颗粒，为功效相近的重复给药；同时处方藤黄健骨片和仙灵骨葆片，为组方类似的重复给药。

2. 中成药与西药联用不合理：在新型冠状病毒感染（简称新冠）的救治中，中西药并用，发挥了重要作用。中西药合理联用，取长补短，充分发挥各自的优势，不仅可增强疗效，也可减少西药引起的不良反应。如逍遥丸与西药镇静药联用，既可提高对失眠症的疗效，又可逐渐摆脱患者对西药的依赖性。但是，如果盲目地将中成药和西药联合应用，有时会出现互相拮抗、药效降低的现象，甚至还会出现毒副作用。如含麻黄的止咳平喘药（急支糖浆等）不宜与氨茶碱、异丙肾上腺素同用，否则易引起头痛、失眠、心悸、心律失常等不良反应；含槲皮素或大量黄酮类成分的中成药（如脑心清片等），不宜与含钙、镁、铁的西药（如碳酸钙等）同时服用，否则容易形成难溶性络合物（或金属螯合物）而降低疗效；具有较强抗菌作用的双黄连口服液等清热解毒类中成药，与活菌制剂双歧杆菌三联活菌胶囊等合用，前者可抑制后者活菌的活力。

3. 中西药复方制剂使用不合理：中西药复方制剂在临床中发挥了重要作用，然而中西药复方制剂的不合理使用比比皆是。黄胜男等对 85 种治疗感冒的中西药复方制剂的研究表明，22 种（占 25.9%）有不良反应的报道，涉及个案 384 例，主要分布在 0 ～ 14 岁儿童中，超量使用、未辨证使用是不良反应发生的最主要原因。如临床上可见到感冒清片、维 C 银翘片和感冒灵颗粒的联用，三种药物均为中西药复方制剂，而所含化学药品的主要成分基本相似，均含有马来酸氯苯那敏、对乙酰氨基酚，用在同一患者身上就明显加大了马来酸氯苯那敏、对乙酰氨基酚的药量；维 C 银翘片主要用于风热感冒见发热、头痛、咳嗽、口干、咽喉疼痛的患者，若未辨证而用于恶寒、发热、咳嗽等的风寒感冒患者，则会导致邪犯少阳等变证。

八、中药注射剂使用不合理

中药注射剂具有吸收快、作用迅速的特点，其不合理使用除处方书写、适应证、用量、疗程、给药途径等外，主要为溶媒选择不合理。溶媒选择不当，药液 pH 值的改变过大，产生沉淀、析出不溶性微粒的概率增加，导致不良反应增多或加重。如丹参注射液选择 0.9% 生理盐水为溶媒，即是溶媒选择不合理。

九、忽视中医传统配伍禁忌

中医传统配伍禁忌主要是指“十八反”和“十九畏”。一般认为含“十八反”“十九畏”成分的中成药联用会使药效下降，甚至产生剧烈毒副作用，当然这还存在争议。但作为西医医生，对配伍禁忌更应该谨慎，临床中部分医生忽略了中成药使用的配伍禁忌和相互作用，造成不合理用药。如颈椎病合并咳嗽，处方附桂骨痛颗粒和橘红颗粒，附桂骨痛颗粒含附子、乌头与橘红颗粒中的浙贝母属于“十八反”配伍禁忌；含有人参的平消片与含有五灵脂的定坤丹同用，则属于“十九畏”配伍禁忌。除此之外，中医还有症候禁忌、妊娠禁忌、饮食禁忌等，往往被临床忽略。

（周杨晶）

第三节　中成药不合理应用的原因与对策

一、中成药不合理应用的原因

中成药不合理应用发生的原因是多方面的，主要有药品因素、医生因素、药师因素和患者因素。

（一）药品因素

药品作为特殊的商品，其说明书是传达该药品效益和风险信息的重要资料，它不仅供患者阅读，还要求医生、药师在说明书的规定下指导患者用药。侯鸿军等通过对9 629个中成药品种的分析，发现这些品种共使用中药饮片2 653种，涉及42种剂型，对其主要品种说明书的功能主治、不良反应、注意事项等进行研究，发现普遍存在简单化、缺项率高、信息不完善、表述不规范等问题。特别是药理毒理、不良反应、禁忌、注意事项等缺项严重，使得医生、药师、患者误认为“中药无不良反应、无禁忌”。许多中成药说明书在表述功能主治时混用中西医病名、症状，说明书功能主治存在“过宽”或“过窄”的情况，容易造成患者甚至医生对药品的正确使用发生理解偏差。与此同时，中成药的处方固定，难以随证加减，而病证千变万化，也容易导致不合理应用的发生。多种中成药组方原理、功能主治相似，作用趋同，容易导致重复用药等不合理应用的发生。

（二）医生因素

中成药不少由西医医生开具，而西医医生掌握的中医药基础理论知识普遍相对匮乏，对中医辨证论治的理解不深，对中成药功效、主治病证把握不到位，导致不能做到辨证用药，出现按西医病名用药，按药品名称“望文生义”用药，重复用药，盲目联合用药，超剂量、超疗程用药，甚至按患者的意愿用药等不合理应用，引发用药安全问题。与此同时，一些医生接诊的患者多、工作量大，容易出现疏忽和用药差错。医院信息系统建设的滞后和不完善，例如不支持中医TCD编码等，也加剧了中成药未辨证应用情形的发生。

（三）药师因素

一方面大多数医院将中成药放在西药房，由西药师调剂和指导使用。大多数西药师缺乏中医药基础理论知识，对中成药处方审核（特别是适应病证的审核）有一定难度，对医生的错误用药不能及时发现，甚至认为中成药的使用剂量普遍比西药使用剂量大，而忽略中成药的剂量审核，导致用药差错，更无法提供正确的符合中医药特点的用药指导。另一方面，医院临床中药学服务工作开展力度不足，中药师工作重心还主要是为门诊患者按方发药，在整个临床用药过程中没有真正参与中成药合理应用的指导，不能严把中成药用药的质量关，未向医生、护士、患者有效交代中成药辨证使用的方法、注意事项等，对临床科室的用药指导十分有限，也容易导致中成药不合理应用的发生。

（四）患者因素

患者的用药依从性直接关系到中成药的合理应用，许多患者合理用药知识匮乏、意识欠缺，错误地认为广告药、新药、贵药、朋友推荐药效果就好，擅自用药。由于医学知识匮乏、理解能力差，或年龄大、记忆力减退等原因，有的患者不能很好地执行医生的药物治疗方案，症状好转后擅自停药，或根深蒂固地迷恋某药，拒绝用某药而擅自改药。近年来中医“养生”“治未病”的理念深入人心，大众越来越重视保健，但无适应证而滥用滋补中成药的现象屡见不鲜，这也威胁着患者健康。

二、中成药不合理应用的对策

针对中成药不合理应用发生的原因，通过加强药品说明书的管理，西医医生中医辨证思维的培训，临床中药师的培养，患者用药安全的教育，并着力解决中西医两套诊疗系统的不完整性和不兼容性，建成符合中成药使用原则的合理用药信息系统，必将最大限度保障中成药的用药安全，充分发挥中医药的特色和优势。

（一）完善药品说明书

药品说明书是指导临床合理用药的重要依据，是反映药品安全性、有效性的重要载体。只有药品说明书完整展现药品风险效益信息，患者用药安全才能得到有效保障。主管部门要加大敦促企业修改完善说明书的力度，对于“三不明确”说明书，即禁忌、不良反应、注意事项均长期标识为“尚不明确”的，给予严厉监管。2020 年 5 月 15 日，国家药品监督管理局药品审评中心官网发布了《药品说明书和标签管理规定（征求意见稿）》；中华中医药学会团体标准《上市中成药说明书安全信息项目修订技术规范》于 2021 年 7 月 31 日起开始实施；国家药品监督管理局组织制定的《中药注册管理专门规定》自 2023 年 7 月 1 日起施行。可以预见，中成药药品说明书将得到进一步规范。

（二）加强西医医生中医药知识培训

西医医生因缺乏中医辨证思维，对中成药的成分、组方原理、功能主治、适应病证等理解不到位，导致的中成药不合理用药现象较为突出。2019 年 6 月，国家卫生健康委员会、国家中医药管理局发布《关于印发第一批国家重点监控合理用药药品目录（化药及生物制品）的通知》规定："其他类别的医师经过不少于 1 年系统学习中医药专业知识并考核合格后，遵照中医临床基本的辨证施治原则，可以开具中成药处方。"目前，各地大多未对西医医生的中医药知识培训考核做出规范化管理，各大医院大多未组织对西医医生进行中医药知识培训。要进一步加强西医医生中医辨证理论、中成药合理应用原则、中成药说明书关键信息等内容的培训，提高西医医生的中医理论水平和辨证思维，自觉辨证使用中成药，从根本上解决中成药的不合理应用问题。2024 年执业医师资格考试大纲增加了中医学基础知识内容的考核，为西医医生合理应用中成药提供了必要保证。

（三）打造专业化、高水平的中药师队伍

在中医医生较少使用中成药，中药师不足，中成药不少由西医医生开具，药事委员会多是西医医生，对中成药合理应用的管理还不够完善的大背景下，中医药人务必坚定中医药自信，专业的人干专业的事，提升专业素养，打造一支专业化、高水平的中药师人才队伍。深入开展中药学相关工作，开展处方前置审核，对中成药的合理应用情况进行严格把控，减少中成药不合理应用的概率。加强中药临床药学工作的开展，向医生、护士及患者提供相关中成药辨证使用的信息咨询，减少药证不符的不合理处方导致的药害事件。与此同时，要发挥临床中药师在医疗机构药品遴选中的作用，避免相同功效药品的重复配备；要发挥临床中药师在辨病与辨证相结合用药上对西医医生的指导作用，让西医医生"听得懂，用得上"。

（四）加强患者用药安全教育

患者的用药安全教育是安全用药的重要保障。用药安全教育包括药物名称，药物的用途，药物的使用方法，药物的副作用或过敏反应及应对措施，药物相互作用，药物的储存，一切针对单个患者或个别药物的相关知识等。其对象主要为患者，其目的是对门诊患者、住院患者和公众进行合理用药指导，为患者普及合理用药知识，减少用药错误的发生，提高患者用药依从性。

（五）加强符合中成药使用原则的合理用药信息系统建设

信息系统建设，是中成药合理应用的保障。目前，大多数医院已使用电子处方系统及合理用药系统，能有效拦截大部分用法不适宜、用量不适宜、给药途径不适宜、有配伍禁忌等问题的处方。但部分医院，电子处方系统依旧没有中医病证诊断，阻碍了中成药的合理应用。要按照国家中医药管理局、国家卫生健康委员会《关于印发〈中医病证

分类与代码〉和〈中医临床诊疗术语〉的通知》要求完善电子处方系统，并做好中医病案首页填报及中医病历书写。合理用药系统大大提高了处方前置审核的效率，但与西药的审核不同，在中成药与临床诊断要点、疾病名称、中医证型进行科学合理匹配方面依然不足，绝大多数合理用药系统不支持中医病证诊断审核。要从中医“理法方药”等方面入手，加强符合中成药使用原则的合理用药系统的建设，为中成药合理应用提供信息化支撑。

（周杨晶）

第四节　中成药合理应用的思路

《中成药临床应用指导原则》提出辨证用药、辨病辨证结合用药两种思路，并强调了临床使用中成药时，可将中医辨证与中医辨病相结合、西医辨病与中医辨证相结合，但不能仅根据西医诊断选用中成药的基本要求。从实施效果来看，中成药临床合理使用仍需进一步规范，极需制定具有实用性、针对性、科学性的中成药临床使用规范。《中国药典·临床用药须知》（以下简称《临床用药须知》）提出了辨证用药、辨病用药和辨病与辨证相结合用药的思想。随着现代医学、中医药现代化、“说明白，讲清楚”的不断发展和深入，部分中成药的使用弱化了中医辨证的因素，在相当大的程度上变成了专病、专症的治疗药物，但针对某种症候下的临床症状（症状群、主症）用药时，仍在相当大的程度上接受中医药学辨证论治理论的指导。与此同时，中成药联用、中西药联用、内外同治、超药品说明书用药等思路也不断完善。因此，中成药的合理应用呈现出新的思路，可分为 8 类，即辨证用药、辨病用药、辨症用药、辨病与辨证相结合用药、中成药联用、中西药联用、内外同治、超药品说明书用药。

一、辨证用药

辨证论治是中医药的精髓，是中医认识和治疗疾病的基本原则，是中成药合理应用的关键，分为辨证和论治两个阶段。所谓辨证，就是将中医四诊（望、闻、问、切）所收集的资料，通过分析、综合，辨清疾病的原因、性质、部位和邪正关系，概括、判断为某种证。以感冒为例，如恶寒，发热，头痛，四肢酸痛，鼻塞声重，流清涕，咳嗽，痰多清稀，舌淡红，苔薄白，脉浮弦，为表证。如有汗为表虚证；无汗为表实证。论治，则是根据辨证的结果，确定相应的治疗方法。如治疗表证用汗法，热证用清法，寒证用温法，虚证用补法，实证用泻法等。

辨证是论治的前提和依据，论治是辨证的目的。辨证和论治，是中医诊疗疾病过程中相互联系不可分割的两个方面。中成药的处方是根据中医理论，针对某种病证或症状而制定的，因此要辨认、分析疾病的证候，针对证候确定具体治法，依据治法，采用

“同病异治”或“异病同治”的方法辨证选择适宜的中成药。如风寒感冒选用荆防颗粒，暑湿感冒选用藿香正气口服液，属于“同病异治”；气虚子宫脱垂和气虚伤口久不愈合均可选用黄芪颗粒，属于“异病同治”。

二、辨病用药

病，即疾病，是机体在致病因素下，因正邪相争而引起的机体内外环境失调，阴阳失和，脏腑经络结构损伤或功能障碍的异常病理过程。每种病都有各自的病因病机，诊断要点和鉴别要点。在疾病发展的全过程中，随着病的变化，各个阶段可以表现为若干不同的证。“正气存内，邪不可干”“正邪相争，百病之由”，反映了中医与西医在发病机制上的相似之处，二者皆认为与正气（内因）和外邪（外因）有关。中医学重视辨证施治，也不排斥辨病用药。在西医医生中医理论基础相对薄弱的情况下，辨病用药更加符合西医的用药思路。辨病用药主要是按照西医的疾病名称、病理状态或理化检查结果选用相应的中成药。以辨病用药为主时，应按照说明书规定的疾病为主，遵循中医流行病学规律，并结合现代药理和药效学研究用药，同时也可以按照相关指南、临床路径、循证医学证据、研究成果等辨病用药。如一些中成药直接以西医病名命名，如血脂康胶囊等，某种程度上淡化了中医的辨证论治，基本符合中医流行病学规律，使用时可辨病用药。一些中成药成分相对单一，如雷公藤多苷片具有较强的抗炎及免疫抑制作用，可用于类风湿关节炎、肾病综合征、贝赫切特综合征、麻风反应、自身免疫性肝炎等；一些中成药针对西医病因病理组方而成，如稳心颗粒可用于室性期前收缩、房性期前收缩的治疗，可以采用辨病用药。辨病用药也可按照中医的疾病名称、功能主治、病因病机选用相应的中成药，如内消瘰疬丸具有软坚散结的功效，主要治疗中医瘰疬病；小败毒膏用于疮疡初起、红肿热痛，其中“疮疡”属于中医疾病。

三、辨症用药

症，即症状，是患者感受、叙述或者是医生观察、检测出来的一些表现，是在一定环境和阶段中，人体局部或某些功能方面所反映出来的一系列具体的症状和表现，比如鼻塞、流涕、头痛、发热等，也称为症状群，是诊断和辨证的主要依据。症是病的现象而不是本质，而症状群反映了中医的证。根据急则治其标的原则，有些中成药主要针对单一症状进行治疗，如元胡止痛滴丸针对疼痛症状的治疗，可用于行经腹痛，胃痛，胁痛，头痛等。对于病因病机较复杂的疾病，患者往往出现一系列的症状，故临床也可以根据症状群选择适宜的中成药，而这种根据症状群的治疗，也是辨证论治的体现。与此同时，中成药根据《中药新药临床研究指导原则》开发而来，抓主症用药，分清中成药的主症、次症和舌脉，合理应用中成药也至关重要。

四、辨病与辨证相结合用药

中医认识疾病是一个既辨病又辨证的过程，与此同时，同一疾病所表现出来的症状不同，同一症状所产生的原因、性质、病变的部位、趋势也可能不同，故除特殊情况外，不能仅根据疾病或症状选用中成药。辨病与辨证相结合用药是中成药合理应用的主要思路。临床分为中医辨病与中医辨证相结合、西医辨病与中医辨证相结合两类。中医的咳嗽病，虽说是小病，却有“良医难治咳嗽”之说，临床上治疗咳嗽也并不容易。现代医学多以症状论之，涉及现代医学的上呼吸道感染、急性支气管炎、慢性支气管炎、肺炎、支气管哮喘、支气管扩张、慢性阻塞性肺疾病、肺癌等，多以镇咳为法。中医将咳嗽分为外感咳嗽和内伤咳嗽，有风寒袭肺、风热犯肺、风燥伤肺、痰湿蕴肺、痰热郁肺、肝火犯肺、肺阴亏耗等证。有三拗片、宣肺止嗽合剂、桑菊感冒颗粒、清金止嗽化痰丸、急支糖浆、养阴清肺丸、橘红颗粒、百合固金丸等中成药可供选择，只有辨病与辨证相结合用药，才能取得更好的治疗效果。

五、中成药联用

中成药联用是指病情复杂时，根据中医辨证论治的原则，选择两种或两种以上的中成药配合使用，以便提高临床疗效的一种方法。

1. 针对某一疾病某一阶段中成药直接联用：如逍遥丸主治肝气郁滞证，四君子丸主治脾气虚证，两者联合可用于治疗更复杂的肝郁脾虚证。谭毅等发现以复方丹参滴丸、脉血康胶囊和华佗再造丸组成的“三联疗法”对中风恢复期患者有较好的临床疗效。

2. 针对某一疾病不同阶段中成药序贯联用：周杨晶等从中医病因病机、治法等方面初步探讨中成药联合或序贯治疗慢性肾脏病的思路，认为坚守肾虚、湿热、瘀血等中医病机，权衡扶正与祛邪的关系，将辨病与辨证相结合，联合或序贯使用中成药治疗慢性肾脏病，能延缓肾脏替代治疗时间，减轻患者负担，提高患者生活质量。兰晓玉等采用中成药序贯疗法按照月经周期，月经后期服用补肾益脑丸，月经间期服用补肾益脑丸和经舒颗粒，月经前期、月经期服用经舒颗粒，治疗月经过少，效果明显。

3. 针对不同疾病分别采用不同的中成药联合治疗：如高血压合并慢性胃炎，选用两种不同的中成药联用。

《临床用药须知》《中成药学》等还提出了中成药与汤剂、药引子联用的用药思路。临床上中成药联用远远比此复杂，不良反应时有发生，故临床还要从“重复用药”“寒热冲突”“配伍禁忌”等方面管控中成药的不合理联用。

六、中西药联用

随着国家中西医并重发展战略的不断推进，中成药与西药联合应用越来越普遍。临床用药实践表明，许多中西药联用后，能呈现出协同增效、降低西药的毒副反应、减少西药使用剂量、缩短治疗疗程、扩大西药作用范围等优势。

1. 中西药复方制剂：2020 年版《中国药典》收录中西药复方制剂 43 种（表 1–1）。如消渴丸，含有格列本脲和葛根、地黄、黄芪、天花粉、南五味子等滋肾养阴、益气生津的中药，用于多饮，多尿，多食，消瘦，体倦无力，眠差，腰痛，尿糖及血糖升高之气阴两虚型消渴病。

表 1–1　2020 年版《中国药典》收录的中西药复方制剂

序号	药品名称	中药成分	西药成分	功能主治
1	小儿止咳糖浆	甘草流浸膏等	氯化铵	祛痰，镇咳。用于小儿感冒引起的咳嗽
2	天和追风膏	生草乌等	水杨酸甲酯	温经散寒，祛风除湿，活血止痛。用于风寒湿闭阻，瘀血阻络所致的痹病，症见关节疼痛，局部畏风寒，腰背痛，屈伸不利，四肢麻木
3	止咳宝片	紫菀等	氯化铵	宣肺祛痰，止咳平喘。用于外感风寒所致的咳嗽，痰多清稀，咳甚而喘；慢性支气管炎、上呼吸道感染见上述证候者
4	少林风湿跌打膏	生川乌等	水杨酸甲酯	散瘀活血，舒筋止痛，祛风散寒。用于跌打损伤、风湿痹病，症见伤处瘀肿疼痛，腰肢酸麻
5	化痔栓	苦参等	次没食子酸铋	清热燥湿，收涩止血。用于大肠湿热所致的内痔、外痔、混合痔
6	六味香连胶囊	枳实等	盐酸小檗碱	祛暑散寒，化滞止痢。用于肠胃食滞，红白痢疾，腹痛下坠，小便不利
7	龙牡壮骨颗粒	党参等	乳酸钙、维生素 D_2、葡萄糖酸钙	强筋壮骨，和胃健脾。用于治疗和预防小儿佝偻病、软骨病；对小儿多汗，夜惊，食欲缺乏，消化不良，发育迟缓也有治疗作用
8	四味珍层冰硼滴眼液	天然冰片等	硼酸、硼砂	清热解痉，去翳明目。用于肝阴不足，肝气偏盛所致的不能久视，轻度眼胀，眼痛，青少年远视力下降；青少年假性近视，视疲劳，轻度青光眼见上述证候者
9	伤疖膏	黄芩等	水杨酸甲酯	清热解毒，消肿止痛。用于热毒蕴结肌肤所致的疮疡，症见红、肿、热、痛，未溃破。亦用于乳腺炎、静脉炎及其他皮肤创伤
10	伤湿止痛膏	伤湿止痛流浸膏等	水杨酸甲酯	祛风湿，活血止痛。用于风湿性关节炎，肌肉疼痛，关节肿痛
11	关节止痛膏	辣椒流浸膏等	水杨酸甲酯、盐酸苯海拉明	活血散瘀，温经镇痛。用于寒湿瘀阻经络所致风湿关节痛及关节扭伤

续表

序号	药品名称	中药成分	西药成分	功能主治
12	安阳精制膏	生川乌等	水杨酸甲酯	消积化癥，逐瘀止痛，舒筋活血，追风散寒。用于癥瘕积聚，风寒湿痹，胃寒疼痛，手足麻木
13	安神补脑液	鹿茸等	维生素 B_1	生精补髓，益气养血，强脑安神。用于肾精不足、气血两亏所致的头晕，乏力，健忘，失眠；神经衰弱症见上述证候者
14	妇科十味片	醋香附等	碳酸钙	养血舒肝，调经止痛。用于血虚肝郁所致月经不调，痛经，月经前后诸证，症见行经后错，经水量少，有血块，行经小腹疼痛，血块排出痛减，经前双乳胀痛，烦躁，食欲缺乏
15	红药贴膏	三七等	水杨酸甲酯、硫酸软骨素钠、盐酸苯海拉明	祛瘀生新，活血止痛。用于跌打损伤，筋骨瘀痛
16	连蒲双清片	蒲公英浸膏	盐酸小檗碱	清热解毒，燥湿止痢。用于湿热蕴结所致的肠炎、痢疾；亦用于乳腺炎，疖肿，外伤发炎，胆囊炎
17	肛泰软膏	地榆炭等	盐酸小檗碱、盐酸罂粟碱	凉血止血，清热解毒，燥湿敛疮，消肿止痛。用于湿热瘀阻所引起的内痔、外痔、混合痔所出现的便血，肿胀，疼痛
18	肠康片	木香等	盐酸小檗碱	清热燥湿，理气止痛。用于大肠湿热所致的泄泻，痢疾，症见腹痛泄泻，或里急后重，大便脓血
19	参乌健脑胶囊	人参等	卵磷脂、维生素 E	补肾填精，益气养血，强身健脑。用于肾精不足，肝气血亏所引致的精神疲惫，失眠多梦，头晕目眩，体乏无力，记忆力减退
20	按摩软膏	芸香浸膏等	水杨酸甲酯	活血化瘀，和络止痛。用于运动劳损，肌肉酸痛，跌打扭伤，无名肿痛
21	咳特灵片	小叶榕干浸膏	马来酸氯苯那敏	镇咳平喘，消炎祛痰。用于咳喘及慢性支气管炎
22	咳特灵胶囊	小叶榕干浸膏	马来酸氯苯那敏	镇咳平喘，消炎祛痰。用于咳喘及慢性支气管炎
23	复方牛黄消炎胶囊	人工牛黄等	盐酸小檗碱	清热解毒，镇静安神。用于气分热盛，高热烦躁；上呼吸道感染、肺炎、气管炎见上述证候者
24	复方陈香胃片	陈皮等	碳酸氢钠、重质碳酸镁、氢氧化铝	行气和胃，制酸止痛。用于脾胃气滞所致的胃脘疼痛，脘腹痞满，嗳气吞酸；胃及十二指肠溃疡，慢性胃炎见上述证候者

续表

序号	药品名称	中药成分	西药成分	功能主治
25	复方益肝灵胶囊	五味子	水飞蓟素	益肝滋肾，解毒祛湿。用于肝肾阴虚，湿毒未清所致的胁痛，症见胁痛，纳差，腹胀，腰酸乏力，尿黄；慢性肝炎见上述证候者
26	复方黄连素片	木香等	盐酸小檗碱	清热燥湿，行气止痛，止痢止泻。用于大肠湿热，赤白下痢，里急后重或暴注下泻，肛门灼热；肠炎，痢疾见上述证候者
27	活血止痛膏	干姜等	水杨酸甲酯	活血止痛，舒筋通络。用于筋骨疼痛，肌肉麻痹，痰核流注，关节酸痛
28	健脾生血片	党参等	硫酸亚铁	健脾和胃，养血安神。用于脾胃虚弱及心脾两虚所致的血虚证，症见面色萎黄或皖白，食少纳呆，脘腹胀闷，大便不调，烦躁多汗，倦怠乏力，舌胖色淡，苔薄白，脉细弱；缺铁性贫血见上述证候者
29	健脾生血颗粒	党参等	硫酸亚铁	健脾和胃，养血安神。用于小儿脾胃虚弱及心脾两虚型缺铁性贫血；成人气血两虚型缺铁性贫血。症见面色萎黄或皖白，食少纳呆，腹胀脘闷，大便不调，烦躁多汗，倦怠乏力，舌胖色淡，苔薄白，脉细弱
30	消炎止痛膏	颠茄流浸膏等	盐酸苯海拉明、水杨酸甲酯、麝香草酚	消炎，活血，镇痛。用于神经性疼痛，关节痛，头痛等
31	消渴丸	葛根等	格列本脲	滋肾养阴，益气生津。用于气阴两虚所致的消渴病，症见多饮、多尿、多食，消瘦，体倦乏力，眠差，腰痛；2 型糖尿病见上述证候者
32	维 C 银翘片	山银花等	马来酸氯苯那敏、对乙酰氨基酚、维生素 C	疏风解表，清热解毒。用于外感风热所致的流行性感冒，症见发热，头痛，咳嗽，口干，咽喉疼痛
33	跌打镇痛膏	土鳖虫等	水杨酸甲酯	活血止痛，散瘀消肿，祛风胜湿。用于急、慢性扭挫伤，慢性腰腿痛，风湿关节痛
34	新血宝胶囊	鸡血藤等	硫酸亚铁	补脾益气，健脾和胃。用于缺铁性贫血所致的气血两虚证
35	新癀片	肿节风等	吲哚美辛	清热解毒，活血化瘀，消肿止痛。用于热毒瘀血所致的咽喉肿痛，牙痛，痹痛，胁痛，黄疸，无名肿毒

续表

序号	药品名称	中药成分	西药成分	功能主治
36	障翳散	丹参等	盐酸小檗碱、硼砂、维生素 B_2、无水硫酸钙	行滞祛瘀，退障消翳。用于老年性白内障及角膜翳属气滞血瘀证
37	鼻炎通喷雾剂	山银花等	盐酸麻黄碱	散风清热，宣肺通窍。用于风热蕴肺所致的鼻塞，鼻流清涕或浊涕，发热，头痛；急、慢性鼻炎见上述证候者
38	鼻炎康片	广藿香等	马来酸氯苯那敏	清热解毒，宣肺通窍，消肿止痛。用于风邪蕴肺所致的急、慢性鼻炎，过敏性鼻炎
39	镇咳宁口服液	甘草流浸膏等	盐酸麻黄碱	止咳，平喘，祛痰。用于风寒束肺所致的咳嗽，气喘，咯痰；支气管炎，支气管哮喘见上述证候者
40	镇咳宁颗粒	甘草流浸膏等	盐酸麻黄碱	止咳，平喘，祛痰。用于风寒束肺所致的咳嗽，气喘，咯痰；支气管炎，支气管哮喘见上述证候者
41	镇咳宁糖浆	甘草流浸膏等	盐酸麻黄碱	止咳，平喘，祛痰。用于风寒束肺所致的咳嗽，气喘，咯痰；支气管炎，支气管哮喘见上述证候者
42	麝香跌打风湿膏	跌打风湿流浸膏等	水杨酸甲酯	祛风除湿，化瘀止痛。用于风湿痛，跌打损伤，肿痛
43	麝香镇痛膏	人工麝香等	水杨酸甲酯	散寒，活血，镇痛。用于风湿性关节痛，关节扭伤

2. 中成药与西药联合使用：如肿瘤化疗治疗，常出现白细胞下降的不良反应，复方皂矾丸等中成药能提高机体免疫力，可防止白细胞下降。

但盲目的中西药联用，如果联用不合理将影响药物吸收、分布、代谢和排泄，导致毒副作用增大或产生拮抗。临床应趋利避害，避免无意义或有害的中西药联用。

七、内外同治

中药内治法是通过口服中药治疗疾病的方法，临床多见。中药外治法是采用中药非口服的方法，通过刺激经络、穴位、皮肤、黏膜、肌肉、筋骨等，以达到防病治病目的的一种传统疗法。《理瀹骈文》说：“外治之理，即内治之理；外治之药，即内治之药，所异者法耳。”内外同治是在中医理论的指导下，通过内服、外治达到治疗疾病的一种疗法。

1. 中成药与中医适宜技术内外同治：如中成药暖宫孕子胶囊联合温宫灸治疗宫寒不孕。

2. 中成药内服与中成药外用的内外同治：如治疗白癜风，用百灵片内服活血化瘀，增加光敏作用；再加百灵酊外用，同时每日日光照患处 10 ～ 20 分钟，增强疗效。

八、超药品说明书用药

超药品说明书用药，是指药品的适应证、剂量、给药途径、给药频次、疗程、人群等未在药品说明书记载范围内的用法。①扩大适应证，即将药品用于说明书适应证中没有的病证，中成药的适应病证包括中医证型、西医疾病、中医疾病、西医疾病与中医证型、中医疾病与中医证型 5 种类型，凡不符合这些情形的适应病证均属于超药品说明书用药；②超剂量用药，给药剂量超出说明书规定的剂量；③改变说明书中规定的给药途径、给药频次、疗程等；④超年龄和人群用药。

中成药多为复方制剂，多成分、多靶点，存在“异病同治”“同病异治”“老药新用”“二次开发”等特殊情况，并体现着辨证论治的基本原则。中成药超药品说明书使用有特定的价值，对中成药制药企业和医疗机构开展药品上市后研究，以掌握更多药物有效性和安全性信息，扩大适应证，为及时修订说明书提供依据和参考，具有十分重要的意义。

（周杨晶）

第五节　中成药合理应用的依据

为加强中成药临床应用管理，提高中成药应用水平，保证临床用药安全，国家中医药管理局 2010 年 6 月发布了《中成药临床应用指导原则》，指出每种中成药临床应用的具体要求还应以药品说明书、最新版《中国药典》《临床用药须知》等为准。同时也可参考各类指南、临床路径、循证证据、研究成果等，遵循中医基础理论，根据患者实际情况，选用适宜的药物，保证用药安全。

一、药品说明书

药品说明书是载明药品重要信息的法定文件，是选用药品的法定指南。《中华人民共和国药品管理法》（简称《药品管理法》）第四十九条指出，药品说明书应当注明药品的通用名称、成分、规格、上市许可持有人及其地址、生产企业及其地址、批准文号、产品批号、生产日期、有效期、适应证或功能主治、用法、用量、禁忌、不良反应和注意事项。《中药注册管理专门规定》指出中成药说明书中的禁忌、不良反应、注意事项应明确，再注册时仍为尚不明确的，将不予再注册。

二、《中国药典》

《中国药典》是为保证药品质量可控、确保人民用药安全有效而依法制定的药品法典。《中国药典》包括凡例、正文、附录及索引，药品研制、生产、经营、使用和管理都必须遵守《中国药典》。国家所有药品标准都应当符合《中国药典》凡例及附录的相关要求。现行《中国药典》为2020年版，收载中成药1 607种，它载明了中成药的处方、制法、性状、鉴别、检查、含量测定、功能与主治、用法与用量、注意、规格、贮藏等，是临床使用中成药的法定依据。

三、《临床用药须知》

《临床用药须知》是《中国药典》配套书之一，由国家药典委员会编写。目前出版了2005年版、2010年版、2015年版和2020年版。2020年版分《化学药和生物制品卷》《中药饮片卷》和《中药成方制剂卷》三卷。《中药成方制剂卷》收载中成药2 678种，突出了中医药理论与中医临床应用，中医与现代药理学、临床医学相结合，从辨证合理用药、配伍合理用药、安全合理用药、依法合理用药四方面介绍了中成药的使用方法，对临床合理使用中成药具有重要意义。

四、《国家基本药物临床应用指南（中成药）》

《国家基本药物临床应用指南（中成药）》是2018年版《国家基本药物目录》具体实施的技术性文件，按照268个中成药基药的药品标准及说明书，结合中西医病证，总结出199个中医病证，对应218个西医疾病，为辨病与辨证相结合使用中成药提供了指导，可指导各级医疗机构医务人员科学规范使用基本药物，形成科学规范的用药理念，引导广大患者建立科学规范的用药习惯和素养。

五、《中成药治疗优势病种临床应用指南》

《中成药治疗优势病种临床应用指南》是我国首部以中医优势病种为纲，将使用对象定位为全科医生、西医医生的中成药临床应用循证实践指南，首次采用分型、分期、分症状的中成药推荐方式，旨在指导全科医生、西医医生临床合理使用中成药。自2020年12月，首批发布14部临床应用指南以来，截至目前已发布40余部，检索到32部中成药治疗优势病种的临床应用指南（表1–2）。项目计划完成60部中成药治疗优势病种临床应用指南、20部经典名优类中成药临床应用指南、5部证候类中成药临床应用指南。对临床有重要的指导意义。

表 1-2 中成药治疗优势病种临床应用指南

序号	优势病种	推荐品种数（个）	具体中成药	发布年度
1	湿疹	4	青鹏软膏、除湿止痒软膏、冰黄肤乐软膏、润燥止痒胶囊	2020
2	年龄相关性黄斑变性(湿性)	3	止血祛瘀明目片、和血明目片、复方血栓通胶囊	2020
3	血管性痴呆	6	EGb761、国产银杏叶片、天智颗粒、复方苁蓉益智胶囊、复方丹参片、通心络胶囊	2020
4	盆腔炎	13	妇科千金胶囊（片）、金刚藤胶囊（片）、康妇炎胶囊、金英胶囊、妇炎康复胶囊（片）、花红胶囊（片）、抗妇炎胶囊、康妇消炎栓、坤复康胶囊、红花如意丸、桂枝茯苓胶囊（丸）、丹黄祛瘀胶囊、止痛化癥胶囊（片）	2020
5	小儿急性上呼吸道感染	12	小儿豉翘清热颗粒、芩香清解口服液、蒲地蓝消炎口服液、小儿双清颗粒、小儿解表颗粒、小儿柴桂退热口服液、健儿清解液、开喉剑喷雾剂、小儿肺热咳喘口服液、连花清瘟胶囊、儿童回春颗粒、藿香正气口服液	2020
6	慢性胃炎	13	延胡胃安胶囊、三九胃泰颗粒、胆胃康胶囊、荆花胃康胶丸、摩罗丹、气滞胃痛颗粒、达立通颗粒、枳术宽中胶囊、六味安消胶囊、虚寒胃痛颗粒、健胃消食口服液、延参健胃胶囊、舒肝解郁胶囊	2020
7	癌因性疲乏	4	参芪扶正注射液、康艾注射液、艾迪注射液、贞芪扶正注射液	2020
8	更年期综合征	15	坤泰胶囊、坤宝丸、佳蓉片、益坤宁、更年安胶囊、香芍颗粒、地贞颗粒、复方地茯口服液、刺五加注射液、更年舒片、解郁安神颗粒、嫦娥加丽丸、龙凤宝片、天癸更年软胶囊、灵莲花颗粒	2020
9	冠心病	15	通心络胶囊、脑心通胶囊、丹蒌片、麝香保心丸、复方丹参滴丸、丹红注射液、红花注射液、参麦注射液、芪参益气滴丸、血府逐瘀胶囊、稳心颗粒、参松养心胶囊、速效救心丸、宽胸气雾剂、芪苈强心胶囊	2020
10	慢性肾脏病 3 ~ 5 期（非透析）	9	尿毒清颗粒、肾衰宁胶囊、肾康注射液、海昆肾喜胶囊、百令胶囊、金水宝胶囊、黄葵胶囊、肾炎康复片、生血宁片	2020
11	室性期前收缩	6	稳心颗粒、参松养心胶囊、心速宁胶囊、天王补心丹、养心定悸胶囊、通脉养心丸	2020

续表

序号	优势病种	推荐品种数（个）	具体中成药	发布年度
12	膝骨关节炎	10	消痛贴膏、金天格胶囊、金乌骨通胶囊、仙灵骨葆胶囊、痹祺胶囊、复方南星止痛膏、壮骨关节胶囊、独活寄生合剂（丸）、藤黄健骨片、尪痹片	2020
13	新生儿黄疸	4	茵栀黄颗粒、清肝利胆口服液、茵陈五苓糖浆、茵栀黄口服液	2020
14	原发性高血压	6	松龄血脉康胶囊、天麻钩藤颗粒、强力定眩片、清脑降压胶囊、牛黄降压丸、复方罗布麻颗粒	2021
15	干眼	3	杞菊地黄丸、鱼腥草滴眼液、复方野菊花眼贴	2021
16	甲状腺功能亢进症（以Graves病为主）	4	夏枯草颗粒（口服液/片/胶囊）、抑亢丸（散）、稳心颗粒、地榆升白片	2021
17	前列腺炎	8	前列欣胶囊、前列安栓、癃清片、宁泌泰胶囊、舒泌通胶囊、双石通淋胶囊、复方玄驹胶囊、乌灵胶囊	2021
18	支气管哮喘	10	小青龙（颗粒、胶囊、口服液）、寒喘祖帕颗粒、丹龙口服液、平喘益气颗粒、止喘灵口服液、喘可治注射液、玉屏风颗粒、固本咳喘胶囊、苏黄止咳胶囊、三拗片	2021
19	骨质疏松症	11	强骨胶囊、仙灵骨葆胶囊、金天格胶囊、恒古骨伤愈合剂、左归丸、骨疏康胶囊、淫羊藿总黄酮胶囊、骨松宝颗粒、芪骨胶囊、复方鹿茸健骨胶囊、护骨胶囊	2021
20	心力衰竭	11	芪参益气滴丸、黄芪注射液、补益强心片、生脉注射液、参麦注射液、注射用益气复脉（冻干）、芪苈强心胶囊、参附强心丸、心宝丸、参附注射液、心脉隆注射液	2021
21	小儿反复呼吸道感染	5	玉屏风颗粒（口服液）、童康片、黄芪颗粒、槐杞黄颗粒、馥感啉口服液	2021
22	功能性消化不良	8	枳术宽中胶囊、气滞胃痛颗粒、荜铃胃痛颗粒、荆花胃康胶丸、金胃泰胶囊、猴头健胃灵片、香砂养胃丸、乌灵胶囊	2021
23	痛经	8	丹莪妇康煎膏、调经活血胶囊、桂枝茯苓胶囊、定坤丹、少腹逐瘀胶囊、散结镇痛胶囊、痛经宝颗粒、止痛化癥胶囊	2021
24	慢性阻塞性肺疾病	11	玉屏风胶囊（颗粒）、百令胶囊、金水宝胶囊（片）、补肺活血胶囊、痰饮丸、润肺膏、痰热清注射液、丹龙口服液、清肺消炎丸、参苓白术散、厚朴排气合剂	2021
25	乳腺增生症	9	乳癖散结胶囊、乳癖消片、丹鹿胶囊、红花逍遥片、夏枯草口服液、小金胶囊、逍遥丸、红花逍遥片、红金消结胶囊	2021

续表

序号	优势病种	推荐品种数（个）	具体中成药	发布年度
26	特发性少、弱精子、男性不育症	6	五子衍宗丸、复方玄驹胶囊、生精片、麒麟丸、生精胶囊、右归胶囊	2021
27	小儿腹泻	10	儿泻停颗粒、肠炎宁糖浆、肠炎宁颗粒、小儿双解止泻颗粒、苍苓止泻口服液、枫蓼肠胃康颗粒、参苓白术颗粒、参苓白术丸、宝儿康散、小儿腹泻贴	2021
28	眩晕	11	眩晕宁片、天麻钩藤颗粒、养血清脑颗粒、强力定眩片、松龄血脉康胶囊、银丹心脑通胶囊、灯银脑通胶囊、脑脉泰胶囊、疏血通注射液、血塞通、舒血宁注射液	2022
29	阴道炎	6	红核妇洁洗液、复方沙棘籽油栓、康妇凝胶、苦参凝胶、保妇康栓、复方芙蓉泡腾栓	2022
30	类风湿关节炎	13	雷公藤多苷片、昆仙胶囊、正清风痛宁片、正清风痛宁缓释片、痹祺胶囊、益肾蠲痹丸、尪痹片、尪痹胶囊、瘀血痹片、瘀血痹胶囊、瘀血痹颗粒、盘龙七片、四妙丸	2022
31	抑郁障碍	6	圣·约翰草提取物片（路优泰）、舒肝解郁胶囊、巴戟天寡糖胶囊、舒肝颗粒、逍遥丸、乌灵胶囊	2022
32	溃疡性结肠炎	6	虎地肠溶胶囊、五味苦参肠溶胶囊、康复新液、八味锡类散、复方黄柏液涂剂、参苓白术散	2022

六、《中医优势病种中医临床路径和中医诊疗方案》（2018 年版）

《中医优势病种中医临床路径和中医诊疗方案》（2018 年版）是为推进临床路径管理，国家中医药管理局在 2012 年版《中医诊疗方案》和《中医临床路径》的基础上，委托中华中医药学会制定的一部指南。2018 年中华中医药学会分两批发布了风温肺热病（重症肺炎）等 95 个中医优势病种的中医临床路径和中医诊疗方案。以中医病名、西医病名为统领，坚持辨病与辨证相结合，选用中药方剂进行加减治疗疾病，对中成药的使用具有指导意义。

七、《中成药临床应用指南》

《中成药临床应用指南》是由中国标准化协会中医药标准化分会等单位以“病”（西医疾病）为纲，以“药”（中成药）为目，编写的一套技术性指南，有感染性疾病、呼吸系统疾病、消化疾病、风湿病、妇科疾病、糖尿病、儿科疾病、心血管疾病、外科疾病、肾与膀胱疾病、肛肠疾病、皮肤病、气血津液疾病、眼科疾病、肝胆疾病等分册。每个病种使用西医病名，对其定义、流行病学、病因病理、临床表现、诊断、治疗、预后等进行详细阐述，其中治疗一项总括了同一疾病不同证型的辨证要点、治法、中成药，然后对每个具体证型进行详细描述，重点阐述不同病种中成药使用的异同，以及同一病种不同证型中成药选用的区别。坚持“同病异治”“异病同治”，具有一定的科学性、实用性及可操作性。

八、《中成药临床应用专家共识》

《中成药临床应用专家共识》是为促进中成药临床合理应用，由中华中医药学会组织编制的以中成药大品种为主的专家共识。对于明确中成药的临床定位、阐释中成药的特点、发挥中成药的特色优势具有重要作用。截至 2021 年 11 月 17 日，已发布了消痛贴膏等 37 个临床应用专家共识，后又陆续发布了金嗓散结胶囊（丸）、骨康胶囊、舒肝解郁胶囊、复方肉苁蓉胶囊、矾藤痔注射液、颈痛颗粒、板蓝根滴眼液、胃复春片、强力定眩片、复方血栓通胶囊、养胃颗粒、心可舒等多种专家共识。

九、《国家医保药品临床应用手册（中成药）》

《国家医保药品临床应用手册（中成药）》是梅全喜等针对《国家基本医疗保险、工伤保险和生育保险药品目录（2017 年）》将医保目录中的 1 243 个中成药按其治疗疾病分章，从剂型与规格、方解、药物组成、功能主治、用法用量、不良反应、注意事项等方面进行介绍，同时，对医保类别进行了一一标注，便于临床医生查阅参考。

十、《实用临床药物学·中成药卷》

《实用临床药物学·中成药卷》是徐世军等在《中国药典》《临床用药须知》等的基础上，以 2016 年市场销售前 2 000 位的中成药为补充，以临床不同分科为篇，以各科临床中医常见病证为纲，以病证的不同证型为目，以证候类中成药为线，以具体中成药品种为点，重在以临床安全有效为导向，强调临床使用注意事项（禁忌、不良反应、使用注意、饮食禁忌等）和中西医病名，便于临床辨病与辨证相结合，合理应用中成药。

此外，每年都有大量的关于中成药合理应用的研究成果在国内外期刊上发表，是合理用药的最新研究成果，值得借鉴。

（肖萍）

第六节 中成药合理应用的原则

一、剂型的选择

剂型是为适应诊断、治疗或预防疾病的需要而制备的不同给药形式，也是临床使用的最终形式。药物必须以一定的剂型给予人体才能发挥疗效。剂型与药物的制法和用法密切相关。

一种药物可以制备成多种剂型，但剂型和给药途径不同可能产生不同的疗效。陶弘景《本草经集注》说："又疾有宜服丸者，宜服散者，宜服汤者，宜服酒者，宜服膏煎者，亦兼参用察病之源，以为其制耳。"李东垣说："大抵汤者荡也，去大病用之。散者散也，去急病用之。丸者缓也，不能速去之，其用药之舒缓，而治之意也。"明确肯定了剂型的选择同疾病治疗的密切关系。所以，应根据患者病情轻重缓急、不同剂型药物功能主治及各种剂型的药物特点，选择适宜的剂型。

（一）根据患者病情轻重缓急选择剂型

病有缓急，应因病施治，对证用药，合理选择剂型。汤剂、注射剂、舌下片（丸）剂、吸入气雾剂等起效快，药物利用程度高，常用于急救。如治疗心绞痛急性发作，应根据病情需要考虑选择速效救心丸或适合治"急"病的注射剂、吸入剂等。丸剂、膏剂、缓控释制剂、植入剂等作用缓慢，属于长效制剂，常用于慢性病。如治疗慢性病，选用丸剂、膏剂等。

（二）根据不同剂型药物功能主治选择剂型

同一中药方剂，由于剂型的不同，服后产生的治疗效果、持续时间、作用特点都有较大的差异。如生脉注射液和生脉胶囊，生脉注射液具有益气养阴，复脉固脱的功效，用于气阴两虚所致的脱证，休克、心肌梗死、病毒性心肌炎等急症的治疗；而生脉胶囊益气养阴生津，用于气阴两亏，心悸气短，自汗等的常规治疗。有时使用途径不同，甚至还会出现相反的作用。如天花粉口服具有清热泻火，生津止渴，消肿排脓的功效，用于热病烦渴，肺热燥咳，内热消渴，疮疡肿毒，而天花粉注射剂用于终止早期及中期妊娠。如双黄连栓具有疏风解表，清热解毒的功效，用于外感风热所致的感冒，症见发热，咳嗽，咽痛；而双黄连滴眼剂具有祛风清热，解毒退翳的功效，用于风邪热毒型单纯疱疹病毒性树枝状角膜炎。

（三）根据各种剂型的药物特点选择剂型

中药传统剂型主要有丸、散、膏、丹、酒、露、汤、饮、胶、茶、糕、锭、线、条、棒、钉、灸、熨、糊等，随着制药工业的不断发展，出现了片剂、胶囊剂、颗粒剂、气雾剂、注射剂、合剂等现代剂型。

一般来说，不同剂型药物吸收由快到慢的次序为：注射剂、气雾剂、灌肠剂、汤剂、水剂、酊剂、酒剂、冲剂、内服膏剂、散剂、胶囊剂、微丸剂、片剂、浓缩丸、水丸、蜜丸、糊丸、蜡丸。药物吸收的快慢，除药物本身的性质和给药后的各种环境外，剂型是很重要的影响因素。因此，临床用药时必须根据各种剂型的药物特点选择适宜的剂型（表 1–3）。

表 1–3　常见剂型的药物特点

序号	剂型	剂型特点	常见中成药
1	片剂	具有体积小、计量准确、易崩解、起效快，且生产效率高、成本低、服用及贮运方便的优点，以口服普通片为主，另有含片、咀嚼片、泡腾片、阴道片、阴道泡腾片和肠溶片等	振源片、西瓜霜含片、五脂咀嚼片、小柴胡泡腾片、妇必舒阴道泡腾片
2	胶囊	可掩盖药物不良气味，提高药物稳定性，与片剂、丸剂相比崩解更快，可分为硬胶囊、软胶囊（胶丸）和肠溶胶囊，其肠溶胶囊还可延缓药物的释放和实现定位释药	血府逐瘀胶囊、血府逐瘀软胶囊、消栓肠溶胶囊
3	颗粒剂	既保持了汤剂吸收快、起效迅速的特点，又具有携带、运输、贮存方便的优势，分为含糖型和无糖型	抗病毒颗粒（含糖型）、抗病毒颗粒（无糖型）
4	合剂	具有吸收快、奏效迅速的特点，服用方便，尤其适用于儿童和老年人	生血宝合剂、热炎宁合剂
5	口服液	用量小，常加入矫味剂，口感好，作用快，质量稳定，携带方便，易保存	小儿柴桂退热口服液
6	糖浆剂	具有吸收快、奏效迅速的特点，服用方便，尤其适用于儿童和虚弱患者，糖尿病患者不适宜	急支糖浆
7	散剂	①内服散剂具有服用后分散快、奏效迅速、制法简便、携带方便等优点。②外用散剂还可同时发挥保护和收敛作用	四逆散、七厘散
8	丸剂	①蜜丸：具有作用缓慢、持久的特点，还增加了滋补的作用，常用于慢性病。②水蜜丸：与蜜丸的特点相似，作用缓慢、持久，丸粒较小，光滑圆润，易于吞咽。③水丸：体积小，表面致密光滑，便于吞服，不易吸潮，一般较蜜丸崩解快，便于吸收。④糊丸：质地坚硬，在体内崩解慢，能够减少某些毒性药物的释放或减缓刺激性药物对胃肠的刺激。⑤浓缩丸：体积小，有效成分含量大，易于服用，贮运方便。⑥滴丸：易服用，在体内溶化快，奏效迅速，可以含化或吞服	牛黄清心丸（蜜丸）、百合固金丸（水蜜丸）、逍遥丸（水丸）、小金丸（糊丸）、杞菊地黄丸（浓缩丸）、复方丹参滴丸（滴丸）
9	酊剂	具有剂量准确、吸收迅速、起效快的特点	骨痛灵酊

续表

序号	剂型	剂型特点	常见中成药
10	搽剂	外用吸收快，供无破损处揉擦使用，溶媒有水、乙醇和油。含有乙醇的有一定的刺激性，一般不用于破损皮肤或创伤处	麝香祛痛搽剂、骨质宁搽剂、生发搽剂
11	洗剂	外用方便，依从性高，供皮肤或腔道涂抹或清洁使用	除湿止痒洗剂、妇肤康洗剂
12	涂膜剂	给药剂量小，使用方便，作用时间长，且可在创口形成一层保护膜，对创口具有保护作用。可用于口腔科、眼科、耳鼻喉科、烧伤科、皮肤科及妇科等局部给药	痤疮涂膜剂、疏痛安涂膜剂
13	煎膏剂	具有药物浓度高、体积小、稳定性好、作用迅速、容易吸收、便于服用的特点	丹莪妇康煎膏
14	酒剂	可加入适量的糖或蜂蜜调味，服用量少，吸收迅速，见效快，多用于治疗风寒湿痹及补虚养体、跌扑损伤	风湿骨痛酒
15	露剂	保存中药饮片固有的香味，便于服用	金银花露
16	茶剂	制法简单，服用方便	川芎茶调袋泡茶
17	软膏剂	具有保护、润滑皮肤和局部治疗作用的特点	除湿止痒软膏
18	橡胶膏剂	为脂溶性基质，载药量较小，但透气、耐汗、易于透皮吸收、使用方便、不污染衣物、可反复贴用	神农镇痛膏
19	凝胶膏剂	为水溶性基质，给药剂量较准确、吸收面积小、血药浓度较稳定、使用舒适方便	蟾乌凝胶膏
20	丹剂	具有消肿生肌，消炎解毒的作用，毒性较强，只能外用	红升丹、白降丹
21	气雾剂	具有易于吸收、奏效迅速、使用方便、用药剂量较准确的特点	云南白药气雾剂、宽胸气雾剂
22	喷雾剂	不含抛射剂，可避免对大气层的污染，增加药物的稳定性，减少副作用和刺激性，但给药剂量不太准确	鼻炎通喷雾剂、复方丹参喷雾剂
23	眼用制剂	具有使用方便、刺激性小、作用迅速等优点	双黄连滴眼剂
24	栓剂	可避免肝脏首过效应，也可减少对胃的刺激性和药物对肝脏的毒副作用	康妇消炎栓、肾康栓
25	注射剂	具有药物吸收快、作用迅速的特点，适用于危重患者的抢救及不能口服给药的患者	参附注射液

二、使用剂量的确定

任何药物在使用过程中都有剂量—药效关系，中成药使用中的剂量是否恰当，与药物的安全性、有效性、经济性息息相关。过小的剂量，难以产生预期的药效；过大的剂量，可能使药效增强，但同时增加了不良反应的风险。中成药的说明书已明确规定中成药的使用剂量，从这个意义上讲，无论医生临床用药或患者自行购药都应按照药品说明书的规定剂量用药，以安全有效为目的。但医学治疗本身就是权衡利弊的实践，故超药品说明书剂量用药有其合理性，而对于中成药和中药饮片，超药品说明书剂量用药的合理性更加明显。

（一）剂量要确保临床疗效

任玉庆等指出很多中成药因为给药剂量不足而导致效果不佳。一些中成药疗效远不及汤剂，一般用量都要加 1 ～ 2 倍甚至 3 倍后才能有较好的疗效。如银翘解毒颗粒每日剂量 45 g（相当于饮片 45 g），银翘解毒片每日剂量 12 片（相当于饮片 13.44 g），而银翘散（汤剂，金银花 30 g，连翘 30 g，薄荷 18 g，荆芥 12 g，淡豆豉 15 g，牛蒡子 18 g，桔梗 18 g，淡竹叶 12 g，甘草 15 g）的日服饮片量为 168 g，片剂、颗粒剂服用剂量偏小，可能导致临床疗效欠佳。杨忠奇等对《中国药典》中成药的剂量进行分析，认为中成药的饮片日用量大多小于《中国药典》饮片规定的剂量。故根据病情轻重、病势缓急、病程长短、患者体质强弱、发病季节不同，医生可以酌情增减中成药的用量。但这并不意味着可以随意改变用量，因为药品说明书上的剂量有合理的临床或临床前研究数据作支撑，并不断有新的循证证据支持。目前，中药新药宣肺败毒颗粒的每日用药量为 20 g，相当于饮片量 238 g，和传统汤剂相比更为相似，基础研究也更充分，临床不宜随意增加用药剂量。总之，剂量要确保临床疗效。

（二）根据适应证采用等级化剂量

面对复杂的病情，采用灵活的剂量，提高临床疗效是临床研究和临床实践的重要组成部分。凉山彝族自治州（简称凉山州）第二人民医院李列平主任医师在应用中成药治疗慢性肾脏病时常常调整药物剂量，不仅提高了患者的用药依从性，还延缓了患者使用透析治疗的时间。一些中成药在说明书中逐步细化了不同适应证的等级化剂量。如金水宝片用于肺肾两虚，精气不足，久咳虚喘，神疲乏力，不寐健忘，腰膝酸软，月经不调，阳痿早泄，慢性支气管炎时，一次 4 片，一日 3 次；用于慢性肾功能不全者，一次 8 片，一日 3 次。

（三）毒药猛药应控制剂量

对含毒性中药饮片及作用猛烈、易伤正气的中成药需严格控制使用剂量。如含有砷、汞、铅、斑蝥、蟾蜍、马钱子、乌头、巴豆等的中成药，一定要严格控制使用剂量，中病即止，不可过服，且不可连续长期用药，以免引起毒药过量或蓄积中毒。如活血破瘀，通经消痞的大黄䗪虫丸，散结消肿，化瘀止痛的小金丸等属于作用猛烈、易伤正气的中成药，要严格控制使用剂量。

（四）老年人用量宜小于成人用量

由于老年人“气血已衰，骨疏薄”，机体各系统、器官与生理功能都有不同程度的退行性改变。肝肾功能、免疫功能均较青壮年降低 1/3 ~ 1/2，对药物的耐受性较弱。《中国药典》规定，60 岁以上老年人的用药剂量，应根据不同年龄层次、病情和个体差异，使用成年人剂量的 1/2 ~ 3/4。

由于老年人可能同时患有多种疾病，用药品种较多，故应了解老年患者的主要疾病和次要疾病，合理选择用药剂量，个体化给药，从小剂量开始，再根据病情和疗效加以调整。

（五）儿童用量要与年龄、体重相适应

儿童身体发育尚未健全。其专用中成药的药品说明书一般情况下都列有与儿童年龄或体重相应的用药剂量，应根据推荐剂量选择相应药量。非儿童专用中成药应结合具体病情，在保证安全性和有效性的前提下，根据儿童年龄与体重选择相应药量。如抗感颗粒（儿童装）明确 1 ~ 5 岁每次 0.5 袋；6 ~ 9 岁每次 1 袋；10 ~ 14 岁每次 1.5 袋；15 岁以上每次 2 袋；若使用成人装，则应按年龄进行换算。

另外，妊娠期人群用药，应根据中成药治疗效果，按照“有故无殒，亦无殒也”的原则，慎重选药，尽量缩短用药疗程，及时减量或停药。肝肾功能不全的患者，应尽量采用对肝肾损害较小的药物，适当减小剂量，定期检查肝肾功能，及时调整方案，确保安全。中药注射剂大多采用静脉注射，原则上应严格按照药品说明书剂量使用。

三、合理选择给药途径

给药途径与临床疗效有着极为紧密的联系，同一药物若给药途径不同，其吸收、分布、代谢和排泄均不同。临床上未区分栓剂、气雾剂、软膏剂等黏膜给药与皮肤局部给药的差异，开具的给药途径一律为“外用”；开具处方的医生在系统中误将“口服”的给药方式选择为“外用”的情况也时有发生；不同级别的药师，在审核处方时存在专业知识审核上的差异，审核可能出现失误，故合理选择给药途径，避免用药错误，至关重要。

一般情况下，药物的吸收速度由快到慢依次为：静脉＞吸入＞皮下＞直肠或舌下＞口服＞皮肤；中药的常用剂型多为口服制剂，常用口服制剂吸收顺序依次为：溶液剂＞混悬剂＞胶囊剂＞片剂＞丸剂＞包衣片剂。某些药物还可因给药途径的不同而发挥不同的药效。

（一）结合患者病情选择药物给药途径

一般来说，即使是同一种药物，若剂型不同，其效果也可能不同，即使给药途径相同，若剂型不同，药物的起效时间也会有所差异。故结合患者病情选择给药途径十分必要，即具体结合患者的年龄、病证特点、病情发展程度、身体承受能力、药物过敏史等制订出最佳的给药方案。如康复新液，治疗慢性胃炎等采用内服法、治疗皮肤溃疡采用外治法。季德胜蛇药片，治疗急症，采用内服法，第一次 20 片，以后每隔 6 小时续服 10 片；危急重症者可将续服量增加为 20 片并适当缩短服药间隔时间；不能口服给药者，可行鼻饲法给药；被毒虫咬伤后，采用和水外搽，即可消肿止痛。

（二）结合用药安全性选择药物给药途径

大量临床实践证明，如长期服用药物，患者或多或少会出现一定的毒副作用，从而影响药物的应用效果，故临床用药要结合用药安全性，选择合适药物，最好选择那些疗效好、起效快、不良反应少的药物，相对减轻患者的痛苦。当下，能外用的不口服，能口服的不注射，能肌内注射的不静脉注射，成为广泛共识。

（三）结合患者用药依从性选择药物给药途径

用药依从性对最大限度发挥药效、提高临床疗效有着重要的影响。对老年患者，可尽量选用口服给药，如分散片之类的剂型，提高患者治疗的依从性。对于神志不清、牙关紧闭或有口腔疾病不能服药的患者，将稀释的药物通过鼻饲注入胃中，如鼻饲安宫牛黄丸、紫雪散、至宝丸、苏合香丸等。对于小儿患者，可以选择外用给药。

四、合理选择给药方法

中成药的给药途径有内服、外用和注射 3 种。然而各种给药途径又有不同给药方法。

（一）合理选择内服药物的给药方法

大多数中成药都是内服制剂，但由于剂型、功能主治的不同，内服方法各异。合剂、口服液、糖浆剂、露剂、乳剂、酒剂、酊剂等内服液体制剂，均可采用直接服用的方法；丸剂、散剂、胶囊剂、片剂等固体制剂，可采用温开水送服的方法；茶剂等须用沸水泡汁，代茶饮；颗粒剂可用开水溶化后服用；膏滋剂可直接服用或用温开水稀释后服用；滴丸剂，一般用含服法；气雾剂，用吸入法；神志不清、牙关紧闭者，用鼻饲法。有些胶囊剂、丸剂、散剂、片剂等还可以用药汁送服，如龟龄集用淡盐水送服，滋肾育胎丸用淡盐水或蜂蜜水送服。婴儿用药，可用乳汁或糖水送服，起到矫味的作用。丸剂、片剂、胶囊剂等婴幼儿不宜直接服用。

（二）合理选择外用药物的给药方法

2020年版《中国药典》载外用中成药122种，其中口服兼外用的有29种，单纯外用的有93种，包括散剂、锭剂、贴膏剂、软膏剂、酊剂、搽剂、栓剂、滴眼剂、丸剂、片剂、胶囊剂、喷雾剂、气雾剂、酒剂、涂剂、涂膜剂、药艾条等。外用散剂多采用撒敷法，即将药粉直接均匀地撒布于患处，可用消毒敷料或外贴膏剂固定；有些外用散剂或锭剂用液体调或研成糊状，敷于患处，如黄酒或白酒调敷七厘散；有些散剂可装入硬纸筒中，吹到患处，如锡类散吹喉、冰硼散吹敷口腔、红棉散吹耳等；外用软膏剂、外用酊剂、搽剂等多采用直接涂敷于患处的方法，如除湿止痒软膏、云南白药酊等；栓剂，可按要求置入肛门或阴道中；滴眼剂、滴耳剂、滴鼻剂等可直接点入用药，如鱼腥草滴眼液；外用丸剂、片剂、胶囊剂等可调敷患处；喷雾剂、气雾剂可直接喷患处；黑膏药可加热软化贴敷患处，如狗皮膏等；橡胶膏剂等可直接贴于患处，如伤湿止痛膏等；其他还有酒剂、涂剂、涂膜剂等涂洗患处，药艾条灸患处，线剂结扎痔核，条剂引流，钉剂插入痔核等多种给药方法。

（三）合理选择注射药物的给药方法

中药注射法主要分为皮下、肌内、静脉、穴位及患处局部等不同给药方法。其中静脉注射又分推注和滴注两种。中药注射剂运用注射法的无菌操作要求和西药注射剂完全相同。

五、合理选择给药时间和给药频次

中医对人体时间节律及服药规律极为重视，故临床应用中成药，合理选择给药时间和给药频次至关重要。

（一）给药时间

《素问》说："春夏养阳，秋冬养阴。"指明了从一年来看，用温阳除寒药养阳补阳最佳时机为春为夏，用滋阴清热药养阴补阴最佳时机为秋为冬；从一日来看，用温阳除寒药养阳补阳最佳时机为朝、为日中，用滋阴清热药养阴补阴最佳时机为日入、为夜半，成为中药最佳给药时间的理论依据。《神农本草经》说："病在胸膈以上者，先食后服药；病在心腹以下者，先服而后食；病在四肢血脉者，宜空腹而在旦；病在骨髓者，宜饱满而在夜。"《伤寒论》载桂枝汤"半日许，令三服尽"，理中汤"日三四服，夜二服"，皂荚丸"日三夜一服"等。《汤液本草》说："药气与食气不欲相逢，食气消则服药，药气消则进食，所谓食前食后盖有义在其中也。"总之，中成药给药时间的确定，应根据病情的需要、药物的药性特点以及是否刺激胃等因素来综合考虑，尽可能发挥药物的预防、治疗和保健作用，减少不良反应的发生。

一般疾病口服给药每天2～3次，饭后30分钟到2小时给药。危重病证应及时给药，并应选择能最快发挥疗效的给药途径。解表药若病情许可，应于中午前阳分时间给药，以顺应阳气升浮，助药力祛邪外出。咽喉疾病可不拘时多次频服，缓缓咽下，使药液能与病变部位充分接触。平喘药应在哮喘发作前2小时给药。健胃药应在饭前服用；消食导滞药物，则在饭后服，以达开胃、导滞之功效。制酸药应饭前服，以减少胃酸并增强对胃黏膜的保护作用；对胃有刺激性的药物宜在饭后服。涌吐药宜清晨午前服。润肠通便药宜空腹服用，以利消除肠胃积滞；泻下药按“日晡人气收降”之理，应入夜睡前给药；止泻药按时再服，泻止药停。驱虫药应清晨空腹或晚上睡前给药。补益药一般宜饭前服用。补阴药宜晚上一次服；补阳药宜午前服。调经药一般可因势利导，对肝郁气滞的痛经患者，应在行经前3～5天服用疏肝理气药；对于血瘀的痛经患者，月经期第1～2天服用理气活血方药，不仅可使痛经缓解，而且也有利于月经周期的调节。催眠药，睡前1～2小时给予，也可在下午4点、晚上8点各服用一次。高血压药，可根据“寅卯配肝，亥子属肾”的原理，在卯（5～7）时、亥（21～23）时两个时间段分别给药。抗肿瘤药，可根据《素问》：“阳气者，一日而主外，平旦人气生，日中而阳气隆，日西而阳气已虚”的原理，于平旦（3～5时）、日中（11～13时）、日西（17～19时）3个时间段分别给予不同药物。个别特殊服法的药，遵医嘱给药，如龟龄集，早饭前2小时用淡盐水送服，日服1次。

（二）给药频次

日常生活中，人们常会由于种种原因而漏服、多服药物。临床上，医生开具处方时，给药频次错误的情况也时有发生。每种药物的药效是按其药理作用，并通过一定的用量和给药频次来实现的。根据药物代谢特点，服药几次后，药物会达到一个相对稳定的有效治疗浓度，并在之后一直保持这个浓度。如果漏服，血药浓度就会逐渐下降甚至低于治疗浓度；如果漏服的间隔时间过长，可能需要再连服几次才能重新达到稳定的浓度。一种药间隔多长时间服用，有一定的科学依据，不能随意延长或缩短。延长服药间隔时间，会使体内药物达不到有效血药浓度，影响药物的治疗效果；缩短服药间隔时间，会使体内药物浓度过高引起或加重不良反应，有些药物还会蓄积中毒。如随意补服或等下次服用时加大一倍剂量，都有可能造成不良后果，如抗高血压药，突然加大剂量，很可能引起低血压，从而导致一些难以预料的心血管事件；增加降糖药的剂量，则很可能会引起低血糖反应。因而除了不要漏服药物，临床应严格按照药品说明书和患者病情选用给药频次。如急支糖浆说明书的每日给药频次为3～4次，故临床应根据患者病情轻重缓急确定是每日3次还是4次，并选择合适的间隔时间。《中国药典》载大多数中成药的用药频次为每日3次，而二十五味松石丸等的用药频次为每日1次、一捻金等的用药频次为每日1～2次、二十七味定坤丸等的用药频次为每日2次、十全大补丸等的用药频次为每日2～3次、一清颗粒等的用药频次为每日3～4次，临床应特别重视。

六、合理选择给药疗程

中成药在长期应用过程中常被认为是纯天然、毒副作用小，甚至无毒副作用的药物。在这种思想的影响下，使用疗程过长引发的中成药安全性问题屡见不鲜。只有正确认识中成药的毒副作用，合理选择给药疗程，才能确保临床合理用药。因此，中成药的给药疗程应严格遵照《中国药典》、药品说明书等的规定，结合患者病情确定，不得随意长期服用，要中病即止，即使是慢性病且需长期服药者，亦当“衰其大半而止”，并在两个疗程之间间隔一定时间。如附桂骨痛颗粒含附子（制）、制川乌等成分，孕妇及哺乳期妇女、有出血倾向者、阴虚内热者禁用，1 个疗程为 3 个月，如需继续治疗，必须停药 1 个月后遵医嘱服用，并注意肝肾功能的监测。

《处方管理办法》第十九条规定：“处方一般不得超过 7 日用量；急诊处方一般不得超过 3 日用量；对于某些慢性病、老年病或特殊情况，处方用量可适当延长，但医师应当注明理由。”对慢性病处方及疗程较长的处方设置了 30 天的限制。2015 年，国务院办公厅印发《关于推进分级诊疗制度建设的指导意见》；2018 年，国家卫生健康委员会印发《关于规范家庭医生签约服务管理的指导意见》《关于加快药学服务高质量发展的意见》等文件，均要求积极探索慢性病长期处方管理。于是，2021 年，国家卫生健康委员会发布《关于印发〈长期处方管理规范（试行）〉的通知》正式规范了长期处方管理，保障了医疗质量和医疗安全，满足了慢性病患者的长期用药需求。根据患者诊疗需要，长期处方的处方量一般在 4 周内；根据慢性病特点，病情稳定的患者适当延长，最长不超过 12 周。超过 4 周的长期处方，医生应当严格评估，强化患者教育，并在病历中记录，通过患者签字等方式确认。

关于中成药给药疗程的原则，目前尚无统一的规定，而药品说明书、2020 年版《中国药典》等对部分药品标注了疗程信息（表 1–4），临床应根据患者病情，严格遵照执行，避免用药不足或用药时间过长。除此之外，《中药新药临床研究指导原则》也对部分病证的试验疗程做了规定，如慢性支气管炎急性发作，一般为 10 天，偏头痛不少于 1 个月，也为中成药给药疗程的确定提供了参考依据。

表 1–4　2020 年版《中国药典》中成药疗程信息表

序号	药品名称	用法用量
1	乙肝宁颗粒	治疗慢性肝炎者以 3 个月为 1 个疗程
2	儿康宁糖浆	20 ～ 30 天为 1 个疗程
3	三金片	治疗慢性非细菌性前列腺炎，疗程为 4 周
4	大川芎口服液	15 天为 1 个疗程
5	千柏鼻炎胶囊	15 天为 1 个疗程，症状减轻后，减量维持
6	小儿柴桂退热口服液	3 天为 1 个疗程
7	小儿柴桂退热颗粒	3 天为 1 个疗程
8	小儿消积止咳口服液	5 天为 1 个疗程
9	五福化毒片	7 天为 1 个疗程
10	丹灯通脑软胶囊	30 天为 1 个疗程

续表

序号	药品名称	用法用量
11	丹灯通脑胶囊	30 天为 1 个疗程
12	丹桂香颗粒	8 周为 1 个疗程
13	丹益片	4 周为 1 个疗程
14	丹鹿通督片	1 个月为 1 个疗程
15	风湿马钱片	连服 7 天为 1 个疗程，两疗程间需停药 2 ～ 3 天
16	风湿定片	6 天为 1 个疗程
17	心荣口服液	6 周为 1 个疗程
18	双黄连滴眼剂	4 周为 1 个疗程
19	正天丸	15 天为 1 个疗程
20	正清风痛宁片	2 个月为 1 个疗程
21	艽龙胶囊	4 周为 1 个疗程
22	左金胶囊	15 天为 1 个疗程
23	百令胶囊	慢性肾功能不全，8 周为 1 个疗程
24	血府逐瘀胶囊	1 个月为 1 个疗程
25	血康口服液	可连服 1 个月
26	血滞通胶囊	4 周为 1 个疗程
27	壮骨伸筋胶囊	4 周为 1 个疗程
28	灯盏生脉胶囊	2 个月为 1 个疗程，疗程可连续
29	安宫止血颗粒	7 ～ 10 天为 1 个疗程
30	妇必舒阴道泡腾片	8 天为 1 个疗程
31	妇科千金胶囊	14 天为 1 个疗程
32	花红片	7 天为 1 个疗程，必要时可连服 2 ～ 3 个疗程，每疗程之间停药 3 天
33	花红胶囊	7 天为 1 个疗程，必要时可连服 2 ～ 3 个疗程，每疗程之间停药 3 天
34	花红颗粒	7 天为 1 个疗程，必要时可连服 2 ～ 3 个疗程，每疗程之间停药 3 天
35	芪冬颐心口服液	28 天为 1 个疗程
36	芪冬颐心颗粒	28 天为 1 个疗程
37	芪明颗粒	疗程为 3 ～ 6 个月
38	芪参胶囊	42 天为 1 个疗程
39	芪参益气滴丸	4 周为 1 个疗程或遵医嘱
40	芪蛭降糖片	疗程为 3 个月
41	芪蛭降糖胶囊	3 个月为 1 个疗程

续表

序号	药品名称	用法用量
42	苏黄止咳胶囊	疗程 7 ~ 14 天
43	连参通淋片	疗程为 2 周
44	辛芩颗粒	20 天为 1 个疗程
45	补脾益肠丸	重症加量，30 天为 1 个疗程，一般连服 2 ~ 3 个疗程
46	附桂骨痛片	3 个月为 1 个疗程；如需继续治疗，必须停药 1 个月后遵医嘱服用
47	附桂骨痛胶囊	3 个月为 1 个疗程；如需继续治疗，必须停药 1 个月后遵医嘱服用
48	附桂骨痛颗粒	3 个月为 1 个疗程；如需继续治疗，必须停药 1 个月后遵医嘱服用
49	苦参软膏	连用 7 天为 1 个疗程
50	坤宝丸	连续服用 2 个月
51	坤泰胶囊	2 ~ 4 周为 1 个疗程
52	板蓝大青片	预防流行性感冒（简称流感）、流行性乙型脑炎（简称乙脑），连服 5 天
53	软脉灵口服液	40 天为 1 个疗程
54	固本统血颗粒	1 个月为 1 个疗程
55	固肾定喘丸	可在发病预兆前服用，也可预防久喘复发，一般服 15 天为 1 个疗程
56	和胃止泻胶囊	疗程为 3 天
57	金花明目丸	1 个月为 1 个疗程，连续服用 3 个疗程
58	金芪降糖片	疗程为 3 个月
59	金振口服液	疗程为 5 ~ 7 天
60	金蒲胶囊	42 天为 1 个疗程
61	乳宁颗粒	20 天为 1 个疗程
62	乳康丸	20 天为 1 个疗程，间隔 5 ~ 7 天继续第 2 个疗程，亦可连续用药
63	乳康胶囊	20 天为 1 个疗程，间隔 5 ~ 7 天继续第 2 个疗程，亦可连续用药
64	乳康颗粒	20 天为 1 个疗程，间隔 5 ~ 7 天继续第 2 个疗程，亦可连续用药
65	乳癖散结胶囊	45 天为 1 个疗程
66	鱼腥草滴眼液	治疗急性卡他性结膜炎，7 天为 1 个疗程；治疗流行性角结膜炎，10 天为 1 个疗程
67	治糜康栓	10 天为 1 个疗程
68	参芪降糖片	1 个月为 1 个疗程

续表

序号	药品名称	用法用量
69	参芪降糖胶囊	1 个月为 1 个疗程
70	枳术颗粒	1 周为 1 个疗程
71	胃苏颗粒	15 天为 1 个疗程，可服 1 ~ 3 个疗程
72	胃疡宁丸	连续服用 40 ~ 50 天
73	咳喘顺丸	7 天为 1 个疗程
74	骨友灵搽剂	14 天为 1 个疗程，间隔 1 周，一般用药 2 个疗程
75	骨痛灵酊	20 天为 1 个疗程
76	复方丹参滴丸	28 天为 1 个疗程
77	复方双花口服液	3 天为 1 个疗程
78	复方石韦片	15 天为 1 个疗程，可连服 2 个疗程
79	复方苦参肠炎康片	3 天为 1 个疗程
80	复方珍珠口疮颗粒	5 天为 1 个疗程
81	恒古骨伤愈合剂	每 2 天服用 1 次，12 天为 1 个疗程
82	胆康胶囊	30 天为 1 个疗程
83	独一味片	7 天为 1 个疗程
84	独一味胶囊	7 天为 1 个疗程
85	养血当归胶囊	用于痛经，疗程为 15 天，于经前 7 天给药，连用两个月经周期；用于产后气血亏虚，疗程为 30 天；用于月经不调，疗程为 15 天，连用两个月经周期，第 1 个疗程从诊断后开始用药，第 2 个疗程于月经周期第 5 天开始用药
86	前列通片	30 ~ 45 天为 1 个疗程
87	活力苏口服液	3 个月为 1 个疗程
88	活血止痛软胶囊	疗程为 7 天
89	津力达颗粒	8 周为 1 个疗程，对已经使用西药患者，可合并使用本品，并根据血糖情况，酌情调整西药用量
90	宫宁颗粒	连服 7 天。月经过多者于经前 2 天或来经时开始服药，经期延长者于经期第 3 天开始服药
91	宫血宁胶囊	治疗慢性盆腔炎：4 周为 1 个疗程
92	冠心舒通胶囊	4 周为 1 个疗程
93	祖师麻片	坐骨神经痛、肩周炎疗程为 4 周
94	荷丹片	8 周为 1 个疗程
95	桂枝茯苓片	经期停服。3 个月为 1 个疗程
96	桂枝茯苓胶囊	前列腺增生疗程为 8 周，其余适应证疗程为 12 周
97	柴银口服液	连服 3 天
98	健脾生血片	4 周为 1 个疗程

续表

序号	药品名称	用法用量
99	脑安胶囊	4周为1个疗程
100	脑栓通胶囊	4周为1个疗程
101	益心通脉颗粒	4周为1个疗程
102	益肾化湿颗粒	2个月为1个疗程
103	益肺清化膏	2个月为1个疗程
104	益气通络颗粒	疗程为4周
105	消肿止痛酊	疗程为7天
106	消眩止晕片	4周为1个疗程
107	消银片	1个月为1个疗程
108	消银胶囊	1个月为1个疗程
109	消癥丸	8周为1个疗程
110	调经促孕丸	自月经周期第5天起连服20天；无周期者每月连服20天，连服3个月
111	通天口服液	3天为1个疗程
112	通乐颗粒	2周为1个疗程
113	通络祛痛膏	21天为1个疗程
114	银杏叶口服液	4周为1个疗程
115	银黄清肺胶囊	7天为1个疗程
116	痔康片	7天为1个疗程
117	清肝利胆口服液	10天为1个疗程
118	清肝利胆胶囊	10天为1个疗程
119	颈舒颗粒	1个月为1个疗程
120	颈痛颗粒	2周为1个疗程
121	散结镇痛胶囊	于月经来潮第1天开始服药，连服3个月经周期为1个疗程
122	葶贝胶囊	7天为1个疗程
123	紫龙金片	每4周为1个周期，2个周期为1个疗程
124	舒肝解郁胶囊	疗程为6周
125	舒筋通络颗粒	1个月为1个疗程
126	痛经宝颗粒	于月经前1周开始，持续至月经来3天后停服，连续服用3个月经周期
127	普乐安片	1个月为1个疗程
128	普乐安胶囊	1个月为1个疗程
129	渴乐宁胶囊	3个月为1个疗程
130	蒲元和胃胶囊	疗程为6周

续表

序号	药品名称	用法用量
131	腰痹通胶囊	30 天为 1 个疗程
132	新血宝胶囊	10 ~ 20 天为 1 个疗程
133	豨莶通栓胶囊	4 周为 1 个疗程
134	鼻炎灵片	2 周为 1 个疗程
135	鼻炎通喷雾剂	1 个月为 1 个疗程
136	鼻咽清毒颗粒	30 天为 1 个疗程
137	鼻渊舒口服液	7 天为 1 个疗程
138	鼻渊舒胶囊	7 天为 1 个疗程
139	鼻窦炎口服液	20 天为 1 个疗程
140	藤丹胶囊	疗程为 4 周
141	麝香脑脉康胶囊	15 天为 1 个疗程
142	蠲哮片	7 天为 1 个疗程

（周杨晶）

第七节 中药注射剂的合理应用

中药注射剂具有无首过效应、起效迅速、生物利用度高等特点，在治疗心脑血管疾病、抗感染等方面发挥着重要的作用，是现代医疗实践不可缺少的重要组成部分。

一、中药注射剂的基本概况

中药注射剂是指以中医理论为指导，利用现代科学技术和方法，将中药饮片提取、纯化后制成的供注入体内的溶液、乳状液及供临用前配制成溶液的粉末或浓溶液的无菌制剂。中药注射剂出现于 20 世纪 40 年代，据不完全统计，我国研发上市了 134 种中药注射剂。1977 年版《中国药典》收载中药注射剂 23 种，2017 年，中药注射剂首次被纳入《国家基本医疗保险、工伤保险和生育保险药品目录（2017 年）》，但使用限制较多，2018 年版《国家基本药物目录》收载了参麦注射液、注射用血塞通等中药注射剂。《国家基本医疗保险、工伤保险和生育保险药品目录（2023 年）》纳入了中药注射剂 57 种（表 1–5），其中协议期内谈判注射剂 9 种，并进一步放宽了使用限制。近年来，针对已上市中药注射剂上市后的研究和评价不断开展，2023 年 12 月 19 日，1.2 类中药新药注射用羟基红花黄色素 A 的上市申请获得国家药品监督管理局受理，中药注射剂的使用和研发迎来了新的机遇。

表 1-5 《国家基本医疗保险、工伤保险和生育保险药品目录（2023 年）》中药注射剂一览表

序号	药品名称	医保类别	使用限制
1	柴胡注射液	甲	无限制
2	双黄连注射液 注射用双黄连（冻干）	乙	限二级及以上医疗机构
3	清开灵注射液	甲	限二级及以上医疗机构
4	热毒宁注射液	乙	限二级及以上医疗机构
5	喜炎平注射液	乙	限二级及以上医疗机构
6	肿节风注射液	乙	限二级及以上医疗机构
7	痰热清注射液	乙	限二级及以上医疗机构
8	鱼腥草注射液	乙	限二级及以上医疗机构
9	茵栀黄注射液	甲	限二级及以上医疗机构
10	苦黄注射液	乙	限二级及以上医疗机构
11	舒肝宁注射液	乙	限肝炎患者
12	参附注射液	甲	限二级及以上医疗机构
13	喘可治注射液	乙	限二级及以上医疗机构的支气管炎哮喘患者
14	止喘灵注射液	乙	限二级及以上医疗机构
15	醒脑静注射液	乙	限二级及以上医疗机构并有中风昏迷、脑外伤昏迷或酒精中毒昏迷的患者
16	刺五加注射液	乙	限二级及以上医疗机构
17	参麦注射液	甲	限二级及以上医疗机构
18	生脉注射液	甲	限二级及以上医疗机构
19	香丹注射液	甲	限二级及以上医疗机构
20	丹参注射液	甲	限二级及以上医疗机构
21	脉络宁注射液	甲	限二级及以上医疗机构
22	红花注射液	乙	限二级及以上医疗机构
23	苦碟子注射液	乙	限二级及以上医疗机构的冠心病、心绞痛、脑梗死患者
24	血塞通注射液	甲	限二级及以上医疗机构
25	注射用血塞通（冻干）	甲	限二级及以上医疗机构
26	血栓通注射液	甲	限二级及以上医疗机构
27	注射用血栓通（冻干）	甲	限二级及以上医疗机构
28	灯盏细辛注射液	乙	限二级及以上医疗机构的缺血性心脑血管疾病患者
29	灯盏花素注射液	乙	限二级及以上医疗机构的缺血性心脑血管疾病患者
30	注射用灯盏花素	乙	限二级及以上医疗机构的缺血性心脑血管疾病患者
31	冠心宁注射液	乙	限二级及以上医疗机构

续表

序号	药品名称	医保类别	使用限制
32	疏血通注射液	乙	限二级及以上医疗机构缺血性心脑血管疾病的患者
33	舒血宁注射液	乙	限二级及以上医疗机构缺血性心脑血管疾病的患者
34	黄芪注射液	乙	限二级及以上医疗机构的病毒性心肌炎或心功能不全患者
35	银杏内酯注射液	乙	限二级及以上医疗机构的脑梗死恢复期患者，单次住院最多支付 14 天
36	银杏二萜内酯葡胺注射液	乙	限二级及以上医疗机构的脑梗死恢复期患者，单次住院最多支付 14 天
37	瓜蒌皮注射液	乙	限二级及以上医疗机构的冠心病稳定型心绞痛患者
38	正清风痛宁注射液	乙	无限制
39	肾康注射液	乙	限二级及以上医疗机构慢性肾功能衰竭的患者
40	消痔灵注射液	甲	无限制
41	华蟾素注射液	甲	限肿瘤患者
42	艾迪注射液	乙	限二级及以上医疗机构的癌症患者
43	复方苦参注射液	乙	限二级及以上医疗机构的癌症患者
44	通关藤注射液（消癌平注射液）	乙	限二级及以上医疗机构的肿瘤患者
45	鸦胆子油乳注射液	乙	限二级及以上医疗机构的癌症患者
46	参芪扶正注射液	乙	限二级及以上医疗机构的癌症患者
47	猪苓多糖注射液	乙	限肿瘤患者
48	益母草注射液	乙	限生育保险
49	注射用益气复脉（冻干）	乙（谈判）	限二级及以上医疗机构冠心病心绞痛及冠心病所致左心功能不全Ⅱ～Ⅲ级的患者，单次住院最多支付 14 天
50	心脉隆注射液	乙（谈判）	限二级及以上医疗机构的慢性心力衰竭患者
51	丹红注射液	乙（谈判）	限二级及以上医疗机构
52	注射用丹参多酚酸	乙（谈判）	限二级及以上医疗机构的脑梗死恢复期患者，单次住院最多支付 14 天
53	注射用丹参多酚酸盐	乙（谈判）	限二级及以上医疗机构并有明确冠心病稳定型心绞痛诊断的患者
54	血必净注射液	乙（谈判）	限二级及以上医疗机构
55	康莱特注射液	乙（谈判）	限二级及以上医疗机构
56	康艾注射液	乙（谈判）	限二级及以上医疗机构恶性肿瘤患者的中晚期治疗
57	注射用黄芪多糖	乙（谈判）	限二级及以上医疗机构肿瘤患者，单次住院最多支付 14 天

二、中药注射剂的管理

由于中药注射剂组成成分及制备工艺的复杂性，引发的药品不良反应一直以来都是药品监督管理部门关注的焦点。“鱼腥草注射液事件”“刺五加注射液事件”“双黄连注射液事件”“茵栀黄注射液事件”等安全事件的发生，对中药注射剂的临床应用产生了巨大的不良影响。原卫生部、国家中医药管理局、国家食品药品监督管理局相继发布了《关于进一步加强中药注射剂生产和临床使用管理的通知》（2008 年）、《中药注射剂临床使用基本原则》（2008 年）、《中成药临床应用指导原则》（2010 年）、《医院处方点评管理规范（试行）》（2010 年）、《中药注射剂临床应用指南》（2011 年）等文件和通知，用于指导和规范中药注射剂的临床应用。2016 年 2 月《四川省卫生和计划生育委员会关于建立医疗机构重点监控药品管理制度的通知》（川卫办发〔2016〕16 号），将中药注射剂注射用血栓通（冻干）、舒血宁（银杏叶）注射液、注射用血塞通（冻干）、参麦注射液、天麻素注射液、参附注射液、丹参川芎嗪注射液、艾迪注射液、注射用红花黄色素、红花注射液等列为重点监控药品，随后《四川省医疗机构中药注射剂处方点评指南》等为中药注射剂的使用和处方专项点评提供了依据。2019 年 6 月，国家卫生健康委员会发布了《关于印发第一批国家重点监控合理用药药品目录（化药及生物制品）的通知》，将丹参川芎嗪列为重点监控药品。2023 年 1 月，《关于印发第二批国家重点监控合理用药药品目录的通知》将银杏叶提取物列为重点监控药品，从各个层面加强了中药注射剂的管理，确保中药注射剂用药安全。

三、中药注射剂的不良反应

1980 年 3 月，某医院发生原发性高血压患者因肌内注射鹿茸精注射液过敏，抢救无效死亡，这可能是关于中药注射剂严重不良反应最早的 1 例报告。中药注射剂的不良反应和西药一样，主要有热原反应、过敏反应、类过敏反应等。中药注射剂不良反应的发生除了本身存在的质量问题外，与临床是否合理使用有着极大的关系。在实际临床治疗过程中，中药注射剂的使用存在着超适应证用药、未辨证用药；给药途径选择错误；剂量选择不当，过量使用；溶媒选择及用量不适宜；用药疗程过长；治疗目的相同的药物联合使用等问题。其不良反应多为 30 分钟内的速发型不良反应，常表现为皮肤及附件损害的轻度不良反应，可通过临床合理使用与用药监测降低其发生率，个体化用药。

四、中药注射剂合理应用的原则

（一）辨证用药

中药注射剂是现代制剂技术和中医药理论相结合的产物，具有现代注射剂的优点，又在一定程度上保留中药的特性，因此，中药注射剂的使用也要遵循中医理论的指导，辨证用药，严格掌握功能主治，严格按照药品说明书规定的功能主治使用，禁止超功能主治用药。如新型冠状病毒感染重型疫毒闭肺证可使用喜炎平注射液；重型气营两燔证可使用痰热清注射液和热毒宁注射液。

（二）合理联用

由于中药注射剂的成分复杂，若与其他药物联合使用不当，会产生一系列变化，包括溶液的 pH 值改变、澄明度变化、絮状物或沉淀出现、颜色改变及药效的协同和拮抗，进而影响药效，甚至产生不良反应。此外，要禁止两种以上功效类似的中药注射剂同时使用，或虽通用名不同但药物成分相同的药物治疗同一种疾病。如含三七提取物的血塞通注射液具有活络通脉以及活血化瘀的治疗效果，含丹参的注射液具有扩张血管、养心通脉以及活血化瘀的治疗效果，上述两种药物联合使用属于重复用药。

1. 中药注射剂联合使用：两种以上中药注射剂联合使用，应遵循功能主治互补及增效减毒原则，符合中医传统配伍理论的要求，无配伍禁忌。谨慎联合用药，如确需联合使用时，应谨慎考虑中药注射剂的间隔时间以及药物相互作用等问题。需同时使用两种或两种以上中药注射剂，严禁混合配伍，应分开使用。除有特殊说明，否则中药注射剂不宜两个或两个以上品种同时共用一条通道。

2. 中西药注射剂联合使用：如果中西药注射剂确需联合用药，应根据中西医诊断和各自的用药原则选药，充分考虑药物之间的相互作用，尽可能减少联用药物的种数和剂量，根据临床情况及时调整用药。中西药注射剂联用时，尽可能选择不同的给药途径（如穴位注射、静脉注射）。必须同一途径用药时，应将中西药分开使用，谨慎考虑两种注射剂的使用间隔时间以及药物相互作用，严禁混合配伍。

（三）合理选择给药途径

中药注射剂给药主要分为皮下、肌内、静脉、穴位及患处局部等不同的给药方法，其中静脉给药又分为静脉注射和静脉滴注两种。不同的输注方式对中药注射剂的质量要求不同，因此不能随意变更注射途径。同时要遵循能口服给药的，不选用注射给药；能肌内注射给药的，不选用静脉注射或静脉滴注给药。必须选用静脉注射或静脉滴注给药的应加强监测。

（四）合理选择用法用量

中药注射剂应按照药品说明书推荐的剂量、调配要求、给药速度和疗程使用药品，不超剂量、过快滴注和长期连续用药。

1. 选用溶媒：溶媒是小容量中药注射剂输入静脉的载体。溶媒的选择对于保证药物成分的稳定性至关重要，因为在药液溶解或稀释时可能会引起溶液的 pH 值改变，或发生氧化、聚合等化学反应，从而使药液内的微粒数量剧增，而不溶性微粒会引起静脉炎、肉芽肿、热原反应、局部组织血栓和坏死、肺水肿等不良反应，严重时会引起过敏性休克，甚至导致死亡，因此，合理选择溶媒是有效降低中药注射剂不良反应的重要措施之一。中药注射剂的溶媒选择必须严格按照药品说明书的规定执行。

2. 单次用量和给药频次：超剂量使用是造成中药注射剂不合理使用引起药源性疾病的原因之一，随意加大使用剂量可能造成不良后果，尤其是老年患者、孕妇以及儿童等特殊人群，超量使用风险更大。中药注射剂说明书中均已明确规定单次用量和给药频次，因此，临床使用时应严格按照药品说明书推荐剂量使用，不可随意加大剂量；给药频次也应控制在说明书允许的范围内，尤其避免因给药频次过高导致单日用量超出允许范围。

3. 滴注速度：中药注射剂的滴注速度应严格按药品说明书的规定执行，无明确规定的一般以滴速控制在 30 ~ 60 滴 / 分为宜。同时，还应根据患者的年龄、病情和药物性质等因素调节中药注射剂的滴速，尤其是老年人、儿童、心肺疾病患者滴速宜慢。活血化瘀类注射液以及有刺激性成分的中药注射液更应减缓滴速。若滴注速度过快，进入毛细血管的药量瞬间增大，刺激性也随之增加，可能导致静脉炎、静脉变硬等不良反应；若滴注速度过慢，会产生水解、氧化、变色等不良反应。

4. 输注浓度：溶媒量过多或不足，导致输注浓度过低或过高，从而起不到治疗作用或引起不良反应，因此，溶媒配制量应严格按照药品说明书上的规定。

5. 使用疗程：临床使用中药注射剂时，除了严格按照中药注射剂说明书上规定的给药疗程和用药间隔时间外，还要把握“中病即止”的原则。对于慢性病证，起效后可改用口服制剂，避免长期使用带来的不良反应。用药后若无显著疗效，应改变治疗方案，更换其他药物。

6. 规范配药：中药注射剂的配药环节需要在洁净区内完成，并且遵循“现用现配”原则，提前配置的中药注射剂出现不良反应的概率明显高于现用现配的中药注射剂。

7. 规范开具：按照《医疗机构处方审核规范》的要求，中药注射剂要单独开具处方，处方书写应当符合《中药处方格式及书写规范》。

8. 凭处方使用：中药注射剂应当在医院内凭医生处方使用，一般不允许门诊患者带到院外使用，确需带到院外治疗时，应有主治医师及以上技术职称的医生处方。

（五）加强用药监护

中药注射剂用药场所，应该有抢救设施。用药过程中应密切观察用药反应，特别是开始 30 分钟内，发现异常，应立即停药，必要时采取积极救治措施；尤其对老人、儿童、孕妇以及肝肾功能异常等特殊人群和初次使用中药注射剂的患者应慎重使用，加强用药监护。

（六）个体化给药

老人、儿童、孕妇以及肝肾功能异常等特殊人群应慎重使用中药注射剂。使用时必须有明确的适应证，使用剂量应取说明书规定范围的偏小值，且使用过程中应根据病情随时调整用药剂量，尽量缩短用药疗程，及时减量或停药。由于中药注射剂在临床上较易引发过敏反应，故用药前应仔细询问过敏史，对过敏体质患者或有严重药品不良反应病史者应尽量避免使用。

（周杨晶）

第八节　特殊人群中成药的合理应用

一、妊娠期人群中成药合理应用

随着中成药的广泛应用，中成药在妊娠期人群中的使用也越来越多。韩朝宏等的调查显示，58.5% 的妊娠期人群认为中成药比西药安全，是妊娠期人群患病时的首选药，中成药成为仅次于叶酸、矿物质、维生素之后妊娠期人群应用最多的一类药物。廖鹃对门诊妊娠期人群使用中成药的一项研究显示，980 张处方中有 39 张处方存在不合理应用问题，其不合理应用原因分别为 22 张辨证不明确，10 张药物用法用量不当，7 张用药疗程过长。因而妊娠期人群中成药的合理应用同样不容忽视。

（一）妊娠期的病理生理特点

妊娠是胚胎或胎儿在母体内发育成长的过程，妊娠期女性有着特殊的生理特点。中医认为，妊娠期脏腑经络的气血皆下注于冲脉和任脉以养胎，相对于全身来讲，血相对不足，气相对有余，形成阴血偏虚，阳气偏胜的生理特点。这个特点在一定程度上影响着妊娠期的病理特点和临床用药。除了气血方面的改变，在妊娠初期，由于血聚于下，冲脉之气较盛，如平素胃气虚者，则容易出现肝胃之气上逆之证，多有喜欢食用酸味食物、恶心、呕吐、晨起头晕等现象。妊娠 3 个月后，小腹开始膨隆，4 个月后，孕妇可自觉胎动。在妊娠晚期，由于胎体增大，胎头压迫膀胱和直肠，可以引起尿频或小便不利、大便秘结等，一般不属于病理状态。从现代医学来看，为了适应胚胎或胎儿的生长发育的需要，在胎盘产生的激素和神经内分泌的影响下，孕妇体内各个系统发生一系列适应性的解剖、生理和生化变化，使得孕妇的身体会出现一系列类似病理的症状，如消化不良、腰背酸痛、下肢肌肉疼痛、下肢水肿等，临床一定要分清哪些是妊娠正常的生理反应，哪些是疾病的表现，有针对性地用药。

（二）现代医学对妊娠期合理用药的认识

20 世纪 60 年代“海豹儿”事件引起了全世界对妊娠期安全用药的高度重视。现代医学认为药物进入胎儿的途径有：①通过胎盘转运至胎儿血液循环到胎儿组织；②通过胎儿吞食羊水自胃肠道吸收；③胎儿皮肤也可自羊水中吸收药物。一般认为胚胎前期

（受精后最初2周内）全或无现象；胚胎期（受精后第3周初至第8周末）为胎儿主要器官分化、发育、成型的阶段，是致畸敏感期，最易受到药物影响，发生严重畸形；胎儿期（第9周至分娩前）药物经胎盘影响胎儿生长发育，药物致畸作用明显减弱。

美国食品药品监督管理局（FDA）根据药物对胎儿的危险性，将药物分为A、B、C、D、X五个等级。

A级：对照研究没有发现在妊娠期会对人类胎儿有风险，这类药物可能对胎儿影响甚微，如氯化钾、维生素D、甲状腺素等。

B级：动物研究未发现对动物胎儿有风险，但无人类研究的对照组，或已在动物生殖研究显示有不良影响，在人类对照研究中未被证实有不良反应，如青霉素、阿莫西林、阿卡波糖、对乙酰氨基酚、二甲双胍、克林霉素等。

C级：动物研究显示对胎儿有不良影响，但在人类没有对照研究，或者没有人类和动物研究的资料，只有当对胎儿潜在的益处大于潜在的风险时才可以使用该类药物，如阿司匹林、奥美拉唑、骨化三醇等。

D级：有确切的证据表明对人类胎儿有风险，但为了孕妇的获益这些风险是可以接受的，例如，在危及生命时，或是病情严重只用安全的药物无效时使用该类药物，如地西泮、黄体酮、秋水仙碱等。

X级：动物或人类的研究均证实可引起胎儿异常，或基于人类的经验显示其对胎儿有危险，或两者兼有，且其潜在风险明显大于其治疗益处。该类药物禁用于妊娠期或可能已经妊娠的妇女，如沙利度胺、利巴韦林、华法林、阿托伐他汀、艾司唑仑等。对中成药的合理应用有极其重要的指导意义。

（三）中医学对妊娠期合理用药的认识

中医学对妊娠期合理用药的认识，历史悠久，早在《神农本草经》中就有牛膝等堕胎药的记载，引申出了妊娠禁忌，此后医家对妊娠禁忌中药的记载越来越多，梁代《本草经集注》、唐代《千金翼方》、明代《本草纲目》等古籍中均有妊娠禁忌中药的记载，宋代《卫生家宝产科备要》《妇人大全良方》等还记载了许多妊娠禁忌歌诀。这些记载主要考虑药物与堕胎、流产等中断妊娠行为的关系。随着科学技术的进步、临床实践经验的积累以及药理学实验的深入研究，妊娠期中药的范围不断发生变动、作用机制也不断被确认，主要表现为抗早孕、引产、致畸作用等。现代研究表明，红花、半夏、莪术、牛膝、马鞭草、紫草、益母草、水蛭、牡丹皮等具有抗早孕作用；桃仁、红花、三棱、当归、川芎、赤芍、丹参、芫花、牛膝、天花粉、甘遂、冰片等具有引产作用；地龙、全蝎、蜈蚣、斑蝥、蝉蜕、虻虫、芦荟、生草乌、朱砂等具有致畸作用。何先元等的研究还认为一些常用中药，尤其是矿物药、苦味和辛味药在妊娠期的使用也务必谨慎。此外，历版《中国药典》高度重视妊娠期安全用药，2020年版《中国药典》较2015年版新增54种妊娠禁忌相关中成药，达到528种，其中新增妊娠期慎用中成药14种，达到205种；新增忌用中成药13种，达到123种；新增禁用中成药20种，达到

200种。同时，2020年版《中国药典》还收载含有禁用中药饮片但注意项下无禁忌说明的中成药134种，涉及的禁用中药饮片达22种，为妊娠期用药禁忌中成药的合理应用提供了法律依据。2015年版《临床用药须知》是标注妊娠禁忌中成药最多的专著，可供临床参考。其收载的1 886种中成药中属于妊娠禁忌者就有1 186种，其中妊娠禁用824种，妊娠忌用7种，妊娠慎用353种，占比分别为43.69%、0.37%、18.72%；药品同时标注为妊娠禁用、妊娠慎用的共2种，分别是板蓝大青片与茵莲清肝合剂。

（四）妊娠期中成药合理应用原则

《中成药临床应用指导原则》提出了妊娠期中成药合理应用原则。

1. 妊娠期妇女必须用药时，应选择对胎儿无损害的中成药。

2. 妊娠期妇女使用中成药，尽量采取口服途径给药，应慎重使用中药注射剂；根据中成药治疗效果，应尽量缩短妊娠期妇女用药疗程，及时减量或停药。

3. 可以导致妊娠期妇女流产或对胎儿有致畸作用的中成药，为妊娠禁忌。此类药物多为含有毒性较强或药性猛烈的药物组分，如砒霜、雄黄、轻粉、斑蝥、蟾酥、麝香、马钱子、乌头、附子、土鳖虫、水蛭、虻虫、三棱、莪术、商陆、甘遂、大戟、芫花、牵牛子、巴豆等。

4. 可能会导致妊娠期妇女流产等副作用的中成药，属于妊娠慎用药物。这类药物多数含有通经祛瘀类的桃仁、红花、牛膝、蒲黄、五灵脂、穿山甲*、王不留行、凌霄花、虎杖、卷柏、三七等，行气破滞类的枳实、大黄、芒硝、番泻叶、郁李仁等，辛热燥烈类的干姜、肉桂等，滑利通窍类的冬葵子、瞿麦、木通、漏芦等。

（五）对妊娠禁忌用药的再认识

1. 重视服用药物时的妊娠时间：第1 ~ 8周是人胚早期发育阶段，又称胚期。在这个时期，受精卵经过分裂、增殖和分化，进而形成内、中、外三胚层，胚胎变成圆柱形及主要器官系统的雏形。此期的胚胎发育对环境的影响十分敏感，在某些有害因素（如病毒、药物等）的作用下较易发生先天性畸形。因此，在早期妊娠用药时应禁用禁忌药物，尽量避免使用慎用药物。对于妊娠合并症的治疗，强调“中病即止”。

2. 正确理解“有故无殒，亦无殒也”。《素问·六元正纪大论》载：“妇人重身，毒之何如……有故无殒，亦无殒也……大积大聚，其可犯也，衰其大半而止，过者死。”指出妊娠时，若患大积大聚之证，可以运用峻烈之药攻其积聚，对母体不会损伤，亦不会损害胎儿，但务必中病即止，不可过剂。《金匮要略·妇人妊娠病脉证并治》云：“妇人宿有癥病，经断未及三月，而得漏下不止，胎动在脐上者，为癥痼害……所以血不止者，其癥不去故也，当下其癥，桂枝茯苓丸主之。”以“有故无殒”作为应用依据。清·汪朴斋《产科心法》说：“盖药所以去其病，病去则胎自安，虽大毒之药，何伤胎之有哉！苟药不中病，虽通草、滑石等平淡之药，亦足以伤其胎。”明·李中梓《内经知要》说：“有是故而用是药，所谓有病则病受之，故孕妇不殒，胎

*穿山甲现已不用，用类似药物代替。

亦不殒也。”妊娠禁忌药用于妊娠期人群必须与其他药物适当配伍，特别是与安胎药配伍，以降低其不良反应，中病即止，避免对母体及胚胎造成损害，确保用药安全，一般应在具有丰富临床经验的名老中医的指导下使用。

3. 发掘妊娠禁忌用药的新思路：梁启军等根据引起妊娠禁忌的因素不同，将妊娠禁忌中药分为毒性禁忌、偏性禁忌、功效禁忌、用量禁忌 4 类，并明确界定了使用的等级。毒性禁忌中药对任何人都有毒性，一般是针对特殊疾病或“恶疾”使用，对孕妇及胎儿可能毒性更强，可以导致破胎堕子，妊娠期间禁用。偏性禁忌中药无毒，但寒热偏性强烈，多为大热、大寒之药，其寒热偏性可能影响胎儿发育或引起堕胎，大寒药如冰片、黄连、白头翁、大青叶、板蓝根，大热药物如天山雪莲、胡椒、附子、干姜、肉桂等，这类药物如果不是辨证选药的唯一选项或妊娠期应急治疗，一般不宜选用。功效禁忌中药是指治疗功效对胎儿有影响的药物，主要包括活血破血类中药、破气或芳香走窜类药物、下行之性明显的泻下药及滑利药等，临床应慎用。随着对中药妊娠微观指标研究的深入，发现原来认为安全，甚至安胎的中药过量使用也会产生遗传毒性、生殖毒性。如黄芪的主要成分黄芪皂苷大剂量使用可产生胎毒性，其他如杜仲、熟地黄、当归、桔梗、白芍总苷大剂量使用有致基因突变或可疑致畸作用。一些无毒性，偏性不明显，功效对成人及胎儿发育也无明显损伤，不属于中医传统妊娠禁忌的中药，但过量应用也会对胎儿发育产生不良影响的中药，称用量禁忌中药，临床不可过量长期使用。

4. 关注安胎药的辨证使用和现代研究：传统“安胎药”的基本内涵是缓解胎动不安、保胎和避免流产。《神农本草经》首载桑寄生、白胶、阿胶、黑雌鸡为安胎药，而《本草纲目》则载有 53 味安胎药，目前比较公认的安胎药有白术、黄芩、艾叶、杜仲、鸡子、桑寄生、菟丝子、阿胶、续断、当归、地黄、大蓟、苎麻根、伏龙肝、砂仁、紫苏、香附、石菖蒲等。《金匮要略》首载胶艾汤、当归散、当归芍药散、白术散等为安胎方。现代有滋肾育胎丸等安胎中成药。临床使用时必须辨证论治，并密切关注其对生殖毒性的现代研究。

（周杨晶）

二、儿童中成药合理应用

儿童健康是衡量一个国家医疗水平的重要指标之一，保障儿童基本用药需求，促进儿童用药安全，对于防治儿童疾病、提升儿童健康水平具有重要意义。

（一）儿童的生理病理特点

从现代医学的角度讲，儿童因各组织器官未发育完全，生理功能尚未成熟，对药物的吸收、分布、代谢、排泄能力与成人有较大差别。尤其是婴儿期（28 天到 1 岁），对药物的敏感性、药动学特点与＞ 1 岁儿童差异明显。从中医学的角度讲，小儿为“纯阳”之体，生机蓬勃，发育迅速，脏腑娇嫩，形气未充，脾、肺、肾常不足，肝、心常有余。小儿发病容易，传变迅速，脏气轻灵，易趋康复，阳热偏旺，热病最多，阴津不足，天癸未至。疾病较成人单纯，多以外感、饮食相关，而抽动秽语综合征等疾病为儿童特有，手足口等传染病易感。

（二）儿童中成药应用概况

儿童通常指 0 ~ 14 岁的未成年人。儿童专用药是指 14 岁以下未成年人使用的专用药品，是根据儿童特殊生理特征、疾病种类、用药剂量及口感等需求设计，方便儿童使用，提高儿童用药依从性和安全性的一类药品。2020 年版《中国药典》共收录药名含“儿童”“小儿”的儿童专用中成药 53 种（表 1–6），儿童可用中成药 55 种，儿童慎用或禁用中成药 18 种。与此同时，马融指出我国儿童用药存在品种少、剂型少、规格少、标识少、剂量少、西医病名少、含毒性中药饮片的药物品种多、超药品说明书使用多、中药注射剂不良反应多等问题。医生常通过减量使用成人药物的方法来治疗儿童疾病，导致儿童用药的风险进一步增加。刘晶等对儿科 69 例中成药不良反应的研究结果显示，注射用炎琥宁粉针剂发生的不良反应最多，共 55 例（79.71%），其次为小儿柴桂退热颗粒、肺力咳合剂、小儿双金清热口服液、柴黄清热颗粒、炎热清颗粒、清金糖浆、蒲地蓝消炎口服液、小儿消积止咳口服液；一般的不良反应居多，共 59 例（85.51%）；累及系统主要以皮肤及附件为主，共 54 例（78.26%），临床表现为荨麻疹、皮疹、局部红肿、瘙痒等。张一芳等的研究表明，目前儿童用药的主要问题表现在临床诊断书写不全、用法用量不适宜、遴选药品不适宜等方面。总之，辨证不明、配伍不当、重复用药、药量过大等是儿童中成药不合理应用的主要问题。

表 1–6　2020 年版《中国药典》儿童专用中成药

序号	名称	用法用量	功能主治
1	儿感退热宁口服液	口服。3 ~ 5 岁一次 4 ~ 6 ml，一日 3 次，5 ~ 10 岁一次 6 ~ 10 ml，10 岁以上一次 10 ~ 15 ml，或遵医嘱	解表清热，化痰止咳，解毒利咽。用于小儿外感风热，内郁化火，发热头痛，咳嗽，咽喉肿痛
2	儿童清肺丸	口服。水蜜丸一次 1 袋，大蜜丸一次 1 丸，一日 2 次；3 岁以下一次半袋或半丸。①水蜜丸，每袋装 1.7 g；②大蜜丸，每丸重 3 g	清肺，解表，化痰，止嗽。用于小儿风寒外束、肺经痰热所致的面赤身热，咳嗽气促，痰多黏稠，咽痛声哑
3	儿宝颗粒	开水冲服。1 ~ 3 岁一次 5 g 或 4.5 g（低蔗糖型），4 ~ 6 岁一次 7.5 g 或 6.8 g（低蔗糖型），6 岁以上一次 10 g 或 9 g（低蔗糖型），一日 2 ~ 3 次	健脾益气，生津开胃。用于脾气虚弱，胃阴不足所致的纳呆厌食，口干燥渴，大便久泻，面黄体弱，精神不振，盗汗
4	儿康宁糖	口服。一次 10 ml，一日 3 次，20 ~ 30 日为 1 个疗程	益气健脾，消食开胃。用于脾胃气虚所致的厌食，症见食欲缺乏，消化不良，面黄身瘦，大便稀溏

续表

序号	名称	用法用量	功能主治
5	儿童清热导滞丸	口服。一次 1 丸，一日 3 次，1 岁以内小儿酌减。每丸重 3 g	健胃导滞，消积化虫。用于食滞肠胃所致的疳证，症见不思饮食，消化不良，面黄肌瘦，烦躁口渴，胸膈满闷，积聚痞块，亦用于虫积腹痛
6	小儿敷脐止泻散	外用，贴敷肚脐。一次 1 袋，一日 1 次。脐部皮肤破损及有炎症者，大便有脓血者忌用；敷药期间忌食生冷油腻	温中散寒，止泻。用于小儿中寒，腹泻，腹痛
7	小儿解感片	口服。1 ~ 3 岁一次 1 片，4 ~ 6 岁一次 2 片，9 ~ 14 岁一次 3 片，一日 3 次，或遵医嘱。糖衣片，片心重 0.3 g	清热解表，利咽止咳。用于感冒发热，头痛鼻塞，咳嗽喷嚏，咽喉肿痛
8	小儿解热丸	口服。一次 1 丸，一日 2 次；1 岁以内酌减。每丸重 1 g	清热化痰，镇惊息风。用于小儿感冒发热，痰涎壅盛，高热惊风，项背强直，手足抽搐，神志昏蒙，呕吐咳嗽
9	小儿解表颗粒	开水冲服。1 ~ 2 岁一次 4 g，一日 2 次；3 ~ 5 岁一次 4 g，一日 3 次；6 ~ 14 岁一次 8 g，一日 2 ~ 3 次	宣肺解表，清热解毒。用于小儿外感风热所致的感冒，症见发热恶风，头痛咳嗽，鼻塞流涕，咽喉痛痒
10	小儿腹泻宁糖浆	口服。10 岁以上儿童一次 10 ml，一日 2 次；10 岁以下儿童酌减。呕吐、腹泻后舌红口渴，小便短赤者慎用	健脾和胃，生津止泻。用于脾胃气虚所致的泄泻，症见大便泄泻，腹胀腹痛，纳减，呕吐，口干，倦怠乏力，舌淡苔白
11	小儿清热片	口服。一次 2 ~ 3 片，一日 1 ~ 2 次；1 岁以内小儿酌减	清热解毒，祛风镇惊。用于小儿风热，烦躁抽搐，发热口疮，小便短赤，大便不利
12	小儿感冒口服液	口服。1 岁以内一次 5 ml，1 ~ 3 岁一次 5 ~ 10 ml，4 ~ 7 岁一次 10 ~ 15 ml，8 ~ 12 岁一次 20 ml，一日 2 次，摇匀服用	清热解表。用于小儿外感风热所致发热重，微恶风寒，头痛，有汗或少汗，咽红肿痛，口渴，舌尖红，苔薄黄而干，脉浮数
13	小儿感冒宁糖浆	口服。初生儿至 1 岁，一次 5 ml，2 ~ 3 岁，一次 5 ~ 10 ml，4 ~ 6 岁，一次 10 ~ 15 ml，7 ~ 12 岁，一次 15 ~ 20 ml，一日 3 ~ 4 次，或遵医嘱	疏散风热，清热止咳。用于小儿外感风热所致的感冒，症见发热，汗出不爽，鼻塞流涕，咳嗽咽痛
14	小儿感冒茶	开水冲服。1 岁以内一次 6 g，1 ~ 3 岁一次 6 ~ 12 g，4 ~ 7 岁一次 12 ~ 18 g，8 ~ 12 岁一次 24 g，一日 2 次	疏风解表，清热解毒。用于小儿风热感冒，症见发热重，头胀痛，咳嗽痰黏，咽喉肿痛；流感见上述证候者
15	小儿感冒颗粒	开水冲服。1 岁以内一次 6 g，1 ~ 3 岁一次 6 ~ 12 g，4 ~ 7 岁一次 12 ~ 18 g，8 ~ 12 岁一次 24 g，一日 2 次	疏风解表，清热解毒。用于小儿风热感冒，症见发热重，头胀痛，咳嗽痰黏，咽喉肿痛；流感见上述证候者

续表

序号	名称	用法用量	功能主治
16	小儿清热止咳合剂（小儿清热止咳口服液）	口服。1 ~ 2 岁一次 3 ~ 5 ml，3 ~ 5 岁一次 5 ~ 10 ml，6 ~ 14 岁一次 10 ~ 15 ml，一日 3 次。用时摇匀	清热宣肺，平喘，利咽。用于小儿外感风热所致的感冒，症见发热恶寒，咳嗽痰黄，气促喘息，口干音哑，咽喉肿痛
17	小儿清肺化痰口服液	口服。1 岁以内一次 3 ml，1 ~ 5 岁一次 10 ml，5 岁以上一次 15 ~ 20 ml，一日 2 ~ 3 次，用时摇匀。脾虚泄泻者慎用	清热化痰，止咳平喘。用于小儿风热犯肺所致的咳嗽，症见呼吸气促，咳嗽痰喘，喉中作响
18	小儿清肺止咳片	口服。1 岁以内一次 1 ~ 2 片，1 ~ 3 岁一次 2 ~ 3 片，3 岁以上一次 3 ~ 5 片，一日 2 次。①素片，每片重 0.15 g；②素片，每片重 0.2 g；③薄膜衣片，每片重 0.26 g；④薄膜衣片，每片重 0.21 g	清热解表，止咳化痰。用于小儿外感风热、内闭肺火所致的身热咳嗽，气促痰多，烦躁口渴，大便干燥
19	小儿惊风散	口服。1 岁小儿一次 1.5 g，一日 2 次；1 岁以内小儿酌减	镇惊息风。用于小儿惊风，抽搐神昏
20	小儿热速清糖浆	口服。1 岁以内，一次 2.5 ~ 5 ml；1 ~ 3 岁，一次 5 ~ 10 ml；3 ~ 7 岁，一次 10 ~ 15 ml；7 ~ 12 岁，一次 15 ~ 20 ml；一日 3 ~ 4 次。如病情较重或服药 24 小时后疗效不明显者，可酌情增加剂量	清热解毒，泻火利咽。用于小儿外感风热所致的感冒，症见高热，头痛，咽喉肿痛，鼻塞流涕，咳嗽，大便干结
21	小儿消食片	口服或咀嚼。1 ~ 3 岁一次 2 ~ 4 片，3 ~ 7 岁一次 4 ~ 6 片，成人一次 6 ~ 8 片，一日 3 次〔规格①〕；1 ~ 3 岁一次 2 ~ 3 片，3 ~ 7 岁一次 3 ~ 5 片，成人一次 5 ~ 6 片，一日 3 次〔规格②〕。〔规格〕①每片重 0.3 g；②薄膜衣片，每片重 0.4 g	消食化滞，健脾和胃。用于食滞肠胃所致积滞，症见食少，便秘，脘腹胀满，面黄肌瘦
22	小儿消积止咳口服液	口服。1 岁以内一次 5 ml，1 ~ 2 岁一次 10 ml，3 ~ 4 岁一次 15 ml，5 岁以上一次 20 ml，一日 3 次；5 日为 1 个疗程	清热肃肺，消积止咳。用于小儿饮食积滞，痰热蕴肺所致的咳嗽，夜间加重，喉间痰鸣，腹胀，口臭
23	小儿豉翘清热颗粒	开水冲服。6 个月至 1 岁，一次 1 ~ 2 g；1 ~ 3 岁，一次 2 ~ 3 g；4 ~ 6 岁，一次 3 ~ 4 g；7 ~ 9 岁，一次 4 ~ 5 g；10 岁以上，一次 6 g；一日 3 次	疏风解表，清热导滞。用于小儿风热感冒夹滞证，症见发热咳嗽，鼻塞流涕，咽红肿痛，纳呆口渴，脘腹胀满，便秘或大便酸臭，溲黄

续表

序号	名称	用法用量	功能主治
24	小儿热速清颗粒	口服。1岁以内，一次1.5～3 g〔规格①〕或0.5～1 g〔规格②〕；1～3岁，一次3～6 g〔规格①〕或1～2 g〔规格②〕；3～7岁，一次6～9 g〔规格①〕或2～3 g〔规格②〕；7～12岁，一次9～12 g〔规格①〕或3～4 g〔规格②〕；一日3～4次。如病情较重或服药24小时后疗效不明显者，可酌情增加剂量。〔规格〕每袋装① 6 g；② 2 g	清热解毒，泻火利咽。用于小儿外感风热所致的感冒，症见高热，头痛，咽喉肿痛，鼻塞流涕，咳嗽，大便干结
25	小儿热速清口服液	口服。1岁以内一次2.5～5 ml，1～3岁一次5～10 ml，3～7岁一次10～15 ml，7～12岁一次15～20 ml，一日3～4次。如病情较重或服药24小时后疗效不明显者，可酌情增加剂量	清热解毒，泻火利咽。用于小儿外感风热所致的感冒，症见高热，头痛，咽喉肿痛，鼻塞流涕，咳嗽，大便干结
26	小儿柴桂退热颗粒	开水冲服。1岁以内，一次0.5袋；1～3岁，一次1袋；4～6岁，一次1.5袋；7～14岁，一次2袋；一日4次，3日为1个疗程	发汗解表，清里退热。用于小儿外感发热。症见发热，头身痛，流涕，口渴，咽红，溲黄，便干
27	小儿柴桂退热口服液	口服。1岁以内，一次5 ml；1～3岁，一次10 ml；4～6岁，一次15 ml；7～14岁，一次20 ml；一日4次，3日为1个疗程	发汗解表，清里退热。用于小儿外感发热。症见发热，头身痛，流涕，口渴，咽红，溲黄，便干
28	小儿退热颗粒	开水冲服。5岁以下小儿一次5 g，5～10岁一次10～15 g，一日3次；或遵医嘱	疏风解表，解毒利咽。用于小儿外感风热所致的感冒，症见发热恶风，头痛目赤，咽喉肿痛；上呼吸道感染见上述证候者
29	小儿咳喘灵口服液	口服。〔规格①〕2岁以内一次5 ml，3～4岁一次7.5 ml，5～7岁一次10 ml，一日3～4次；〔规格②〕2岁以内一次2.5 ml，3～4岁一次3.75 ml，5～7岁一次5 ml，一日3～4次。〔规格〕①每支装10 ml；②每支装5 ml（浓缩型）	〔规格①〕宣肺清热，止咳，祛痰，平喘。用于上呼吸道感染，气管炎，肺炎，咳嗽。〔规格②〕宣肺，清热，止咳，祛痰。用于上呼吸道感染引起的咳嗽
30	小儿咳喘颗粒	温开水冲服。1岁以内一次2～3 g，1～5岁，一次3～6 g，6岁以上，一次9～12 g，一日3次	清热宣肺，化痰止咳，降逆平喘。用于小儿痰热壅肺所致的咳嗽，发热，痰多，气喘
31	小儿香橘丸	口服。一次1丸，一日3次；1岁以内小儿酌减	健脾和胃，消食止泻。用于脾虚食滞所致的呕吐便泻，脾胃不和，身热腹胀，面黄肌瘦，不思饮食

续表

序号	名称	用法用量	功能主治
32	小儿退热合剂（小儿退热口服液）	口服。5 岁以下一次 10 ml，5 ~ 10 岁一次 20 ~ 30 ml，一日 3 次；或遵医嘱	疏风解表，解毒利咽。用于小儿外感风热所致的感冒，症见发热恶风，头痛目赤，咽喉肿痛；上呼吸道感染见上述证候者
33	小儿肺热咳喘口服液	口服。1 ~ 3 岁一次 10 ml，一日 3 次；4 ~ 7 岁一次 10 ml，一日 4 次；8 ~ 12 岁一次 20 ml，一日 3 次，或遵医嘱。大剂量服用，可能有轻度胃肠不适反应	清热解毒，宣肺化痰。用于热邪犯于肺卫所致发热，汗出，微恶风寒，咳嗽，痰黄，或兼喘息，口干而渴
34	小儿泻速停颗粒	口服。6 个月以下，一次 1.5 ~ 3 g；6 个月至 1 岁，一次 3 ~ 6 g；1 ~ 3 岁，一次 6 ~ 9 g；3 ~ 7 岁，一次 10 ~ 15 g；7 ~ 12 岁，一次 15 ~ 20 g；一日 3 ~ 4 次；或遵医嘱。忌食生冷油腻；腹泻严重，有较明显脱水表现者应及时就医	清热利湿，健脾止泻，缓急止痛，用于小儿湿热壅遏大肠所致的泄泻，症见大便稀薄如水样，腹痛，纳差；小儿秋季腹泻及迁延性、慢性腹泻见上述证候者
35	小儿泻痢片	口服。1 岁以下一次 1 片，2 ~ 3 岁一次 2 ~ 3 片，4 岁及以上一次 4 ~ 6 片，一日 4 次。〔规格〕①薄膜衣片，每片重 0.18 g；②糖衣片，片心重 0.17 g	清热利湿，止泻。用于小儿湿热下注所致的痢疾、泄泻，症见大便次数增多或里急后重，下利赤白
36	小儿宝泰康颗粒	温开水冲服。1 岁以内一次 2.6 g，1 ~ 3 岁一次 4 g，3 ~ 12 岁一次 8 g，一日 3 次	解表清热，止咳化痰。用于小儿风热外感，症见发热，流涕，咳嗽，脉浮
37	小儿咽扁颗粒	开水冲服。1 ~ 2 岁一次 4 g 或 2 g（无蔗糖），一日 2 次；3 ~ 5 岁一次 4 g 或 2 g（无蔗糖），一日 3 次；6 ~ 14 岁一次 8 g 或 4 g（无蔗糖），一日 2 ~ 3 次	清热利咽，解毒止痛。用于小儿肺卫热盛所致的喉痹，乳蛾，症见咽喉肿痛，咳嗽痰盛，口舌糜烂；急性咽炎，急性扁桃体炎见上述证候者
38	小儿肺热平胶囊	口服。6 个月以内小儿一次服 0.125 g，7 ~ 12 个月一次服 0.25 g，1 ~ 2 岁一次服 0.375 g，2 ~ 3 岁一次服 0.5 g，3 岁以上一次服 0.75 ~ 1.0 g，一日 3 ~ 4 次。本品不宜久服；肝肾功能不全者慎用	清热化痰，止咳平喘，镇惊开窍。用于小儿痰热壅肺所致喘嗽，症见喘咳，吐痰黄稠，壮热烦渴，神昏抽搐，舌红苔黄腻
39	小儿肺咳颗粒	开水冲服。1 岁以内一次 2 g，1 ~ 4 岁一次 3 g，5 ~ 8 岁一次 6 g，一日 3 次。高热咳嗽者慎用	健脾益肺，止咳平喘。用于肺脾不足，痰湿内壅所致咳嗽或痰多稠黄，咳吐不爽，气短，喘促，动辄汗出，食少纳呆，周身乏力，舌红苔厚；小儿支气管炎见以上证候者
40	小儿金丹片	口服。1 岁以上一次 0.6 g，1 岁以下酌减，一日 3 次	祛风化痰，清热解毒。用于外感风热，痰火内盛所致的感冒，症见发热，头痛，咳嗽，气喘，咽喉肿痛，呕吐及高热惊风

续表

序号	名称	用法用量	功能主治
41	小儿肝炎颗粒	开水冲服。1 ~ 3 岁一次 5 ~ 10 g，4 ~ 7 岁一次 10 ~ 15 g，8 ~ 10 岁一次 15 g，11 岁以上酌量，一日 3 次	清热利湿，解郁止痛。用于肝胆湿热所致的黄疸，胁痛，腹胀，发热，恶心，呕吐，食欲减退，身体倦懒，皮肤黄染；黄疸型肝炎或无黄疸型肝炎见上述证候者
42	小儿抗痫胶囊	口服。3 ~ 6 岁一次 5 粒，7 ~ 13 岁一次 8 粒，一日 3 次。本品胶囊较大，患儿不习惯或吞服有困难者，可从胶囊中取出药粉冲服。忌食牛羊肉、无鳞鱼及辛辣刺激食物；少数患儿服药后出现食欲缺乏，恶心，呕吐，腹痛腹泻等消化道症状，饭后服用或继续服药 1 ~ 3 周一般可自行消失；停药、减量需在医生指导下进行	豁痰息风，健脾理气。用于原发性全身性强直—阵挛发作型儿童癫痫，风痰闭阻证，发作时症见四肢抽搐，口吐涎沫，二目上窜，甚至昏仆
43	小儿化食口服液	口服。3 岁以上每次 10 ml，一日 2 次。忌食辛辣油腻	消食化滞，泻火通便。用于食滞化热所致的积滞，症见厌食，烦躁，恶心，呕吐，口渴，脘腹胀满，大便干燥
44	小儿化食丸	口服。1 岁以内一次 1 丸，1 岁以上一次 2 丸，一日 2 次。忌食辛辣油腻	消食化滞，泻火通便。用于食滞化热所致的积滞，症见厌食，烦躁，恶心，呕吐，口渴，脘腹胀满，大便干燥
45	小儿百寿丸	口服。一次 1 丸，一日 2 次；1 岁以内小儿酌减。每丸重 3 g	清热散风，消食化滞。用于小儿风热感冒、积滞，症见发热头痛，脘腹胀满，停食停乳，不思饮食，呕吐酸腐，咳嗽痰多，惊风抽搐
46	小儿百部止咳糖浆	口服。2 岁以内一次 5 ml，2 岁以上一次 10 ml，一日 3 次	清肺，止咳，化痰。用于小儿痰热蕴肺所致的咳嗽，顿咳，症见咳嗽，痰多，痰黄黏稠，咯吐不爽，或痰咳不已，痰稠难出；百日咳见上述证候者
47	小儿至宝丸	口服。一次 1 丸，一日 2 ~ 3 次。每丸重 1.5 g	疏风镇惊，化痰导滞。用于小儿风寒感冒，停食停乳，发热鼻塞，咳嗽痰多，呕吐，泄泻
48	小儿扶脾颗粒	开水冲服。一次 5 ~ 10 g，一日 2 ~ 3 次；或遵医嘱	健脾胃，助消化。用于小儿脾胃气虚，消化不良，体质消瘦
49	小儿七星茶口服液	口服。一次 10 ~ 20 ml，一日 2 次，婴儿酌减	开胃消滞，清热定惊。用于小儿积滞化热，消化不良，不思饮食，烦躁易惊，夜寐不安，大便不畅，小便短赤
50	小儿七星茶颗粒	开水冲服。一次 3.5 ~ 7 g，一日 3 次	开胃消滞，清热定惊。用于小儿积滞化热，消化不良，不思饮食，烦躁易惊，夜寐不安，大便不畅，小便短赤

续表

序号	名称	用法用量	功能主治
51	小儿止咳糖浆	口服。2 ~ 5 岁一次 5 ml，5 岁以上一次 5 ~ 10 ml，2 岁以下酌减，一日 3 ~ 4 次	祛痰，镇咳。用于小儿感冒引起的咳嗽
52	小儿化毒散	口服。一次 0.6 g，一日 1 ~ 2 次；3 岁以内小儿酌减。外用，敷于患处	清热解毒，活血消肿。用于热毒内蕴，毒邪未尽所致的口疮肿痛，疮疡溃烂，烦躁口渴，大便秘结
53	小儿止嗽糖浆	口服。一次 10 ml，一日 2 次；1 岁以内酌减	润肺清热，止嗽化痰。用于小儿痰热内蕴所致的发热，咳嗽，黄痰，咳吐不爽，口干舌燥，腹满便秘，久嗽痰盛

（三）儿童中成药合理应用原则

1. 对儿童使用中成药应注意其生理特殊性，根据不同年龄阶段儿童生理特点，选择恰当的药物和用药方法，儿童中成药用药剂量必须兼顾有效性和安全性。

2. 宜优先选用儿童专用中成药，儿童专用中成药的说明书一般情况下都列有与儿童年龄或体重相应的用药剂量，应根据推荐剂量选择相应药量。

3. 非儿童专用中成药应结合具体病情，在保证有效性和安全性的前提下，根据儿童年龄与体重选择相应药量。一般情况 3 岁以内的可服 1/4 成人量，3 ~ 5 岁的可服 1/3 成人量，5 ~ 10 岁的可服 1/2 成人量，10 岁以上的与成人量相差不大即可。

4. 含有较大的毒副作用成分的中成药，或者含有对小儿有特殊毒副作用成分的中成药，应充分衡量其风险 / 收益，除没有其他治疗药物或方法而必须使用外，其他情况下不应使用。

5. 儿童患者使用中成药的种类不宜多，应尽量采取口服或外用途径给药，少用片剂、胶囊剂，多用颗粒剂、口服液、糖浆剂等，慎重使用中药注射剂。

6. 根据治疗效果，应尽量缩短儿童用药疗程，及时减量或停药。

7. 加强患者自我用药的风险管理。自购自疗时不得随意增加用药剂量和疗程。

（王启萍）

第九节　含毒性中药饮片中成药的合理应用

含毒性中药饮片中成药具有良好的疗效，但使用不当，会有中毒的危险，其毒性范围广，涉及多个系统、器官，临床应高度重视。

一、含毒性中药饮片中成药的概况

据不完全统计，2020年版《中国药典》收载有含毒性中药饮片中成药共514种，其中成人专用药401种、儿童专用药37种、共用药76种。2018年版《国家基本药物目录》收录含毒性中药饮片的中成药有86种，其中含“有毒”中药饮片18种，分别是半夏、朱砂、附子、雄黄、制草乌、天南星、蟾酥、罂粟壳、苍耳子、制川乌、香加皮、蜈蚣、木鳖子、全蝎、干漆、山豆根、仙茅、牵牛子，使用频次最高的是半夏；含“小毒”中药饮片13种，分别是苦杏仁、土鳖虫、水蛭、蒺藜、吴茱萸、两面针、蛇床子、艾叶、川楝子、苦木、重楼、猪牙皂、绵马贯众，使用频次最高的是苦杏仁；含“大毒”中药饮片3种，分别是川乌、马钱子粉、草乌，使用频次最高的是川乌、马钱子粉。另外，一些历代本草学著作中没有毒性记载的中药饮片，近年来有研究报道其具有严重不良反应，如马兜铃、关木通、广防己、青木香、天仙藤等含马兜铃酸的中药饮片，处方中含有这些中药饮片的中成药，若长期服用，可能造成马兜铃酸的蓄积，导致肾间质纤维化，引起肾功能衰竭等不良反应，临床也需重视。

二、含毒性中药饮片中成药的不良反应

含毒性中药饮片中成药的不良反应主要有以下几种：

1. 胃肠道损害：表现为纳差、恶心、呕吐、腹痛、腹泻等。

2. 皮肤反应：表现为各种类型皮疹、红斑、水肿、瘙痒等。

3. 心脏损伤：表现为急性、亚急性或慢性心肌细胞损伤等。

4. 肝脏损伤：表现为血清胆红素、丙氨酸氨基转移酶、天冬氨酸氨基转移酶升高等药源性肝损伤。

5. 肾脏损伤：表现为急（慢）性肾损伤、尿毒症、急性肾功能衰竭等。

6. 神经系统毒性：表现为头晕、头痛、精神障碍、肢体无力、肢体麻木等。

三、含毒性中药饮片中成药的合理应用

（一）辨证使用

辨证论治是合理使用中成药的关键因素和核心思想。不同的病证选用不同的药物治疗，有的放矢，方能达到预期效果。含毒性中药饮片中成药，更应注意正确辨证使用。如感冒分为风寒感冒与风热感冒，小儿豉翘清热颗粒用于治疗风热感冒，风寒感冒颗粒用于治疗风寒感冒，两药均含有毒性中药饮片苦杏仁，若不辨证用药，会耽误病情，并增加苦杏仁导致不良反应的发生率。

（二）合理配伍

利用药物间的相互作用进行合理配伍用药，既可增强疗效，又能降低毒性，提高中药临床应用的有效性和安全性。如不合理配伍，则增加毒副作用，如附桂骨痛颗粒含有附子、草乌，橘红颗粒含有半夏，若联用则为违反“十八反”的配伍禁忌，增加了毒副作用发生的概率。

（三）注意用量

含毒性中药饮片的中成药安全范围小，容易引起中毒，因而要严格控制剂量。既要注意每次用药剂量，还要注意用药疗程，防止药物在体内蓄积中毒，同时还要注意个体差异，如孕妇、老年人、儿童、体弱者要考虑机体特点。使用此类药，通常从小量开始，逐渐加量，不得超过极量，而需长期用药的，必须注意有无蓄积性，可逐渐减量，或采取间歇给药，中病即止，防止蓄积中毒。如平消胶囊含有马钱子，其有毒成分为士的宁，有兴奋脊髓、延髓中枢神经系统作用，超量服用可引起中毒反应，表现为惊厥、痉挛，甚至角弓反张。

（四）避免超药品说明书使用

含毒性中药饮片中成药，针对特定疾病或者某种疾病的特定阶段，效果往往较好。故临床通过加大使用剂量，延长治疗时间来提高临床疗效的情况时有发生，构成了超药品说明书用药。然而，对于含毒性中药饮片中成药，延长用药时间可造成毒性成分在体内蓄积，导致器官功能损害。如超剂量或长时间使用含雷公藤、川乌、蜈蚣等中药饮片的中成药易导致患者肾损害，不合理使用含黄药子、何首乌、山豆根等中药饮片的中成药易造成肝损害等。

四、含毒性中药饮片中成药的再认识

（一）中药的毒性

中药的毒性有“广义”和“狭义”之分。“狭义”的毒性指中药的毒副作用，与现代医学的毒副作用相当。“广义”的中药毒性通常指中药的“偏性”，如偏寒、偏热，指药物的作用强烈、峻猛，是中药防病治病的基础。

（二）中药毒性的分级

毒性药品与毒性中药饮片是两个不同的概念。1988 年，国务院发布的《医疗用毒性药品管理办法》将 28 种中药，包括砒石（红砒、白砒）、砒霜、水银、生马钱子、生川乌、生草乌、生白附子、生附子、生半夏、生南星、生巴豆、斑蝥、青娘虫、红娘虫、生甘遂、生狼毒、生藤黄、生千金子、生天仙子、闹羊花、雪上一枝蒿、红升丹、白降丹、蟾酥、洋金花、红粉、轻粉、雄黄列为毒性药品，并明确毒性药品的包装容器上必须印有毒药标志。2020年版《中国药典》在“性味归经”下对药材或饮片的毒性做了明确的标示，这部分标示了毒性的药材或饮片称为毒性中药饮片，共收载了有毒性的中药饮片83种，其中“大毒”的10种、“有毒”的42种、“小毒”的31种。

（三）充分发挥含毒性中药饮片中成药的临床价值

中成药中含毒性中药饮片并不代表其就具有毒性，中成药出现毒性也并非中成药中单味毒性中药饮片或有毒性成分效应的简单总和。中成药的生产通过中药饮片炮制、合理配伍等措施，使中成药的毒性效应消除或降低，发挥毒性中药饮片独特的治疗效果，避免对机体的毒性损害，这对于临床合理用药，保障患者用药安全有效具有重大意义。如半夏辛温有毒，苦杏仁有小毒，经过严格炮制后与其他药配伍确保了安全性，在临床上发挥了重要作用。

（周杨晶）

第十节　中成药的超药品说明书用药

新版《中华人民共和国医师法》（简称《医师法》）首次将诊疗指南和循证医学证据下的超药品说明书用药写入法条。《山东省超药品说明书用药专家共识（2023年版）》以充分的循证医学证据为基础，基于临床用药实际，规范了药品超说明书使用，为临床提供了参考依据和技术支撑，值得借鉴。

一、超药品说明书用药的概念

《中国超药品说明书用药管理指南（2021）》指出超药品说明书用药是指药品的应用超出国家药监部门批准、生产企业提供的药品说明书和标签界定范围，包括但不限于超出适应证、剂量、给药途径、给药频率、疗程或人群等。新版《医师法》第二十九条指出：“在尚无有效或者更好治疗手段等特殊情况下，医师取得患者明确知情同意后，可以采用药品说明书中未明确但具有循证医学证据的药品用法实施治疗。”首次明确医生在符合一定条件下可以超药品说明书用药。新版《医师法》既强调了医生应当遵循合理用药原则，也体现出以患者为中心的保障医疗安全的理念。

二、超药品说明书用药相关指南共识

2010年，《药品未注册用法专家共识》作为我国首部关于超药品说明书用药的规范发布，随后各种相关专家共识进一步发布。在西药方面，有2015年中国药理学会治疗药物监测研究专业委员会药品风险管理学组发布的《超说明书用药专家共识》、2016年

中华医学会儿科学分会临床药理学组发布的《中国儿科超说明书用药专家共识》、中国医药教育协会感染疾病专业委员会发布的《抗菌药物超说明书用药专家共识》、广东省药学会发布的《超药品说明书用药目录》等，为临床超药品说明书用药提供了重要参考依据。在中成药方面，2018 年王永炎、马融等从循证医学的视角出发，对国内中成药超药品说明书使用情况进行了调查、汇总、整理、分类，力求来源于临床，服务于临床，编写了《中成药超说明书使用循证评价》和《儿科中成药超说明书使用循证评价》。2021 年，北京协和医院牵头，与兰州大学循证医学中心共同组织临床、药学、循证医学、法律和医院管理等多学科领域专家，根据新版《医师法》关于超药品说明书用药的规定以及《世界卫生组织指南制定手册》相关指南制订方法，制定了我国第一部关于超药品说明书用药的管理指南《中国超药品说明书用药管理指南（2021）》，共确定 9 个问题，形成了 23 条推荐意见。

三、超药品说明书用药的具体情形

（一）超适应证用药

超适应证用药即处方用药治疗疾病超药品说明书所列出的适应证范围。临床医生往往出现未将患者的诊断写全的情况，或临床药师无法仅从处方知晓患者的检查、检验结果，故容易将合理用药判定为不适宜用药或超药品说明书用药。如消化内科某处方诊断为慢性胃炎，开具百乐眠胶囊，而百乐眠胶囊的功能主治为滋阴清热，养心安神，用于肝郁阴虚型失眠症，症见入睡困难，多梦易醒，醒后不眠，头晕乏力，烦躁易怒，心悸不安等。此为疑似诊断不全。根据中成药的药物组成及中医证候判断将血府逐瘀软胶囊用于妇科闭经等疾病的治疗，基于药物具有改善微血管循环等相关药理作用而使用复方血栓通胶囊治疗糖尿病肾病及糖尿病视网膜病变等都属于超药品说明书用药。

（二）超给药剂量用药

超给药剂量用药指处方的用法用量超出药品说明书适应证相应的给药剂量，包括单次剂量、日剂量，有时还包括给药疗程、给药频次等。大多数中成药说明书在用法用量处写到“遵医嘱”，生产企业可能是出于患者个体差异考虑，但是却增加临床用药的不确定性，容易发生超剂量用药现象，为不良反应的发生埋下隐患。中成药的给药频次一般为 3 次，部分为 1 次、2 次、隔日 1 次等，也容易导致给药频次超药品说明书用药，临床以 2 次超药品说明书频次到 3 次者最多。给药疗程方面的超药品说明书用药，则表现为疗程过长或不足。

（三）超给药途径用药

在临床实践中，医生有时会根据不同的疾病或疾病的轻重缓急，结合药物特点改变药物原来的给药途径，但超给药途径用药，不仅需要从药理作用分析是否能解决疾病治疗问题，还要考虑该药物剂型的特点是否能在作用部位起到良好药效。临床主要集中在中药注射剂，主要的超药品说明书用药为穴位治疗等。

（四）超适应人群用药

药品说明书没有提及特殊人群的用药信息或者是超出了药品说明书规定的年龄限制的用药，称超适应人群用药。主要集中在儿童患者使用成人药品。

（五）超禁忌证用药

超禁忌证用药即在药品说明书中明确指出不能用药的禁忌证基础上的用药。超禁忌用药原则上是不合理用药，需禁止使用，但临床上权衡利弊之后，使用孕妇慎用药的情况时有发生。

四、中成药超药品说明书用药的原因

中成药超药品说明书用药有着特殊的原因，在辨证论治基本原则和中医药现代化的特殊语境中，进一步增加了超药品说明书用药的复杂性。

（一）药品说明书相对滞后

在辨证论治基本原则的指导下，根据患者病情和临床诊疗的需要，医生在实践中探索出了说明书里没有记载的新发现、新用途，以及部分有循证医学证据或现代药理支持尚未被收载入说明书的情况，导致临床应用出现超药品说明书用药。

（二）医生对药品说明书不熟悉

部分医生，尤其是中医药相关知识不足的医生，不太了解或者不能准确理解中成药的功能主治，导致开具处方时出现与说明书不符的超适应证、超给药剂量等用药。这种情况，临床上应该是禁止的。

（三）患者原因

慢性病患者为减少来院开药次数要求医生多开药品，导致出现超给药疗程用药。

（四）儿童专用药物缺乏

医生在临床诊疗中为儿童开具中成药时应注意其生理特殊性，根据儿童不同年龄阶段的生理特点，选择适宜的药物、给药方法、给药剂量，宜优先选择儿童专用药物。但儿童专用药物短缺的问题依旧存在，故在儿童的医疗实践中超药品说明书用药较为普遍。

（五）妊娠期用药

妊娠期人群患病时对中成药的需求量大，大部分中成药妊娠期慎用，临床医生往往会根据病情，权衡中西药利弊，选择慎用中成药品种。

五、中成药超药品说明书用药展望

医学治疗本身是权衡利弊的过程，超药品说明书用药有其合理性，循证医学证据也从医学角度证明了超药品说明书用药的合理性。因此，在目前立法已经确认超药品说明书用药合法性的前提下，有必要由官方权威部门建立超药品说明书用药的权威规范，以便医生与药师知悉并遵照，保障合理合法安全用药。与此同时，中成药超药品说明书用药有其特殊性，不能和西药的超药品说明书用药一概而论，在“异病同治”“同病异治”的指导下，在中医药“说明白，讲清楚”的道路上，中成药的超药品说明书用药势必是新药发现和上市药品增加新适应证的重要来源之一。

（周杨晶）

第十一节　中成药合理应用的循证证据

自循证医学理念应用于中医药以来，中医药临床研究项目迅速增长，已取得一些高水平临床研究成果，为中成药的合理应用提供了较高水平的证据。张伯礼院士强调循证医学方法促进了中医药临床研究质量的提升，推动了中医药临床诊疗水平和国际影响力的提升。

一、循证医学的历史

循证医学要求临床实践应以客观的科学依据为证据，制订可信的诊治方案，将最好的证据应用于临床实践。在国外，公元前460—前370年，古希腊医生希波克拉底（Hippocrates）首次将观察性试验引入医学领域；公元980—1037年，阿拉伯医生阿维森纳（Avicenna）进一步指出，药物应当在无并发症的病例中进行评价，并与药物的动物实验结果比较，进行重复性研究。在我国，神农尝百草，是最早的临床观察；宋朝的《本草图经》曰：“欲试上党人参者，当使二人同走，一与人参含之，一不与，度走三五里许，其不含人参者，必大喘，含者气息自如者，其人参乃真也。”正式记载通过人体试验来验证人参效果；清朝的《考证》一书首次提出了循证思维。1992年，戈登·盖亚特（Gordon Henrg Guyatt）等在*JAMA*上撰文，首次提出“循证医学”一词，标志着循证医学的形成。1996年华西医科大学附属第一医院（现四川大学华西医院）率先在全国引进循证医学理念。

二、循证医学的原理

循证医学以临床医学为基础，以临床医学研究和信息学、网络技术为支撑，是指导临床医生从事临床科学研究和临床实践，从而解决临床问题的一种新思维和新方法。慎重、准确和明智地应用当前所能获得的最好的研究证据，同时结合医生的个人专业技能和多年临床经验，考虑患者的愿望，将三者完美地结合制订患者的治疗措施方可称为循证医学。循证医学的核心是高质量的临床研究证据。第一阶段以随机对照试验为最高质量证据，如加拿大定期体检特别工作组标准和美国纽约州立大学南部医学中心推出的“证据金字塔”。第二阶段以系统评价或 Meta 分析为最高质量证据，如英国牛津大学循证医学中心推出的标准。总之，高质量的系统评价结果或高质量的随机对照试验结论是循证医学最高级别的证据，并作为权威临床指南最重要的证据基础。

三、中医药循证医学

中医以整体观念和辨证论治为特色，长期以来中医临床证据常以临床医案、专家经验、病例报告等形式被保留下来。如果单纯用现代医学现有的临床证据等级标准对这些中医临床证据进行分级和评价是不恰当的。因此，进行中医药文献证据等级划分时必须明确两种不同医疗实践模式下中医和现代医学证据的差异，综合考虑经典的定量研究与关联分析及定性研究方法相结合的模式，搭建中西医对话的桥梁。

1999 年，李幼平等发表了《循证医学与中医药现代化》，指出：采用国际公认的方法学和标准去重新认识和解释中医药，评价中医药的疗效，用国际公认的学术语言和理论帮助传统中医走出国门，循证医学应是目前最好的方法。

2007 年，刘建平在国内较早提出了关于中医学证据分级的建议，并广泛应用。Ⅰa：由随机对照试验、队列研究、病例对照研究、病例系列这 4 种研究中至少 2 种不同类型的研究构成的证据体，且不同研究结果的效应一致。Ⅰb：具有足够把握度的单个随机对照试验。Ⅱa：非随机对照研究或队列研究（有对照的前瞻性研究）。Ⅱb：病例对照研究。Ⅲa：历史性对照的系列病例。Ⅲb：自身前后对照的病例系列。Ⅳ：长期在临床上广泛运用的病例报告和史料记载的疗法。Ⅴ：未经系统研究验证的专家观点和临床经验，以及没有长期在临床上广泛运用的病例报告和史料记载的疗法。

2018 年，王永炎等在《中成药超说明书使用循证评价》一书中，增加了治疗指南、临床路径、专家观点、临床经验等证据，提出了更新的循证评价证据级别及推荐等级与意见，有着鲜明的中医药特色（表 1–7）。

表 1–7　循证评价证据级别

证据级别	定义
Ⅰa	①治疗指南；②临床路径；③由随机对照试验、队列研究、病例对照研究、病例系列这 4 种研究中至少 2 种不同类型的研究构成的证据体，且不同研究结果的效应一致；④实施较好的 Meta 分析或系统评价
Ⅰb	具有足够把握度的单个随机对照试验

续表

证据级别	定义
Ⅱa	①专著、教材；②不具足够把握度的随机对照试验；③非随机对照研究或队列研究（有对照的前瞻性研究）
Ⅱb	①病例对照研究；②专家共识意见
Ⅲa	历史性对照的病例系列
Ⅲb	自身前后对照的病例系列
Ⅳ	长期在临床上广泛运用的病例报告和史料记载的疗法
Ⅴ	未经系统研究验证的专家观点和临床经验，或中医名家临证经验，以及没有长期在临床上广泛运用的病例报告和史料记载的疗法

2019 年，北京中医药大学循证医学中心团队在强调安全性和有效性的前提下，提出了系统综述、随机对照试验、单个病例随机对照试验、非随机对照试验、队列研究等降级标准，并根据临床核心结局将证据级别分为高、中、低 3 个级别。

四、常见循证医学证据

（一）系统评价或 Meta 分析

系统评价（SR），是针对某一有价值的医疗卫生问题（如疾病的病因、诊断、治疗、预防、护理等），系统、全面地收集全世界所有已发表或未发表的临床研究成果，采用适当的文献评价方法，筛选出符合纳入标准的文献，进行定性或定量分析，从而得出综合可靠的结论。系统评价分为定性系统评价和定量系统评价，而 Meta 分析属于定量系统评价。Meta 分析，是用于比较和综合针对同一科学问题不同研究结果的统计学方法，常用于系统评价中的定量分析。与单个随机对照试验相比，尤其是当几个随机对照试验的研究结果不一致时，其系统评价或 Meta 分析可以通过合并同质性，增大样本量，提高统计学效度，从而做出明确的有说服力的结论。理想情况下，系统评价或 Meta 分析的结果是决策的最高级别证据。系统评价或 Meta 分析倡导从 PICOS（P：受试者；I：干预措施；C：对照措施；O：结局指标；S：研究类型。主要有随机对照试验、半随机对照试验、临床对照研究、病例对照研究、病例系列和单个病例报告等）的角度去构建拟解决的临床问题，然而，当前在中医药领域有很多系统评价对 PICOS 的选择不合理。本书第二章将实施较好的系统评价或 Meta 分析的证据级别定为Ⅰa。目前应用最广泛的评价系统评价或 Meta 分析方法学及报告质量的工具主要有 AMSTAR 量表、PRISMA 量表等。

（二）随机对照试验

随机对照试验（RCT），是采用随机分配方法，将合格的研究对象分配为试验组和对照组，然后接受相应的干预措施，在一致的条件下或环境中，一组给予要评估的干预措施，另一组给予对照的干预措施，同步进行研究和观测试验的效应，并对试验效应指标进行科学全面的测量和分析。随机对照试验遵循随机、对照、盲法、重复的基本原则，科学性强、重复性好，研究结果真实可靠，偏倚可能性小，因而高质量的随机对照试验是目前国际上公认的评价干预措施效果的金标准方案，可用于评价两种或多种干预措施的优劣，确定某种干预措施的利弊，证实某种干预措施的有效性和安全性，在中药新药上市前、上市后评价中发挥着重要作用。据不完全统计，2020 年发布关于中成药 RCT 的文章 1 285 篇，病例来源以单中心研究为主，多中心研究仅占 4.75%（61 篇），52.91% 的研究存在随机方法描述不清或者应用错误的情况，分配隐藏、盲法的实施仍未被重视，研究设计和实施过程中的质量控制仍未改善，需加强研究者方法学培训及试验质量控制，重视高质量研究证据的产出。本书第二章将具有足够把握度的单个随机对照试验的证据级别定为 Ⅰb；不具足够把握度的随机对照试验证据级别定为 Ⅱa。目前常采用随机对照试验偏倚风险评价工具 RoB2（2019 修订版）量表对 RCT 研究进行偏倚风险评价，包括随机序列的产生、分配隐藏、对受试者及实施人员实施盲法、对结局评估者实施盲法、结果数据的完整性、选择性报告研究结果及其他偏倚来源等。

（三）队列研究

队列研究（CS），是将尚未发生所研究疾病或结局的人群，按是否暴露于某研究因素（或接受某种治疗）分成暴露组（治疗组）和非暴露组（对照组），随访适当长的时间，比较两组之间所研究疾病的发生率或病死率的差异，判断暴露因素与疾病之间的关系的观察性研究方法，其最大的偏倚是失访偏倚。可以分为前瞻性队列研究、历史性队列研究和双向性队列研究。在不能使用随机对照试验的情况下，队列研究作为观察性研究方法在评价中医药临床疗效方面具有一定优势，如一项《中医综合治疗方案维持治疗晚期非小细胞肺癌的多中心、大样本、前瞻性队列研究》显示在延长生存时间方面，中医综合治疗方案维持治疗晚期非小细胞肺癌的疗效与现代医学化学治疗维持作用相当，且中医综合治疗方案具有高生活质量、低不良反应的优势。本书第二章将队列研究在循证医学临床疗效评价的证据级别定为Ⅱa。

（四）病例对照研究

病例对照研究（CCS），是选择有特定疾病的人群组作为病例组，以不患有该病的人或健康人，但具有可比性的个体作为对照组，调查他们发病前对某个（些）因素的暴露情况，比较两组中暴露率和暴露水平的差异，研究该疾病与这个（些）因素的关系。病例对照研究是一种回顾性的、由果循因的研究方法，在疾病发生之后去追溯假定的病因因素。相对于队列研究，病例对照研究费用较低，且可利用现有资料，所需研究对象较少，方法简单，可快速进行，相对容易，对于评价罕见或潜伏期很长的疾病或药物不良反应与暴露或危险因素的关系，可能是有力的证据。本书第二章将病例对照组研究证据级别定为Ⅱb。

（五）病例系列和单个病例报告

1. 病例系列：病例系列是对曾暴露于某种相同干预下的一批患者的临床结果进行描述和评价的研究。包括两种类型：仅有治疗后结果的病例系列和有治疗前后对照的病例系列。病例系列中最有价值的是“全或无病例系列”，也就是说病例系列中报告的患者在治疗与不治疗之间发生了非常明显的变化。在拥有高质量的“全或无病例系列”结果时，几个病例就可以知其疗效，不需要再进行随机对照试验证明其疗效。

2. 单个病例报告：单个病例报告是对单个患者暴露于某种干预产生的某种结果进行描述和评价的研究。单个病例报告与病例系列的研究均属于描述性研究，用来记录事件。

本书第二章将历史性对照的病例系列的证据级别定为Ⅲa，自身前后对照的病例系列的证据级别定为Ⅲb。单个病例报告的证据级别定为Ⅳ。

（六）临床指南

临床指南是通过系统综述生成的证据以及对各种备选干预方式的利弊评价之后提出的最优指导意见。临床指南必须做到：基于对现有证据的系统评价；由来自专业团队、各学科的专家和主要相关团体的代表共同制订；适当地考虑重要患者亚群体和患者偏好；过程透明，使干扰、偏倚和利益冲突最小化；对各备选干预措施及相应的结局之间的关系提供合理的解释，并对证据质量和推荐意见进行分级；当有重要的新证据时要对原有指南进行合理的重新审议和修订。国家卫生健康委员会委托中华医学会制订了《中国制订 / 修订临床诊疗指南的指导原则（2022 版）》。本书第二章将临床指南的证据级别定为Ⅰa，但目前部分指南为专家共识性指南，证据级别降为Ⅴ。

（七）临床路径

临床路径是医疗服务提供者在诊疗照护有特定临床问题的患者时，使用的结构化、多学科的诊疗照护计划，其详尽介绍了诊疗照护特定临床问题患者过程中必要的基本步骤。临床路径包含以下特征：结构化多学科的诊疗计划；引导医院将临床指南或证据转化为医疗服务的结构框架；标明了在诊疗进程中的详细步骤，有基于标准进程的时间节点要求；目的是使特定临床问题或特定人群的诊疗照护过程或事件标准化。本书第二章将临床路径证据级别定为Ⅰa。

（八）专家共识

专家共识是由在某个领域有一定影响力的专家组成专家组，基于证据和最新知识达成的在某一特定医学领域的推荐意见，一般不进行推荐分级，仅给出指导性建议（推荐意见），从而减少临床差错、降低医疗成本、改善医疗服务质量和提高安全性。判断专家共识是否可靠，主要根据其共识是否有充分的证据基础，本书第二章将专家共识证据级别定为Ⅴ。

（九）真实世界研究

真实世界研究即运用流行病学研究方法，在真实无偏倚或偏倚较少的人群中，对某种或某些干预措施（包括诊断、治疗、预后）的实际应用情况进行研究。中医药真实世界研究，注重天人相应，充分地考虑分析评估自然与社会环境等影响因素对患者的影响；注重整体观念，全面地评估患者的健康状态；注重辨证论治，以患者为研究对象，持续、动态地评估临床治疗效果，调整理法方药。以实际条件下临床实践数据为基础，通过建立结构化临床信息采集系统，按照循证医学理念，前瞻性设计记录内容、随访内容和观察指标及结局，全面、客观、动态采集临床信息，借助现代数据挖掘及统计分析方法，在积累足够样本量基础上，充分利用临床终点事件、生活质量、卫生经济学等指标开展真实世界临床研究，保证研究结果的真实性和可靠性。2020 年 1 月，国家药品监督管理局发布了《真实世界证据支持药物研发与审评指导原则（试行）》。真实世界研究属于高级别的循证证据，与同质的 RCT 的系统评价和单个的 RCT 一样。本书第二章将真实世界研究证据级别暂定为Ⅰa。

五、中成药的循证研究

很多中成药具有良好的临床疗效，在不少中成药由西医医生开具的情况下，中成药因缺乏充足的循证证据而受到质疑。通过深入研究中成药的作用机制，把中成药的临床价值“说明白，讲清楚”，用现代科学技术把中医药的原理解释清楚，让中成药惠及更多患者，一直是中成药研究的重点。“十五”期间，张伯礼院士牵头完成了第一个在世界卫生组织（WHO）临床试验平台注册的中医药循证评价研究项目——芪参益气滴丸对心肌梗死二级预防的临床试验（MISPS-TCM），为中医药多中心大规模循证研究的开展提供方法学借鉴，研究成果获得国家科技进步奖二等奖。近年来，大量的中成药循证评价项目顺利完成，2019 年发布了 42 项多中心临床研究结果，涉及 37 种口服中成药、7 种中药注射剂和 3 种外用中成药，2020 年则发布了 61 项。2019 年《中共中央　国务院关于促进中医药传承创新发展的意见》提出“加快中医药循证医学中心建设”“筛选 50 个中医治疗优势病种和 100 项适宜技术、100 个疗效独特的中药品种，及时向社会发布”的任务。中国中医药循证医学中心于 2023 年 9 月正式发布首批基于评价证据的中成药品种 100 个（表 1-8），为中成药的进一步推广应用提供了指导。

表 1–8　基于评价证据的中成药品种

序号	品名	序号	品名	序号	品名	序号	品名
1	喜炎平注射液	26	苦碟子注射液	51	金水宝胶囊 / 片	76	强力定眩片
2	生血宝合剂	27	血脂康胶囊	52	养血清脑颗粒	77	胃复春片 / 胶囊
3	注射用血栓通（冻干）	28	馥感啉口服液	53	苏黄止咳胶囊	78	腰痛宁胶囊
4	五灵胶囊	29	宁泌泰胶囊	54	心脉隆注射液	79	参松养心胶囊
5	百令胶囊	30	芩香清解口服液	55	全杜仲胶囊	80	复方鳖甲软肝片
6	参芪扶正注射液	31	妇科千金胶囊 / 片	56	苦黄注射液 / 颗粒	81	心可舒片
7	痰热清胶囊 / 注射液	32	润燥止痒胶囊	57	海昆肾喜胶囊	82	复方芩兰口服液
8	热毒宁注射液	33	鸦胆子油乳注射液	58	恒古骨伤愈合剂	83	红金消结胶囊
9	疏风解毒胶囊	34	舒肝解郁胶囊	59	肾康注射液	84	祖卡木颗粒
10	参麦注射液	35	黄葵胶囊	60	芪参益气滴丸	85	宣肺止嗽合剂
11	桂枝茯苓胶囊	36	丹蒌片	61	小儿咳喘灵口服液	86	百乐眠胶囊
12	疏血通注射液	37	复方苦参注射液	62	注射用丹参多酚酸盐	87	玉屏风颗粒
13	气滞胃痛颗粒	38	复方血栓通胶囊	63	万通筋骨片	88	阿胶强骨口服液
14	血必净注射液	39	滑膜炎颗粒	64	安宫牛黄丸	89	尿清舒颗粒
15	舒血宁注射液	40	甘桔冰梅片	65	尪痹片	90	还少胶囊
16	仙灵骨葆胶囊	41	强力枇杷露	66	扶正化瘀胶囊 / 片	91	摩罗丹（浓缩丸）
17	稳心颗粒	42	清宣止咳颗粒	67	筋骨痛消丸	92	芪苈强心胶囊
18	复方苁蓉益智胶囊	43	痹祺胶囊	68	前列舒通胶囊	93	一清胶囊
19	麝香通心滴丸	44	前列欣胶囊	69	银花泌炎灵片	94	胆木浸膏糖浆
20	麝香保心丸	45	抗感颗粒	70	茵栀黄口银液	95	胆宁片
21	普乐安片	46	消痛贴膏	71	马应龙麝香痔疮膏	96	云南白药胶囊
22	速效救心丸	47	脑心通胶囊	72	芎倍注射液	97	小金胶囊
23	葛根汤颗粒	48	正清风痛宁缓释片	73	祖师麻膏药	98	心速宁胶囊
24	六神丸 / 胶囊	49	尿毒清颗粒（无糖型）	74	湿润烧伤膏	99	蓝芩口服液
25	灯盏生脉胶囊	50	乌灵胶囊	75	致康胶囊	100	安胃疡胶囊

（周杨晶）

第十二节 中成药合理应用的监测

中成药合理应用的基本要素包含安全性、有效性、经济性、适当性4个方面的内容。安全性是中成药合理应用的基本前提，主要是中成药质量的监测和不良反应的监测；有效性是中成药合理应用的根本目标，主要是循证医学与疗效评价的监测；经济性主要是药物的经济学评价；适当性是中成药合理应用的基本要求，主要是建立中成药处方专项点评制度、深化临床中药师制度、建立超药品说明书用药管理制度、建设和完善中成药合理用药监测系统等。

一、中成药质量的监测

中成药是以中药饮片为原料而生产的制剂。中药饮片质量直接影响中成药的临床疗效，目前中药饮片的质量明显提升，2022年中药饮片总体合格率为98%，但加强中药饮片质量的监测依旧是保证中成药质量的关键，中成药的生产应该以优质的中药饮片为原料。除此之外，生产设备、生产工艺、生产人员、生产管理、质量控制等对中成药的质量也有较大的影响。药企盲目生产同名中成药、科技含量低及质量标准低的中成药，也加剧了中成药质量下降的风险，因而加强中药饮片质量提升、生产工艺提升、质量内控标准提升的监测，对进一步提高中成药质量标准，全面提升中成药质量至关重要。“药材好，药才好”，中药饮片全流程追溯和中成药生产企业中药材种植基地的建设都将进一步提高中成药的质量，2022年中成药检验合格率达到99.3%。

二、中成药不良反应的监测

药品不良反应是指合格药品在正常用法、用量下出现的与用药目的无关的有害反应，临床表现多样且复杂，包括药物的毒性作用、后遗反应、过敏反应、特异质反应、抗感染药物引起的二重感染、药物依赖性及致癌、致畸、致突变作用等。2022年中药不良反应占药品不良反应的12.8%，中成药不良反应报告逐步增加，越来越受到医生和药师的重视。中成药使用中出现不良反应的原因主要有：①中成药自身的药理作用或所含毒性成分引起的不良反应；②特异性体质对某些中成药的不耐受、过敏等；③辨证不当或对适应证把握不准确；④长期或超剂量用药，特别是含有毒性中药饮片的中成药，如朱砂、雄黄、蟾酥、附子、川乌、草乌等，过量服用即可能中毒；⑤不恰当的中成药或中西药的联合应用。因而加强对上市5年以内的药品、列为国家重点监测的药品引起的所有可疑不良反应和上市5年以上的药品引起的严重、罕见或新的不良反应的监测至关重要。

三、中成药的循证医学与疗效评价的监测

关于中成药循证医学的研究越来越多，每年中国知网、万方医学网等发表中成药循证文献有数千篇，但总体而言，大多数研究报告方法学质量欠佳，还不能为临床医疗决策提供有力的证据。在这种情况下，已经建立的中医药理论、人用经验和临床试验相结合（三结合）的中药审评证据体系，为中药安全性、有效性提供了巨大支撑。因而要加强中成药的循证医学和“三结合”研究成果的监测，探索建立以临床价值为导向的评估路径，综合运用循证医学等方法加大中成药上市后评价和新药研发，淘汰一批疗效不确切、不良反应多的中成药品种，新准入一些疗效好、安全性高、属于经典名方的中成药新品种。

四、中成药的药物经济学评价

药物经济学评价主要是确定不同药物或者药物治疗方案间的相对经济效果。中成药的质量和价格与中药饮片的质量和价格息息相关，中药饮片具有“优质优价”的特点，使得中成药价格的监管更加复杂。同一中成药，不同生产企业，在价格上存在较大差异，不同剂型、规格但主治功能相同的药物，也有较大的价格差。因而要通过价格监管和质量评价，进行合理定价，使中成药的价格更合理、更公平，与中药饮片的价格相适应。在此基础上进行更深入的中成药的药物经济学评价，为临床提供更经济的中成药。

五、建立中成药处方专项点评制度

《处方管理办法》和《医院处方点评管理规范（试行）》明确了中成药处方点评在中成药合理应用中具有的重要作用。中成药处方点评以《中国药典》《中药处方格式及书写规范》《中成药临床应用指导原则》等为依据。点评内容包括辨证用药、用药剂量、用药方法、给药途径、溶媒、联合用药及配伍合理性、治疗过程中更换药品或停药的合理性等。一般程序为处方抽样→处方点评→整理意见→反馈→讨论→奖惩，每月进行中成药处方点评有利于提高临床合理用药的水平。然而，《医院处方点评管理规范（试行）》对中成药处方专项点评未作明确要求，仅在普通处方点评项目中与西药处方一同抽取，因此，大多数医院每月抽取到的中成药处方数量较少，无法全面反映临床合理使用中成药的情况，故应建立中成药处方专项点评制度。

六、深化临床中药师制度

临床中药学是基于中医药理论而产生的一门学科，其主要的研究内容为临床中药的使用规律，包括临床中药治疗的安全性、有效性、合理性。临床中药师是中药临床药学主要的实践者，其职责包括进行中药的不良反应监测，开展治疗药物监测、提供个体

化给药方案，监测中药制剂生物利用度、药物配伍与相互作用，开展中西药联合合理应用、药物经济学研究和药物咨询服务，进行处方调查分析，促进中药临床合理使用。2011 年原卫生部等发布的《医疗机构药事管理规定》要求医疗机构“逐步建立临床药师制”，明确提出临床药师的地位和工作内容。2020 年国家卫生健康委员会等发布的《关于印发加强医疗机构药事管理　促进合理用药的意见》指出在疑难复杂疾病多学科诊疗过程中，必须要有临床药师的参与。然而临床中药师普遍存在数量少、作用发挥不明显、中西医协同思维不足等问题，以 400 多万人口的凉山州为例，目前仅有 2 名临床中药师。因而，深化临床中药师制度，加强临床中药师的培养，着重中西医药知识培训，强化中医辨证思维教育，在中医辨证论治原则的指导下结合现代医学，开展中成药合理用药指导至关重要。同时，要发挥临床中药师在医院新药引进中的作用，为临床提供符合学科发展的用药目录。

七、建立中成药超药品说明书用药管理制度

中成药超药品说明书用药情况普遍存在，部分超药品说明书用药是临床医生基于中医理论、循证医学证据、临床经验及药理机制自主应用药物来解决患者疾病问题，在某种程度上是对药品说明书适应证的有益补充。医院应健全并切实落实相关超药品说明书用药管理制度，对有科学依据或循证医学证据支持的超药品说明书用药行为进行规范和监测。如超药品说明书用药必须提前告知患者、让患者签署知情同意书并及时记录在案，将临床用药需求及时反馈，形成安全、合理用药的良性循环。杜绝没有科学依据的、不合理的超药品说明书用药。

八、建设和完善中成药合理用药监测系统

中成药合理用药监测系统的建设与完善和西药有一定的区别，应以中医辨证论治、药物相互作用、配伍禁忌、量效关系、《中医病证分类与代码》《中医临床诊疗术语》等为基础，建设和完善符合中医药特点的中成药合理用药监测系统，这是保障患者合理用药的策略之一。在处方前置审核和处方点评的实践中，现有医院管理信息系统（HIS 系统）和合理用药系统，大多不能满足中成药的前置审核和处方点评对中医证候诊断的要求。王晶等提出了以适应证、用法用量、重复用药、配伍禁忌、相互作用、禁忌证、特殊人群为模块的中成药合理应用评价模型的建设思路。刘世雄等通过知识图谱将疾病实体、病证实体以及中成药药物实体等关联起来，形成中成药给药基础数据规则库；将上传的处方组提炼出病、证和中成药给药关键信息，与医疗知识图谱中的现有症状进行匹配，对处方中所涉中成药的联合用药、重复用药、药与病、药量以及辨证施治五个方面进行监测，以期为预防药物不良事件发生，提高安全用药水平提供一种新的技术思路。总之，要建设和完善以中医病、证为基础的符合中医药特点的中成药合理用药监测系统。

（周杨晶）

第二章　中成药合理应用实践

第一节　常用中成药的合理应用

一、呼吸系统常用中成药

荆防颗粒

【成　　分】荆芥、防风、羌活、独活、柴胡、前胡、川芎、枳壳、茯苓、桔梗、甘草。

【功能主治】发汗解表，散风祛湿。用于风寒感冒，头痛身痛，恶寒无汗，鼻塞清涕，咳嗽白痰。

【组方原理】本方来源于荆防败毒散。方中荆芥、防风辛温，发散风寒，同为君药。羌活、独活、川芎祛风胜湿通络，活血止痛，加强君药发汗解表之功；柴胡、桔梗、前胡解表宣肺，止咳化痰；同为臣药。枳壳、茯苓理气宽胸，渗湿健脾，为佐药。甘草调和诸药，为使药。共奏发汗解表，散风祛湿之功。

【规　　格】每袋装 15 g。

【用法用量】开水冲服，一次 1 袋，一日 3 次。

【不良反应】偶见皮肤瘙痒，皮疹等。

【药理作用】具有解热，抗炎，抗菌，抗病毒等作用。

【适应病证】感冒（上呼吸道感染）等属风寒表证者。

【用药思路】

1. 辨证用药：风寒表证。

2. 辨症用药

（1）主症：鼻塞，流清涕，恶寒无汗，肢体酸楚甚则酸痛。

（2）次症：喷嚏，咽痒，咳嗽，发热，头痛。

（3）舌脉：舌苔薄白，脉浮或浮紧。

3. 辨病与辨证相结合用药

（1）《普通感冒中医诊疗指南（2015 版）》提示普通感冒常见症候包括实证感冒类（风寒证、风热证、风燥证、暑湿证）、体虚感冒类（气虚证、气阴两虚证）。（证据级别：Ⅰa）

风寒证常用风寒感冒颗粒、感冒清热颗粒、荆防颗粒等；风热证常用桑菊感冒片、银翘解毒颗粒、金花清感颗粒、抗病毒颗粒、抗感颗粒、银翘清热片、双黄连口服液、连花清瘟颗粒等，严重者可用痰热清、热毒宁、炎琥宁、喜炎平等中药注射剂；风燥证常用蜜炼川贝枇杷膏、养阴清肺口服液等；暑湿证常用藿香正气水、藿香正气口服液、藿香正气软胶囊等；气虚证常用玉屏风颗粒、补中益气颗粒、参芪颗粒等；气阴两虚证常用金水宝片、益肺胶囊等。

（2）杨道文等的 RCT 显示荆防颗粒治疗普通感冒（风寒证）可明显缩短恶寒，鼻塞，流清涕，咳嗽，头痛，咽痒，咽痛，白痰，身痛的时间，加快患者感冒症状的改善速度。（证据级别：Ⅰb）

4. 中西药联用：郑楠楠等的 RCT 显示荆防颗粒联合阿奇霉素对成人支原体肺炎（MPP）患者症状缓解疗效良好，能改善患者的肺功能，降低患者血清中炎症介质水平，且对肺间质纤维化有一定的防治作用。（证据级别：Ⅱa）

5. 超药品说明书用药

（1）周小花等的 RCT 显示荆防颗粒内服治疗扁平疣能有效消除疣体，缩短病程，可通过抑制 TLR4 及下游 COX-2，发挥抗炎、改善炎症因子浸润作用，具有一定的临床疗效和安全性。（证据级别：Ⅱa）

（2）曹小宇等的网络药理学研究显示荆防颗粒是基于多成分、多靶点、多通路的特点相互协同治疗荨麻疹，为进一步的实验研究提供了理论依据。

【用药交代】

1. 忌烟、酒及辛辣、生冷、油腻食物。

2. 不宜在服药期间同时服用复方阿胶浆、六味地黄丸等滋补性中成药。

3. 风热感冒者不适用，其表现为发热重，微恶风，有汗，口渴，鼻流浊涕，咽喉红肿热痛，咳吐黄痰。

4. 糖尿病患者及有严重高血压、心脏病、肝病、肾病等慢性病患者，孕妇或正在接受其他治疗的患者，均应在医生指导下服用。

5. 服药 3 天后症状无改善，或出现发热，咳嗽加重，并有其他严重症状如胸闷、心悸等时应去医院就诊。

【药品属性】甲类 OTC、医保乙类。

（马金岚）

感冒清热颗粒

【成　　分】荆芥穗、薄荷、防风、柴胡、紫苏叶、葛根、桔梗、苦杏仁、白芷、苦地丁、芦根。

【功能主治】疏风散寒，解表清热。用于风寒感冒，头痛发热，恶寒身痛，鼻流清涕，咳嗽咽干。

【组方原理】本方由荆防败毒散加减化裁而成。方中荆芥穗、防风辛温，祛风解表散寒，为君药。紫苏叶、白芷解表散寒；柴胡、薄荷、葛根发表解肌，清散伏热，有加强君药解表退热之功；共为臣药。芦根清肺胃之热，生津止渴；苦地丁清热解毒；桔梗祛痰利咽；苦杏仁降气止咳；共为佐药。诸药合用，共奏疏风散寒，解表清热之效。

【规　　格】每袋装 12 g。

【用法用量】开水冲服。一次 1 袋，一日 2 次。

【不良反应】偶见恶心，呕吐，腹胀、腹泻等。

【药理作用】具有解热，抗炎，镇咳，祛痰，增强吞噬细胞功能的作用，对细胞免疫有一定的增强作用，对呼吸道合胞病毒具有抑制作用。

【适应病证】

感冒（上呼吸道感染）等属风寒表证（化热或皆有郁热）者。

【用药思路】

1. 辨证用药：风寒表证（化热或皆有郁热）。

2. 辨症用药

（1）主症：恶寒，流清涕，咽干。

（2）次症：头痛，身痛，发热，咳嗽，咽痛。

（3）舌脉：舌苔薄白，脉浮或浮紧。

3. 辨病与辨证相结合用药

（1）同荆防颗粒（1）。

（2）高益民的上市后再评价显示感冒清热颗粒治疗风寒感冒（上呼吸道感染）300 例，疗程为 3 日，愈显率为 82.0%，总有效率为 95.7%。

（3）黄燕等的 Meta 分析（6 篇 RCT）显示感冒清热颗粒治疗小儿风寒感冒在发热减退时间、临床总有效率、咳嗽缓解时间、鼻塞缓解时间、中医证候积分改善情况方面，均优于对照组（小儿氨酚黄那敏颗粒）。（证据级别：Ⅰa）

4. 中成药联用：黄庆益的 RCT 显示云实感冒合剂（由生姜、云实皮、马鞭草以及蓝布正组成）联合感冒清热颗粒治疗小儿风寒感冒，两种功效相似的中成药相须为用，可改善其临床疗效，并促进临床症状消失，且提高肺功能，使患儿早日康复。（证据级别：Ⅱa）

5. 超药品说明书用药：夏本立等的 RCT 显示抗病毒口服液和感冒清热颗粒“寒热并用”预防甲型 H1N1 流感，可增加血清抗体滴度，对甲型 H1N1 流感密切接触者具有预防作用。（证据级别：Ⅱa）

【用药交代】

1. 忌烟、酒及辛辣、生冷、油腻食物。

2. 不宜在服药期间同时服用复方阿胶浆、六味地黄丸等滋补性中成药。

3. 糖尿病患者及有高血压、心脏病、肝病、肾病等患者或正在接受其他治疗的患者，均应在医生指导下服用。

4. 体温超过 38.5℃的患者，应去医院就诊。

5. 服药 3 日后症状无改善，或出现发热、咳嗽加重，并有其他严重症状如胸闷、心悸等时应去医院就诊。

6. 风热感冒者不适用，其表现为发热重，微恶风，有汗，口渴，鼻流浊涕，咽喉红肿热痛，咳吐黄痰。

7. 与环孢素 A 合用，可能引起环孢素 A 血药浓度增高，故不宜与环孢素 A 联用。

8. 药名有清热二字，然本方为轻宣辛散之剂，清热之力不强。

【药品属性】基药、甲类 OTC、医保甲类。

（马金岚）

银翘解毒颗粒

【成　　分】金银花、连翘、薄荷、荆芥、淡豆豉、牛蒡子（炒）、桔梗、淡竹叶、甘草。

【功能主治】疏风解表，清热解毒。用于风热感冒，症见发热头痛，咳嗽口干，咽喉疼痛。

【组方原理】本方出自《温病条辨》之银翘散，为辛凉平剂。方中金银花、连翘辛凉透邪，清热解毒，为君药。薄荷、荆芥、淡豆豉辛散表邪，透热外出；其中淡豆豉、荆芥温而不燥，又与金银花、连翘同用，增强其疏散清热之力；共为臣药。牛蒡子（炒）、桔梗宣肺止咳，清利咽喉；淡竹叶甘凉轻清，以清热生津止咳；均为佐药。甘草调和诸药，为使药。诸药合用，共奏疏风解表，清热解毒之功。

【规　　格】每袋装 15 g。

【用法用量】开水冲服。一次 15 g，一日 3 次；重症者加服 1 次。

【不良反应】偶见胃肠道不适症状。

【药理作用】具有解热，抗菌，抗炎，镇痛，抗病毒的作用。

【适应病证】

感冒（上呼吸道感染）等属风热表证者。

【用药思路】

1. 辨证用药：风热表证。

2. 辨症用药

（1）主症：发热，微恶风寒，咽痛。

（2）次症：头痛，咳嗽，汗出不畅，口渴，鼻塞流涕。

（3）舌脉：苔薄白或薄黄，舌尖红，脉浮数。

3. 辨病与辨证相结合用药：同荆防颗粒（1）。

4. 中西药联用：李琛等的 RCT 显示银翘解毒颗粒联合阿比多尔片治疗甲型流感 7 日，治疗组的总有效率明显高于对照组（97.92% vs 83.33%）；治疗组在退热时间、咳嗽消失时间、咽喉疼痛消失时间及病毒转阴时间上均短于对照组；两组血清 C 反应蛋白（CRP）、白细胞介素 -1β（IL-1β）、单核细胞趋化蛋白 -1（MCP-1）、血清淀粉样蛋白（SAA）、肿瘤坏死因子 -α（TNF-α）水平均显著下降，且治疗组最明显。（证据级别：Ⅱa）

5. 超药品说明书用药：刘婷等的 RCT 显示利巴韦林与银翘解毒颗粒治疗手足口病（HFMD）的总有效率为 94.74%，高于对照组的 73.68%；观察组疱疹恢复，口腔溃疡消退，食欲恢复，体温恢复时间均低于对照组。（证据级别：Ⅱa）

【用药交代】

1. 忌烟、酒及辛辣、生冷、油腻食物。

2. 不宜在服药期间同时服用复方阿胶浆、六味地黄丸等滋补性中成药。

3. 本方为“辛凉平剂”，清宣凉透，适用于外感风热初起，邪在肺卫，治疗表证；非清解里热，治疗里证。

4. 风寒感冒者不适用。

5. 糖尿病患者及有严重高血压、心脏病、肝病、肾病等慢性病患者，应在医生指导下服用。

6. 体温超过 38.5℃的患者，应去医院就诊。

7. 服药 3 天症状无缓解，应去医院就诊。

【药品属性】基药、乙类 OTC、医保甲类。

（马金岚）

藿香正气口服液

【成　　分】苍术、陈皮、厚朴（姜制）、白芷、茯苓、大腹皮、生半夏、甘草浸膏、广藿香油、紫苏叶油。

【功能主治】解表化湿，理气和中。用于外感风寒、内伤湿滞或夏伤暑湿所致的感冒，症见头痛昏重，胸膈痞闷，脘腹胀痛，呕吐泄泻；胃肠型感冒见上述证候者。

【组方原理】本方出自《太平惠民和剂局方》之藿香正气散。方中广藿香油解表散风寒，芳香化湿浊，辟秽和中，升清降浊，为君药。紫苏叶油、白芷辛温发散，助广藿香油外散风寒，芳化湿浊，为臣药。厚朴（姜制）、大腹皮行气燥湿，除满消胀；生半夏、陈皮燥湿和胃，降逆止呕；苍术、茯苓燥湿健脾，和中止泻；共为佐药。使以甘草浸膏调和脾胃，并调和药性。诸药相合，内外兼治，表里双解，共奏解表化湿，理气和中之效。

【规　　格】每支装 10 ml。

【用法用量】口服。一次 5 ~ 10 ml，一日 2 次，用时摇匀。

【不良反应】恶心，呕吐，皮疹，瘙痒，头晕等。

【药理作用】具有止吐，镇痛，解痉，增强细胞免疫功能和抑菌作用。

【适应病证】胃肠型感冒等属暑湿证者。

【用药思路】

1. 辨证用药：暑湿证。

2. 辨症用药

（1）主症：腹泻，呕吐，寒热头痛。

（2）次症：肢体困重，胸膈痞闷，脘腹胀痛，恶心，食少纳呆。

（3）舌脉：苔白腻或黄腻，脉濡或滑或濡数。

3. 辨病与辨证相结合用药

（1）同荆防颗粒（1）。

（2）张声生等的 RCT 显示藿香正气口服液可改善胃肠型感冒暑湿证，在提高 3 日痊愈率、缩短病程、改善治疗 3 日后症状积分方面，高剂量组、低剂量组与安慰剂组，组间两两比较，差异均有统计学意义，且存在一定的量效关系，但在治疗 5 日后的疗效指标中，虽然组间、组内比较差异有统计学意义，但量效关系不明显，原因主要与该疾病属于自限性疾病有关。藿香正气口服液的优势在于能在发病的早期有效阻断疾病发展，缩短病程，且疗效随剂量增加而提高。故对于胃肠型感冒暑湿证患者，尤其是伴有恶心或（和）呕吐，肢体困重等症状的患者，若能及早用药（必要时双倍剂量用药），将会有更大的获益。（证据级别：Ⅰb）

4. 中成药联用：阎博华等的 RCT 显示藿香正气口服液和金蒿解热颗粒联合使用，可有效提高社区居民预防感冒等呼吸道疾病的保护率。（证据级别：Ⅰb）

【用药交代】

1. 忌烟、酒及辛辣、生冷、油腻食物，饮食宜清淡。

2. 不宜在服药期间同时服用复方阿胶浆、六味地黄丸等滋补性中成药。

3. 有严重高血压、心脏病、肝病、糖尿病、肾病等慢性病患者，应在医生指导下服用。

4. 儿童、孕妇、哺乳期妇女慎用，且应有医生指导；年老体弱者应在医生指导下服用。

5. 吐泻严重者应及时去医院就诊。

6. 本品含生半夏，应严格按用法用量服用，不宜过量或长期服用。用药后如出现说明书描述的不良反应或其他不适时应停药，症状严重者应及时去医院就诊。同时要注意“十八反”配伍禁忌。

7. 服药 3 日症状无缓解，应去医院就诊。

8. 临床应注意与藿香正气水的不同，藿香正气水中含有 40% ~ 50% 的乙醇，不适合儿童、酒精过敏或正在服用头孢类药物、呋喃唑酮、甲硝唑、替硝唑等的人使用。

9. 本品适用于暑病属“阴暑”者，即因暑而受寒者，而非在暑热或高温环境下中暑者。

【药品属性】基药、甲类 OTC、医保甲类。

（马金岚）

玉屏风颗粒

【成　　分】黄芪、白术（炒）、防风。

【功能主治】益气，固表，止汗。用于表虚不固，自汗恶风，面色㿠白，或体虚易感风邪者。

【组方原理】本方来源于危亦林《世医得效方》玉屏风散。黄芪益气固表，实卫而止汗，为君药。白术（炒）健脾益气，助黄芪益气固表而为臣药。防风走表而御风邪，为佐药。黄芪得防风，固表不留邪；防风得黄芪，祛邪不伤正。补中有散，散中有补，共奏益气，固表，止汗之功。

【规　　格】每袋装 5 g（相当于饮片 10 g）。

【用法用量】开水冲服，一次 5 g，一日 3 次。

【不良反应】急性胃肠道反应。

【药理作用】具有增强免疫功能和抗变态反应的作用。

【适应病证】体虚易感风邪属表虚不固证者；反复呼吸道感染等属表虚不固证者。

【用药思路】

1. 辨证用药：表虚不固证。

2. 辨症用药

（1）主症：体虚易感，遇冷或风则发作。

（2）次症：自汗恶风，面色㿠白，体倦乏力。

（3）舌脉：舌质淡，苔薄白，脉细弱。

3. 辨病用药

（1）《中成药治疗小儿反复呼吸道感染临床应用指南（2021 年）》推荐非感染期使用玉屏风颗粒可减少呼吸道感染次数。（证据级别：Ⅰa）

（2）《玉屏风颗粒在儿童呼吸系统疾病中的临床应用专家共识》推荐玉屏风颗粒可治疗儿童反复呼吸道感染（非感染期、缓解期）、支气管哮喘（非急性发作期）及过敏性鼻炎。（证据级别：Ⅴ）

4. 辨病与辨证相结合用药：《中西医结合防治儿童反复呼吸道感染专家共识》将儿童反复呼吸道感染感染期辨证分型为风热证、风寒证、虚实夹杂证，感染间歇期辨证分型为肺脾气虚证、气阴两虚证、营卫失调证。（证据级别：Ⅴ）

风热证常用银翘解毒颗粒、小儿青翘颗粒等；风寒证常用风寒感冒颗粒、荆防颗粒等；虚实夹杂证常用馥感啉口服液等；肺脾气虚证常用玉屏风颗粒、参苓白术散等；气阴两虚证常用槐杞黄颗粒、生脉饮等；营卫失调证常用桂枝合剂等。

5. 中成药联用：梁玉玲等的 RCT 显示玉屏风颗粒联合六君子汤在哮喘迁延期风痰

内蕴，肺脾气虚证中，可显著改善患者临床症状及肺功能。（证据级别：Ⅱa）

6. 中西药联用

（1）张利丹等的 Meta 分析（16 篇 RCT）显示玉屏风颗粒联合西医常规治疗反复呼吸道感染可以提高总有效率，可在一定程度上提高患儿的免疫球蛋白水平，从而进一步提高身体素质，增强抵御外邪的能力，无严重的不良反应，且有助于减少抗生素的使用，从而减少抗生素耐药性及抗生素滥用等临床问题的发生。（证据级别：Ⅰa）

（2）冯雍等的 Meta 分析（23 篇 RCT）显示玉屏风颗粒联合常规西药治疗可显著提高儿童哮喘急性发作期和缓解期的治疗有效率，促进急性发作期症状缓解，减少缓解期急性发作，同时有助于改善肺功能、细胞免疫和体液免疫，降低炎症因子，减少呼吸道感染和急性发作次数。（证据级别：Ⅰa）

（3）《中成药治疗慢性阻塞性肺疾病临床应用指南（2021 年）》显示慢性阻塞性肺疾病稳定期患者症见易感冒，反复急性发作，自汗恶风，面色白（肺气虚证），使用玉屏风颗粒联合西医基础治疗，可改善急性发作次数。（证据级别：Ⅰa）

7. 内外同治

（1）朱瑞敏的 RCT 显示玉屏风颗粒联合针刺治疗过敏性鼻炎肺气虚寒型，可降低血清免疫球蛋白 E（IgE）、白细胞介素 –4（IL–4）、白细胞介素 –6（IL–6）水平，改善鼻塞，鼻痒，喷嚏等临床症状。（证据级别：Ⅱa）

（2）宋淑芬等的 RCT 显示透穴埋线（选穴：迎香、大椎、印堂、合谷、肺俞、脾俞）联合玉屏风颗粒治疗儿童过敏性鼻炎疗效确切，能改善患儿症状，提高免疫功能和生活质量。（证据级别：Ⅱa）

8. 超药品说明书用药

（1）郝文东等的 RCT 显示玉屏风颗粒联合厚朴排气合剂治疗气虚腑实型稳定期慢性阻塞性肺疾病患者疗效优于单纯西医治疗，能够明显减轻临床症状，改善肺功能，增强机体抵抗力，减轻炎症反应。（证据级别：Ⅱa）

（2） 汪李琴等的 Meta 分析（19 篇 RCT）显示玉屏风颗粒结合西药（鼻用糖皮质激素、口服抗组胺药物等）与单纯西药治疗相比能明显改善变应性鼻炎（AR）患者的鼻部症状。（证据级别：Ⅰa）

【用药交代】

1. 忌油腻食物。

2. 本品宜饭前服用。

3. 按照用法用量服用，小儿、孕妇、高血压、糖尿病患者应在医生指导下服用。

4. 服药 2 周或服药期间症状无明显改善，或症状加重者，应立即停药并去医院就诊。

5. 反复呼吸道感染等感染期（发作期）不宜单独使用。

6. 阴虚发热之盗汗者不宜使用。

【药品属性】基药、甲类 OTC、医保甲类。

（马金岚）

金花清感颗粒

【成　　分】金银花、石膏、蜜麻黄、炒苦杏仁、黄芩、连翘、浙贝母、知母、牛蒡子、青蒿、薄荷、甘草。

【功能主治】疏风宣肺，清热解毒。用于单纯型流行性感冒轻症，中医辨证属风热犯肺证者，症见发热，头痛，全身酸痛，咽痛，咳嗽，恶风或恶寒，鼻塞流涕，舌质红，舌苔薄黄，脉数。在新型冠状病毒感染的常规治疗中，可用于轻型、普通型引起的发热，咳嗽，乏力。

【组方原理】本方由《伤寒论》麻杏石甘汤和《温病条辨》银翘散加减化裁而成。方中金银花、石膏解表宣肺，外解内清，为君药。蜜麻黄、炒苦杏仁宣肺降气平喘；黄芩、连翘清热解毒；共同辅助君药增强疏风解表，宣降肺气之功；共为臣药。浙贝母清肺热化痰止咳；知母清热泻火；牛蒡子、青蒿透散邪热；薄荷疏风散热；共同佐助君药增强透散疫毒邪热，化痰利咽之效；共为佐药。甘草调和诸药而为使药。全方起到清热解毒，疏风宣肺之功。

【规　　格】每袋装 5 g（相当于饮片 17.3 g）。

【用法用量】开水冲服。一次 1 袋，一日 3 次。疗程 3 日。新型冠状病毒感染轻型、普通型：一次 1 ~ 2 袋，一日 3 次。疗程 5 ~ 7 日。

【不良反应】可见恶心，呕吐，腹泻，胃部不适，胃灼热，纳差等胃肠道不良反应；偶见用药后肝功能异常，心悸或皮疹。

【药理作用】具有抗病毒，抗氧化，免疫调节等作用。可通过对病毒活性的抑制，减少炎性因子的释放，促进机体淋巴细胞增殖，发挥抗病毒作用。

【适应病证】感冒（上呼吸道感染）、流行性感冒等属风热犯肺证者；轻型、普通型新型冠状病毒感染属风热犯肺证者；发热、咳嗽等属风热犯肺证者。

【用药思路】

1. 辨证用药：风热犯肺证。

2. 辨病用药：张佳莹等的队列研究显示金花清感颗粒治疗成人新型冠状病毒感染不改变病死率和住院时间，但可以缩短患者咳嗽、倦怠乏力等症状的持续时间，并可以缩短新型冠状病毒感染核酸转阴时间。新型冠状病毒感染与甲型 H1N1 流感同属外感时邪引起的呼吸道传染病，考虑金花清感颗粒对治疗甲型流感有效，故被《新型冠状病毒肺炎诊疗方案》用于治疗新型冠状病毒感染。（证据级别：Ⅰb）

3. 辨症用药

（1）主症：发热，咽喉肿痛，咳嗽。

（2）次症：头痛，全身酸痛，恶风或恶寒，乏力，鼻塞流涕，口渴。

（3）舌脉：舌质红，舌苔薄黄，脉数。

4. 辨病与辨证相结合用药

（1）同荆防颗粒（1）。

（2）《中医药治疗流感临床实践指南（2021）》将流感分为流感轻症（寒邪束表证、寒郁化热证、温邪郁卫证、温邪袭肺证、温阻气机证）、流感重症（热毒炽盛证、热毒闭肺证、热陷心包证、寒邪直中证）、流感危重症（邪气闭肺证、邪闭血分证、邪闭心包证）、流感恢复期。（证据级别：Ⅰa）

寒邪束表证常用荆防颗粒等；寒郁化热证常用感冒清热颗粒等；温邪郁卫证常用银翘解毒颗粒、抗病毒颗粒等；温邪袭肺证常用桑菊感冒颗粒、金花清感颗粒等；温阻气机证常用甘露消毒丹等；热毒炽盛证常用牛黄解毒片等；热毒闭肺证常用连花清瘟颗粒等；热陷心包证常用紫雪丹、至宝丹等；寒邪直中证常用小活络丸等；邪气闭肺证常用痰热清注射液等；邪闭血分证常用犀角地黄丸等；邪闭心包证常用安宫牛黄丸等。

（3）《新型冠状病毒肺炎中药合理使用专家共识（第一版）》将新型冠状病毒肺炎（现称新型冠状病毒感染）分为轻型（寒湿郁肺证、湿热蕴肺证）、普通型（湿毒郁肺证、寒湿阻肺证）、重型（疫毒闭肺证、气营两燔证）、危重型（内闭外脱证）和恢复期（肺脾气虚证、气阴两虚证）。（证据级别：Ⅴ）

寒湿郁肺证常用通宣理肺丸、散寒化湿颗粒、清肺排毒颗粒等；湿热蕴肺证常用金花清感颗粒、连花清瘟颗粒等；湿毒郁肺证常用宣肺败毒颗粒等；寒湿阻肺证常用正柴胡饮颗粒等；疫毒闭肺证常用化湿败毒颗粒等；气营两燔证常用喜炎平、血必净等中药注射液；内闭外脱证常用血必净、参附、生脉等中药注射液；肺脾气虚证常用参苓白术散等；气阴两虚证常用生脉饮等。

（4）张家萌等的 RCT 显示金花清感颗粒治疗流感样病例（风热犯肺证）疗程为 3 日，中医证候疗效总有效率为 97.2%。（证据级别：Ⅰb）

（5）李国勤等的 RCT 显示金花清感颗粒治疗流行性感冒风热犯肺证安全、有效，临床常规剂量为其适合剂量。研究显示低剂量组在某些方面疗效优于高剂量组，高剂量组未出现线性疗效相关而且不良事件增加。（证据级别：Ⅰb）

5. 中西药联用：段璨等的 RCT 显示金花清感颗粒联合西医常规治疗（包括抗病毒、抗感染等对症治疗）轻型新型冠状病毒感染，能有效改善发热，咳嗽，乏力，咳痰症状，缓解焦虑情绪，但可能会加重腹泻等胃肠道症状。（证据级别：Ⅱa）

【用药交代】

1. 运动员及脾胃虚寒者慎用。

2. 本品用于温病初起，尚无研究数据支持用于体温 ≥ 39.1 ℃，或血白细胞 > 11.0×10^9/L，或中性粒细胞 ≥ 75%，或重症流感者。

3. 既往有肝脏病史或用药前肝功能异常者慎用。

4. 服药期间不宜同时服用复方阿胶浆、六味地黄丸等滋补性中药。

5. 服药期间忌烟、酒及辛辣、生冷、油腻食物。

6. 本品尚无研究数据支持用于孕妇、哺乳期妇女、儿童及老龄人群。

【药品属性】基药、处方药、医保乙类。

（马金岚）

连花清瘟颗粒

【成　　分】连翘、金银花、炙麻黄、炒苦杏仁、石膏、板蓝根、绵马贯众、鱼腥草、广藿香、大黄、红景天、薄荷脑、甘草。

【功能主治】清瘟解毒，宣肺泄热。用于流行性感冒属热毒袭肺证，症见发热，恶寒，肌肉酸痛，鼻塞流涕，咳嗽，头痛，咽干咽痛，舌偏红，苔黄或黄腻。在新型冠状病毒感染的常规治疗中，可用于轻型、普通型引起的发热，咳嗽，乏力。

【组方原理】本方由《伤寒论》麻杏石甘汤和《温病条辨》银翘散加减化裁而来。方中金银花、连翘清热解毒，轻宣透表，疏散风热，共为君药。炙麻黄善开腠发汗，宣肺平喘，开闭郁之肺气；炒苦杏仁降利肺气，与炙麻黄相伍，一宣一降，加强宣肺平喘之功；共为臣药。石膏清泄肺热；板蓝根清热解毒，消肿利咽；绵马贯众清热解毒，除瘟透邪；鱼腥草解毒消痈排脓；广藿香芳香化浊；大黄攻下泻火，使热从便出；红景天补气清肺；薄荷脑清热解毒，消肿止痛；共为佐药。甘草调和诸药，为使药。诸药合用，共奏清瘟解毒，宣肺泄热之功。

【规　　格】每袋装 6 g。

【用法用量】口服。一次 1 袋，一日 3 次。新型冠状病毒感染轻型、普通型疗程为 7 ～ 10 日。

【不良反应】恶心，呕吐，腹泻，腹痛，腹胀，口干，以及皮疹，瘙痒。

【药理作用】具有抗菌，抗病毒，抗炎，镇痛，调节免疫等作用。

【适应病证】感冒（上呼吸道感染）、流行性感冒属热毒袭肺证者；轻型、普通型新型冠状病毒感染属热毒袭肺证者；发热、咳嗽等属热毒袭肺证者。

【用药思路】

1. 辨证用药：热毒袭肺证。

2. 辨症用药

（1）主症：恶寒发热，肌肉酸痛，咽喉肿痛。

（2）次症：鼻塞流涕，咳嗽，头痛，乏力。

（3）舌脉：舌偏红，苔黄或黄腻。

3. 辨病与辨证相结合用药

（1）同荆防颗粒（1）。

（2）同金花清感颗粒（2）（3）。

4. 中成药联用：李乾静等的 RCT 显示在新型冠状病毒感染确诊病例的治疗中，应用连花清瘟颗粒结合中药汤药（方剂一：麸炒苍术 10 g，砂仁 9 g，麸炒薏苡仁 15 g，厚朴 12 g，豆蔻 12 g，清半夏 9 g，竹叶 10 g，杏仁 10 g，藿香 10 g，石菖蒲 12 g，桂枝 12 g，麻黄 10 g。方剂二：陈皮 12 g，清半夏 12 g，党参 10 g，黄芪 20 g，茯苓 20 g，广藿香 10 g，砂仁 6 g，麸炒白术 20 g，炒鸡内金 10 g，六神曲 10 g，焦山楂 10 g，炒麦芽 15 g）可有效缓解患者的咳嗽，咳痰，发热以及气促等症状 。（证据级别：Ⅱa）

5. 中西药联用：陈新等的 RCT 显示急性流行性感冒患者采用连花清瘟颗粒联合奥司他韦治疗效果显著，可改善患者临床症状，缩短临床症状缓解时间，降低血清炎症因子水平。（证据级别：Ⅱa）

6. 超药品说明书用药

（1）吴丽引等的 Meta 分析（7 篇 RCT）显示连花清瘟颗粒能通过缩短退热时间、咳嗽时间、啰音持续时间、改善血清炎性因子和细胞免疫学指标，加快小儿肺炎患者的康复速度，可作为临床治疗儿童支原体肺炎（MPP）的辅助手段，通过结合西医常规治疗来缩短病程进而改善预后、提高生活质量。（证据级别：Ⅰa）

（2）赵月华等的 RCT 显示连花清瘟颗粒联合阿奇霉素治疗 MPP 可减轻机体炎症反应，提高支气管镜下黏膜修复率及支原体 –IgM（MP–IgM）转阴率，改善肺功能。（证据级别：Ⅱa）

【用药交代】

1. 服药期间忌烟、酒及辛辣、生冷、油腻食物。
2. 服药期间不宜同时服用复方阿胶浆、六味地黄丸等滋补性中药。
3. 高血压、心脏病患者慎用。
4. 肝病、糖尿病、肾病等慢性病严重者应在医生指导下服用。
5. 本品重用苦寒凉血清热之品，清热解毒之力尤甚，风寒感冒、体虚便溏者慎服。
6. 运动员慎用。

【药品属性】基药、处方药、医保甲类。

（马金岚）

抗病毒颗粒（无蔗糖）

【成　　分】板蓝根、连翘、石膏、知母、芦根、地黄、广藿香、石菖蒲。

【功能主治】清热祛湿，凉血解毒。用于风热感冒，上呼吸道感染，流感。

【组方原理】本方由《疫疹一得》清瘟败毒饮加减化裁而成。方中板蓝根能清热解毒，凉血利咽散结，为君药。石膏、知母、芦根清泄肺热以清热生津，除烦止渴，为臣药。连翘疏散风热；地黄滋阴清肺；石菖蒲、广藿香辟浊祛湿，化痰畅中；共为佐药。诸药合用，共奏清热祛湿，凉血解毒之效。

【规　　格】每袋装 4 g（无蔗糖）。

【用法用量】开水冲服，一次 4 g（1 袋），一日 3 次。

【不良反应】恶心，呕吐，腹泻，腹痛，腹胀，腹部不适，皮疹，瘙痒，过敏反应等。

【药理作用】具有抗病毒，抗菌，抗内毒素，解热及调节免疫功能等作用。

【适应病证】感冒（上呼吸道感染）、流行性感冒等属风热夹湿证者。

【用药思路】

1. 辨证用药：风热夹湿证。

2. 辨症用药

（1）主症：发热，咽喉肿痛。

（2）次症：头痛，胸闷，肌肉酸痛，鼻塞，口渴，汗出，咳嗽 。

（3）舌脉：舌红，苔白或黄腻，脉浮数或濡。

3. 辨病与辨证相结合用药

（1）同荆防颗粒（1）。

（2）同金花清感颗粒（2）。

（3）张舒华的 RCT 显示抗病毒颗粒治疗流行性感冒外感风热，内伤湿滞证，临床主要症状缓解时间、完全退热时间、对乙酰氨基酚使用剂量、中医证候疗效、并发症发生率、多数单项症状消失率与奥司他韦胶囊疗效相当，且针对早期头昏，胸闷的消失率，抗病毒颗粒优于奥司他韦胶囊。（证据级别：Ⅰb）

4. 中成药联用：秦庆寅等的 RCT 显示山香圆颗粒联合抗病毒颗粒治疗组，患儿流涕及鼻塞停止时间、退热时间、咽部充血消失时间、咳嗽停止时间均早于抗病毒颗粒治疗组，总有效率达 91.6%，治疗过程中及治疗后均未见明显的不良反应。（证据级别：Ⅱa）

5. 超药品说明书用药：徐波的 RCT 显示使用抗病毒颗粒治疗慢性牙龈炎临床效果显著，患者的牙龈指数明显下降，疼痛感消失较快。（证据级别：Ⅱa）

【用药交代】

1. 忌烟、酒及辛辣、生冷、油腻食物。

2. 不宜在服药期间同时服用复方阿胶浆、六味地黄丸等滋补性中成药。

3. 高热，体温超过 38.5℃的患者，请去医院就诊。

4. 高血压、心脏病、肝病、糖尿病、肾病等患者应在医生指导下服用。

5. 临床症状较重、病程较长或合并有细菌感染的患者，应去医院就诊。

6. 本品为大寒解表之剂，不宜长期服用，服药 3 天症状无缓解，应去医院就诊。

7. 脾胃虚寒泄泻者慎服。

8. 久病体虚者如出现腹泻时慎用。

【药品属性】处方药、医保乙类。

（马金岚）

抗感颗粒

【成　　分】金银花、赤芍、绵马贯众。

【功能主治】清热解毒。用于外感风热引起的感冒，症见发热，头痛，鼻塞，喷嚏，咽痛，全身乏力，酸痛。

【组方原理】本方由传统大锅汤主要成分金银花、绵马贯众加赤芍组成，方中金银花清热解毒，芳香透邪，疏散风热，为君药。赤芍清热凉血，化瘀散肿；绵马贯众清热解毒，除瘟透邪；共为臣药。三药合用，皆清气分、血分之热，清热解毒之力强。

【规　　格】每袋装 10 g。

【用法用量】开水冲服。一次 10 g，一日 3 次；儿童装抗感颗粒（每袋装 5 g）：1 ~ 5 岁，0.5 袋；6 ~ 9 岁，1 袋；10 ~ 14 岁，1.5 袋；15 岁以上，2 袋，一日 3 次。

【不良反应】腹泻，腹痛，恶心，呕吐，皮疹，瘙痒，荨麻疹等。

【药理作用】具有解热，抗炎，抗病原微生物感染的作用。

【适应病证】感冒（上呼吸道感染）、流行性感冒等属风热表证者。

【用药思路】

1. 辨证用药：风热表证。

2. 辨症用药

（1）主症：鼻塞，流涕，咽喉肿痛。

（2）次症：发热，头痛，恶寒，喷嚏，全身乏力，身痛。

（3）舌脉：舌质红少津，苔薄黄，脉浮数。

3. 辨病与辨证相结合用药

（1）同荆防颗粒（1）。

（2）胡思源等的 RCT 显示抗感颗粒治疗小儿流行性感冒风热犯表证能缩短完全退热时间、临床痊愈时间；提高中医证候疗效，缓解发热，咽痛，优于利巴韦林颗粒。（证据级别：Ⅰb）

4. 中西药联用：韩千禧等的 Meta 分析（12 篇 RCT）显示抗感颗粒联合奥司他韦治疗儿童流行性感冒可使患儿外周血白细胞总数、中性粒细胞百分比异常率以及血清 C 反应蛋白水平均呈明显改善。（证据级别：Ⅰa）

5. 超药品说明书用药

（1）张家燕等的 RCT 显示复方木芙蓉涂鼻软膏联合抗感颗粒可迅速改善婴幼儿急性鼻炎临床症状。（证据级别：Ⅱa）

（2）张迎庆的 RCT 显示蒲地蓝口服液联合抗感颗粒治疗小儿流行性腮腺炎，治愈率高，且可缩短病程，并发症少。（证据级别：Ⅱa）

（3）白允保等的 RCT 显示抗感颗粒联合更昔洛韦对病毒性肺炎患儿具有确切的临床疗效，是尽快缓解患儿临床表现、改善肺功能及稳定病情的安全有效途径，并能进一步增强免疫功能和减轻炎症反应。（证据级别：Ⅱa）

（4）赵华清等的 RCT 显示抗感颗粒联合利巴韦林治疗小儿手足口病（HFMD）的疗效确切，患儿的临床症状和免疫功能可迅速被改善，炎症因子水平得到有效降低。（证据级别：Ⅱa）

【用药交代】

1. 忌烟、酒及辛辣、生冷、油腻食物。

2. 不宜在服药期间同时服用复方阿胶浆、六味地黄丸等滋补性中成药。

3. 本品善清气分、血分之热，风寒感冒者不适用。

4. 高血压、心脏病、肝病、糖尿病、肾病等患者应在医生指导下服用。

5. 孕妇慎服；儿童、哺乳期妇女、年老体弱及脾虚便溏者应在医生指导下服用。

6. 发热，体温超过 38.5℃的患者，应去医院就诊。

7. 服药 3 天症状无缓解，应去医院就诊。

8. 本品有儿童装，每袋装 5 g，为儿童专用药。

【药品属性】甲类 OTC、非医保。

（马金岚）

急支糖浆

【成　　分】鱼腥草、金荞麦、四季青、麻黄、紫菀、前胡、枳壳、甘草。

【功能主治】清热化痰，宣肺止咳。用于外感风热所致的咳嗽，症见发热，恶寒，胸膈满闷，咳嗽咽痛；急性支气管炎、慢性支气管炎急性发作见上述证候者。

【组方原理】本方由《太平惠民和剂局方》甘麻汤和《类证治裁》安嗽化痰汤加减化裁而成。方中鱼腥草长于清肺解毒，为君药。金荞麦、四季青清热泻火，排脓解毒，加强君药清肺热之功，为臣药。麻黄宣肺降气，止咳平喘；前胡宣散风热，降气化痰，止咳平喘；紫菀化痰止咳；枳壳疏利气机；共为佐药。甘草化痰止咳，调和诸药，为使药。诸药合用，共奏清热化痰，宣肺止咳之功。

【规　　格】每 1 ml 相当于饮片 0.66 g。

【用法用量】口服。一次 20 ~ 30 ml，一日 3 ~ 4 次；儿童 1 岁以内一次 5 ml，1 ~ 3 岁一次 7 ml，3 ~ 7 岁一次 10 ml，7 岁以上一次 15 ml，一日 3 ~ 4 次。

【不良反应】偶见药疹、痉挛性咳嗽。

【药理作用】具有抗炎，抗菌，抗病毒，镇咳，祛痰等作用。

【适应病证】外感咳嗽等属风热犯肺证者；急性支气管炎、慢性支气管炎急性发作等属风热犯肺证者。

【用药思路】

1. 辨证用药：风热犯肺证。

2. 辨病用药：陈延军等的 RCT 显示急支糖浆治疗单纯急性气管支气管炎的疗效优于阿莫西林胶囊，痊愈率 91.7%，高于阿莫西林组的 73.3%。（证据级别：Ⅱa）

3. 辨症用药

（1）主症：发热，恶寒，咳嗽，咽痛，咳痰，喘息，胸膈满闷。

（2）次症：汗出，痰稠色黄，口渴欲饮，咽红。

（3）舌脉：舌尖红，苔薄黄，脉浮数。

4. 辨病与辨证相结合用药：《咳嗽病（急性气管支气管炎）中医临床路径（2018 年版）》将咳嗽病（急性气管支气管炎）分为风寒袭肺证、风热犯肺证、燥邪犯肺证、痰热壅肺证、痰湿阻肺证、肺气虚证、气阴两虚证等。（证据级别：Ⅰa）

风寒袭肺证常用杏苏止咳颗粒、通宣理肺丸等；风热犯肺证常用双清口服液、急支糖浆等；燥邪犯肺证常用清燥润肺合剂、蜜炼川贝枇杷膏等；痰热壅肺证常用清气化痰丸、橘红颗粒等；痰湿阻肺证常用二陈丸、苏子降气丸等；肺气虚证常用蛤蚧党参膏、固本咳喘片等；气阴两虚证常用生脉饮等。

5. 中西药联用

（1）刘启洁等的 RCT 显示急支糖浆联合阿奇霉素治疗小儿支原体肺炎可调节患儿血清炎症因子水平，抑制患儿氧自由基产生。（证据级别：Ⅱa）

（2）王丽珍等的 RCT 显示肺炎支原体对大环内酯类药物产生的耐药阻碍了药物疗效，中成药急支糖浆可降低肺炎支原体的耐药性。布地奈德、异丙托溴铵氧气驱动雾化吸入加用口服急支糖浆可以作为小儿支原体肺炎的治疗方式之一。（证据级别：Ⅱa）

【用药交代】

1. 忌烟、酒及辛辣、生冷、油腻食物。

2. 不宜在服药期间同时服用复方阿胶浆、六味地黄丸等滋补性中成药。

3. 支气管扩张、肺脓肿、肺心病、肺结核患者出现咳嗽时应去医院就诊。

4. 高血压、心脏病患者慎用。糖尿病患者及有严重肝病、肾病等慢性病者应在医生指导下服用。

5. 儿童、孕妇、哺乳期妇女、年老体弱者应在医生指导下服用。

6. 服药期间，若患者体温超过 38.5℃，或出现喘促气急者，或咳嗽加重、痰量明显增多应去医院就诊。

7. 服药 3 天症状无缓解，应去医院就诊。

8. 运动员慎用。

9. 根据患者病情确定用药频次。

【药品属性】基药、甲类 OTC、医保乙类。

（马金岚）

苏黄止咳胶囊

【成　　分】麻黄、紫苏叶、地龙、蜜枇杷叶、炒紫苏子、蝉蜕、前胡、炒牛蒡子、五味子。

【功能主治】疏风宣肺，止咳利咽。用于风邪犯肺，肺气失宣所致的咳嗽，咽痒，痒时咳嗽，或呛咳阵作，气急，遇冷空气、异味等因素突发或加重，或夜卧晨起咳剧，多呈反复性发作，干咳无痰或少痰，舌苔薄白；感冒后咳嗽及咳嗽变异性哮喘见上述证候者。

【组方原理】本方为晁恩祥治疗“风咳”经验方。方中麻黄宣散肺中之邪，止咳平喘，为君药。前胡、炒紫苏子降气化痰，增强麻黄宣散之功；紫苏叶散寒气；炒牛蒡子疏散风热，宣肺利咽；蝉蜕疏风祛邪，利咽降气；蜜枇杷叶降气化痰；共为臣药。地龙清热平喘，解痉利肺；五味子益气敛肺止咳；共为佐药。诸药合用，重在疏风解痉，宣肺平喘，降气化痰。

【规　　格】每粒装 0.45 g。

【用法用量】口服。一次 3 粒，一日 3 次。疗程 7 ～ 14 天。

【不良反应】偶见恶心，呕吐，胃部不适、便秘、咽干。

【药理作用】具有止咳，祛痰，平喘，抗炎及免疫调节等作用。

【适应病证】感冒后咳嗽、咳嗽变异性哮喘、过敏性咳嗽等属风邪犯肺证者。

【用药思路】

1. 辨证用药：风邪犯肺证。

2. 辨症用药

（1）主症：咳嗽，咽痒，痒时咳嗽，或呛咳阵作，气急，遇冷空气、异味等因素突发或加重，或夜卧晨起咳剧，多呈反复性发作，干咳无痰或少痰。

（2）次症：鼻塞，打喷嚏，咽干。

（3）舌脉：舌苔薄白，脉浮数。

3. 辨病与辨证相结合用药

（1）《中成药治疗成人支气管哮喘临床应用指南（2021 年）》《中成药临床应用指南・呼吸系统疾病分册》显示支气管哮喘分急性发作期、慢性持续期和临床缓解期 3 期，包括咳嗽变异性哮喘、胸闷变异性哮喘、隐匿性哮喘、运动性哮喘等。有寒哮证、热哮证、风咳证、气虚证、肾虚证、气虚寒哮证、肾虚夹痰等。（证据级别：Ⅰa）

寒哮证常用寒喘祖帕颗粒等；热哮证常用止嗽立效丸、丹龙口服液；风咳证常用苏黄止咳胶囊等；气虚证常用人参保肺丸等；肾虚证常用蛤蚧定喘胶囊、百令胶囊等；气虚寒哮证常用平喘益气颗粒等；肾虚夹痰证常用喘可治注射液等。

（2）韩佳颖等的 Meta 分析（9 篇 RCT）显示，与其他西药、中成药相比，苏黄止咳胶囊能显著缩短咳嗽持续时间，治疗感染后咳嗽（PIC）风邪犯肺证疗效肯定。（证据级别：Ⅰa）

（3）李际强等的 Meta 分析（17 篇 RCT）显示苏黄止咳胶囊治疗感染后咳嗽（风邪犯肺证）疗效优于其他中成药及西药，差异具有统计学意义。（证据级别：Ⅰa）

（4）张燕萍等的 RCT 显示苏黄止咳胶囊治疗咳嗽变异性哮喘（CVA）（风邪犯肺证）的疗效显著，其疗效与降低患者气道高反应性、改善气道的敏感状态有一定的相关性。（证据级别：Ⅰb）

4. 中成药联用：杨红伟的 RCT 显示小青龙汤联合苏黄止咳胶囊治疗成人支气管哮喘效果好，可有效缓解患者的临床症状，减轻炎症反应，提高免疫功能。（证据级别：Ⅱa）

5. 中西药联用

（1）张涛等的 Meta 分析（11 篇 RCT）显示苏黄止咳胶囊联合西医常规治疗 CVA 疗效明显。苏黄止咳胶囊对 CVA 的治疗和控制可能有积极作用，能更好地改善咳嗽、咽痒等不适。（证据级别：Ⅰa）

（2）王建新等的 Meta 分析（18 篇 RCT）显示在长效支气管扩张剂（ICS-LABA）基础上联合应用苏黄止咳胶囊治疗成人 CVA 可提高临床疗效、改善肺功能、减轻炎症反应。（证据级别：Ⅰa）

（3）李阳等的 Meta 分析（6 篇 RCT）显示感染后咳嗽以对症治疗为主，在服用西药的同时联合中成药治疗，其止咳效果显著，其中苏黄止咳胶囊联合复方甲氧那明治疗感染后咳嗽有较好的临床应用疗效，可在一定程度上减轻患者被咳嗽困扰的痛苦。（证据级别：Ⅰa）

6. 内外同治：王冬雨等的 RCT 显示中药穴位贴敷（选穴：天突、大椎、肺俞、风门、中府、膻中）配合苏黄止咳胶囊内服治疗感冒后咳嗽患者，可进一步减轻咳嗽症状，促进咳嗽的消失，缩短病程，提高患者的生活质量。（证据级别：Ⅱa）

7. 超药品说明书用药：赵锐恒等的 Meta 分析（12 篇 RCT）显示西医常规治疗联合苏黄止咳胶囊可明显改善慢性阻塞性肺疾病患者第一秒用力呼气容积（FEV_1）、用力肺活量（FVC）、最大通气量（MVV）等肺功能指标，可显著提高临床治疗慢性阻塞性肺疾病的有效率，并且不增加不良反应事件。（证据级别：Ⅰa）

【用药交代】

1. 运动员慎用。

2. 尚无研究数据表明本品对外感发热、咽炎、慢性阻塞性肺疾病、肺癌、肺结核等有效。

3. 尚无研究数据支持本品可用于 65 岁以上 18 岁以下患者，以及妊娠期或哺乳期妇女。

4. 尚无研究数据支持本品可用于儿童 CVA。

5. 高血压、心脏病患者慎服。

6. 咳嗽痰多者不适宜。

【药品属性】基药、处方药、医保乙类。

（马金岚）

益肺胶囊

【成　　分】红参、蛤蚧、知母、桑白皮、川贝母、茯苓、甘草、苦杏仁（炒）。

【功能主治】补肾益肺，清热化痰，止咳平喘。用于久病咳喘，胸满多痰。

【组方原理】本方来自人参蛤蚧散。方中红参、蛤蚧补肺益肾，纳气平喘，为君药。桑白皮、苦杏仁（炒）、川贝母润肺散结，止咳化痰，泻肺平喘，共为臣药。茯苓健脾利湿；知母清热泻火，生津润燥；共为佐药。甘草调和诸药，为使药。诸药配伍，共奏补肺肾，定喘嗽，清热化痰之功，全方虚实并治，标本兼顾，适用于肺肾亏虚，兼有痰热之喘证。

【规　　格】每粒装 0.3 g。

【用法用量】口服，一次 4 粒，一日 3 次，小儿酌减；30 天为 1 个疗程，或遵医嘱。

【不良反应】恶心，呕吐，皮肤瘙痒，皮疹，过敏等不适症状。

【药理作用】具有抗菌，镇咳，平喘，提高免疫力等功效。

【适应病证】慢性阻塞性肺疾病属肺肾气虚证者。

【用药思路】

1. 辨证用药：肺肾气虚证。

2. 辨症用药

（1）主症：久病咳喘，气短，动则加重。

（2）次症：咳痰，胸闷，乏力。

（3）舌脉：舌淡红，苔薄少，脉沉细、细弱或细数。

3. 辨病与辨证相结合用药：《慢性阻塞性肺疾病中西医结合诊疗指南（2022 版）》显示慢性阻塞性肺疾病分为稳定期（肺气虚证、肺脾气虚证、肺肾气虚证、肺肾气阴两虚证）、急性加重期（风寒袭肺证、外寒内饮证、痰热壅肺证、痰浊阻肺证、痰蒙神窍证）、急性加重危险窗期。（证据级别：Ⅰa）

肺气虚证常用玉屏风颗粒等；肺脾气虚证常用六君子丸、人参健脾丸等；肺肾气虚证常用金匮肾气丸、百令胶囊、益肺胶囊等；肺肾气阴两虚证常用生脉饮、养阴清肺丸、蛤蚧定喘丸等；风寒袭肺证常用通宣理肺丸等；外寒内饮证常用小青龙颗粒等；痰热壅肺证常用痰热清注射液、疏风解毒胶囊等；痰浊阻肺证常用苏子降气丸、苓桂咳喘宁胶囊等；痰蒙神窍证常用清开灵注射液、苏合香丸、安宫牛黄丸等。

4. 中西药联用

（1）邓斌等的 RCT 显示益肺胶囊联合布地格福治疗慢性阻塞性肺疾病具有较好的疗效，能安全有效地改善患者临床症状，增强肺功能及提高生活质量，抑制体内炎症反应。（证据级别：Ⅱa）

（2）徐敏等的 RCT 显示益肺胶囊联合布地奈德雾化治疗慢性阻塞性肺疾病急性加重期（AECOPD）的疗效明显优于单一布地奈德雾化治疗，同时联合治疗方案还具有改善患者肺功能、调节免疫功能的优点。（证据级别：Ⅱa）

（3）马理华等的 RCT 显示益肺胶囊联合茚达特罗治疗慢性阻塞性肺疾病稳定期具有较好的临床疗效，能有效减轻患者气道黏液高分泌，保护肺功能，提高活动耐力，缓解炎症反应，抑制氧化应激。（证据级别：Ⅱa）

（4）陈余思等的 RCT 显示对 C、D 类慢性阻塞性肺疾病稳定期患者长期使用益肺胶囊联合噻托溴铵吸入剂能显著提高肺功能、提高患者运动耐量、改善动脉血气指标、延缓病情进展。（证据级别：Ⅱa）

（5）张辉等的 RCT 显示益肺胶囊联合噻托溴铵能更有效缓解慢性阻塞性肺疾病稳定期患者的临床症状，改善肺功能，增加活动耐力，减少急性加重。（证据级别：Ⅱa）

5. 内外同治：杨宏志的 RCT 显示三伏天灸配合益肺胶囊口服能明显减轻稳定期慢性阻塞性肺疾病患者症状，减少急性发作和住院次数，延缓肺功能下降。（证据级别：Ⅱa）

【用药交代】

1. 忌烟、酒及辛辣、生冷、油腻食物。

2. 不宜在服药期间同时服用复方阿胶浆、六味地黄丸等滋补性中成药。

3. 支气管扩张、肺脓肿、肺心病、肺结核患者出现咳嗽时应去医院就诊。

4. 儿童、年老体弱者应在医生指导下服用。

5. 服药 3 天症状无缓解，应去医院就诊。

【药品属性】处方药、非医保。

（马金岚）

二、儿科常用中成药

小儿柴桂退热口服液

【成　　分】柴胡、桂枝、葛根、浮萍、黄芩、白芍、蝉蜕。

【功能主治】发汗解表，清里退热。用于小儿外感发热。症见发热，头身痛，流涕，口渴，咽红，溲黄，便干。

【组方原理】本方由《伤寒论》小柴胡汤和桂枝汤加减化裁而成。方中柴胡、桂枝发汗解表，为君药。葛根、浮萍解肌透表，为臣药。白芍敛阴和营，以防君药发汗太过；黄芩清表里之热；蝉蜕疏散风热，清热利咽；共为佐药。诸药合用，共奏发汗解表，清里退热之功。

【规　　格】每 1 ml 相当于饮片 0.5 g。

【用法用量】口服。周岁以内，一次 5 ml；1 ~ 3 岁，一次 10 ml；4 ~ 6 岁，一次 15 ml；7 ~ 14 岁，一次 20 ml；一日 4 次，3 天为 1 个疗程。

【不良反应】偶见胃肠反应。有腹泻，皮疹，瘙痒，恶心，呕吐等不良反应报告。

【药理作用】具有解热，发汗，镇静，抗惊，抗炎，抗菌，抗病毒等作用。

【适应病证】小儿感冒等属外寒里热证者。

【用药思路】

1. 辨证用药：外寒里热证。

2. 辨症用药

（1）主症：发热。

（2）次症：头身痛，流涕，口渴，咽红，溲黄，便干。

（3）舌脉：舌红，苔白，脉滑数。

3. 辨病与辨证相结合用药：《小儿感冒中医诊疗指南（2009 版）》将小儿感冒辨证分为主证和兼证，主证包括风寒证、风热证、暑邪证和时疫证，兼证分为夹痰证、夹滞证和夹惊证，治疗原则以疏风解表为基本原则，根据不同证型相应治以辛温解表、辛凉解表、清暑化湿及清热解毒，治疗兼证时应在解表的基础上，分别佐以化痰，消导，镇惊之法，除了中药汤剂，还提出了中成药和中药外治法如药浴、灌肠、拔罐、针灸的使用剂量和方法。（证据级别：Ⅰa）

风寒证常用风寒感冒颗粒等；风热证常用小儿感冒颗粒、小儿双清颗粒等；暑邪证常用金银花露等；时疫证常用清开灵颗粒等；感冒夹痰证常用三拗片、小儿肺咳颗粒等；感冒夹滞证常用午时茶、清热化滞颗粒等；感冒夹惊证常用小儿金丹片、清开灵颗粒等。另有外寒里热证常用小儿柴桂退热口服液、小儿荆杏止咳颗粒等。

4. 中西药联用：李冰等的 RCT 显示对流行性感冒患者给予奥司他韦联合小儿柴桂退热口服液治疗可有效缩短疗程，快速缓解患者症状，让患者快速退热，有利于预防长时间高热引发的惊厥、脱水等并发症。（证据级别：Ⅱa）

【用药交代】

1. 忌烟、酒及辛辣、生冷、油腻食物。

2. 不宜在服药期间同时服用复方阿胶浆、六味地黄丸等滋补性中成药。

3. 婴儿应在医生指导下服用。

4. 糖尿病患儿、脾虚易腹泻者应在医生指导下服用。

5. 发热，体温超过 38.5℃的患者，应去医院就诊。

6. 按照用法用量服用，如病情较重或服药 2 天后疗效不明显者，应及时去医院就诊。

7. 本品寒热并用，为太阳少阳合治之剂，退热之力强，解表之力弱，风寒感冒重症不适宜。

【药品属性】基药、甲类 OTC、医保乙类。

（马金岚）

小儿消积止咳口服液

【成　　分】炒山楂、槟榔、枳实、蜜枇杷叶、瓜蒌、炒莱菔子、炒葶苈子、桔梗、连翘、蝉蜕。

【功能主治】清热肃肺，消积止咳。用于小儿饮食积滞，痰热蕴肺所致的咳嗽，夜间加重，喉间痰鸣，腹胀，口臭。

【组方原理】本方为名老中医毕可恩的临床经验方。方中炒山楂、槟榔，消食导滞，为君药。蜜枇杷叶、瓜蒌、桔梗、连翘，清肺化痰，宣散肺气，为臣药。炒葶苈子泻肺平喘；炒莱菔子消食化积兼降气化痰；蝉蜕清肺热，宣肺气；枳实行气消痰；均为佐药。桔梗除宣肺祛痰止咳外，还能引导诸药直达病所，为使药。诸药合用，食积一去，脾运功能恢复，绝生痰之源，肺气宣通，咳嗽自止。

【规　　格】每 1 ml 相当于饮片 1.0 g。

【用法用量】口服。周岁以内一次 5 ml，1 ~ 2 岁一次 10 ml，3 ~ 4 岁一次 15 ml，5 岁以上一次 20 ml，一日 3 次；5 天为 1 个疗程。

【不良反应】恶心，呕吐，腹泻，腹痛，腹部不适等胃肠系统表现；皮疹，瘙痒，呼吸困难等过敏反应表现；头晕，头痛等神经系统表现等。本品有用药后出现肝酶升高的个例病案报告。

【药理作用】具有镇咳，促进消化，祛痰等作用。

【适应病证】咳嗽，支气管炎等属痰热壅肺证者。

【用药思路】

1. 辨证用药：痰热壅肺证。

2. 辨症用药

（1）主症：咳嗽。

（2）次症：喉间痰鸣，夜间加重，痰黄质稠，腹胀，口臭。

（3）舌脉：舌质红，苔黄腻，脉滑数。

3. 辨病与辨证相结合用药

（1）《小儿支气管炎中医诊疗指南（2008）》显示小儿支气管炎分为风寒袭肺证、风热犯肺证、燥邪伤肺证、痰热壅肺证、痰湿蕴肺证、阴虚肺热证、肺脾气虚证。（证据级别：Ⅰa）

风寒袭肺证常用解肌宁嗽丸等；风热犯肺证常用急支糖浆、小儿紫贝宣肺糖浆等；燥邪伤肺证常用清燥润肺合剂等；痰热壅肺证常用复方鲜竹沥口服液、小儿消积止咳口服液等；痰湿蕴肺证常用橘红痰咳液等；阴虚肺热证常用养阴清肺口服液等；肺脾气虚证常用玉屏风颗粒等。另有风寒化热证常用小儿荆杏止咳颗粒等。

（2）《小儿肺炎咳嗽中医诊疗指南（2008）》显示小儿肺炎咳嗽分为常证（风寒闭肺证、风热闭肺证、痰热闭肺证、毒热闭肺证、阴虚肺热证、肺脾气虚证）、变证（心阳虚衰证、邪陷厥阴证）。（证据级别：Ⅰa）

风寒闭肺证常用儿童清肺口服液等；风热闭肺证常用小儿肺热咳喘颗粒等；痰热闭肺证常用小儿宣肺止咳颗粒、小儿消积止咳口服液等；毒热闭肺证常用牛黄蛇胆川贝液等；阴虚肺热证常用养阴清肺丸等；肺脾气虚证常用玉屏风颗粒等；心阳虚衰证常用参附注射液等；邪陷厥阴证常用清开灵注射液等。

4. 超药品说明书用药：李天力等的 Meta 分析（17 篇 RCT）显示在口服及静脉注射阿奇霉素基础上联用小儿消积止咳口服液在退热时间、咳嗽消失时间和肺部啰音消失时间、肺部 X 线浸润影消失时间均短于单用阿奇霉素组的治疗时间，能提高小儿支原体肺炎的临床疗效。（证据级别：Ⅰa）

【用药交代】

1. 本品具有清热导滞的功效，服用后可能出现排便频次增加或腹泻，如症状严重应停药并及时就诊。

2. 大便稀溏者慎用。

3. 本品处方中含“瓜蒌”，不宜与含有乌头（包括川乌、草乌、附子）的中药方剂或成药同时服用。

【药品属性】基药、处方药、医保甲类。

（马金岚）

开喉剑喷雾剂（儿童型）

【成　　分】八爪金龙、山豆根、蝉蜕、薄荷脑。

【功能主治】清热解毒，消肿止痛。用于急、慢性咽喉炎，扁桃体炎，咽喉肿痛，口腔炎，牙龈肿痛。

【组方原理】本方为苗医验方。方中八爪金龙清咽利喉，止痛消肿，为君药。山豆根清热解毒，消肿利咽，为臣药。蝉蜕、薄荷脑清热利咽，为佐使药。诸药合用，共奏清热解毒，消肿止痛之功。

【规　　格】每 1 ml 相当于饮片 0.7 g，含薄荷脑 1 mg。

【用法用量】喷患处。每次适量，一日数次。

【不良反应】偶见轻度恶心，呕吐，一般可自行缓解；罕见过敏反应如皮疹，瘙痒，停药后可自行消退。

【药理作用】具有消炎，止痛等作用。

【适应病证】用于急、慢性咽炎属肺胃热盛证者；扁桃体炎属肺胃热盛证者；口腔炎属肺胃热盛证者。

【用药思路】

1. 辨证用药：肺胃热盛证。

2. 辨病用药：叶俊丽等的 Meta 分析（12 篇 RCT）显示开喉剑喷雾剂直达口咽、鼻咽等病变部位，局部药物浓度高，起效迅速，作用于小儿，因其无须口服给药，更增加了用药的依从性，因此，开喉剑喷雾剂辅助治疗疱疹性咽峡炎（HA）有效性好。（证据级别：Ⅰa）

3. 辨症用药

（1）主症：咽喉肿痛或局部现黄白脓点。

（2）次症：发热面红，口渴，便秘，牙龈肿痛。

（3）舌脉：舌尖偏红，苔黄或腻，脉弦细数。

4. 辨病与辨证相结合用药：《中医临床诊疗指南释义（耳鼻咽喉疾病分册）》将急性咽炎分为外感风热证、外感风寒证、肺胃热盛证。慢性咽炎分为肺肾阴虚证、脾气虚

弱证、脾肾阳虚证、痰凝血瘀证。急性扁桃体炎分为风热外犯证、肺胃热盛证。（证据级别：Ⅰa）

急性咽炎外感风热证常用甘桔冰梅片、百蕊片等；外感风寒证常用荆防颗粒等；肺胃热盛证常用蓝芩口服液、开喉剑喷雾剂等。慢性咽炎肺肾阴虚证常用百合固金丸等；脾气虚弱证常用补中益气丸等；脾肾阳虚证常用参苓白术散等；痰凝血瘀证常用二陈丸等。急性扁桃体炎风热外犯证常用蒲地蓝消炎口服液等；肺胃热盛证常用山香圆颗粒、开喉剑喷雾剂等。

5. 中西药联用：陶华等的 Meta 分析（24 篇 RCT）在常规疗法（采用抗病毒及对症治疗）的基础上加用开喉剑喷雾剂治疗能增加疱疹性口腔疾病患者治疗有效率，缩短发热，咽痛，流涎，疱疹及溃疡恢复时间。（证据级别：Ⅰa）

6. 中成药联用：李鑫等的 RCT 显示小儿清咽颗粒联合开喉剑喷雾剂治疗 HA 患儿，可提高临床疗效，改善患儿临床症状，加快恢复速度，对 CRP、降钙素原（PCT）水平有明显调节作用。（证据级别：Ⅱa）

7. 内外同治：傅静的 RCT 显示小儿六清推拿法（清天河水）联合开喉剑喷雾剂治疗 HA 疗效颇佳，能更快地退热，消退疱疹，改善食欲，并有利于降低 HA 发展为手足口病（HFMD）的风险。（证据级别：Ⅱa）

【用药交代】

1. 使用之前请取下蓝色盖帽。

2. 忌辛辣、鱼腥食物。

3. 心肺功能不全或肝肾损伤者慎用。

4. 儿童必须在成人监护下使用。

5. 用药后出现腹泻，腹痛等不适者应停用。

【药品属性】处方药、医保乙类。

（马金岚）

小儿豉翘清热颗粒

【成　　分】连翘、淡豆豉、薄荷、荆芥、栀子（炒）、大黄、青蒿、赤芍、槟榔、厚朴、黄芩、半夏、柴胡、甘草。

【功能主治】小儿风热感冒夹滞证，发热，咳嗽，鼻塞流涕，咽红肿痛，纳呆口渴，脘腹胀满，便秘或大便酸臭，溲黄。

【组方原理】本方由银翘散、蒿芩清胆汤、达原饮、大柴胡汤、栀子豉汤等加减化裁而来。方中淡豆豉透解表邪；连翘清心泻火；为君药。薄荷疏散风热；荆芥宣毒透疹；栀子（炒）清心肺之火；大黄荡涤肠胃积滞；四药相须为用，共为臣药。厚朴、半夏、槟榔消食导滞以清积热；青蒿、赤芍清热凉血；黄芩清热燥湿；柴胡解少阳之表；共为佐药。甘草清热解毒，调和诸药，为使药。诸药相合，共奏疏风解表，清热导滞之功。

【规　　格】每袋装2 g。

【用法用量】开水冲服。

6个月至1岁一次1～2 g（0.5～1袋）；1～3岁一次2～3 g（1～1袋半）；4～6岁一次3～4 g（1.5～2袋）；7～9岁一次4～5 g（2～2袋半）；10岁以上一次6 g（3袋）；一日3次。

【不良反应】腹泻，恶心，呕吐，腹痛，腹部不适；皮疹，瘙痒，荨麻疹等。

【药理作用】具有解热，抗炎，泻下，镇痛等作用。

【适应病证】感冒（上呼吸道感染）、小儿HA等属风热夹滞证者。

【用药思路】

1. 辨证用药：风热夹滞证。

2. 辨病用药

（1）袁丹等的Meta分析（15篇RCT）显示与对照组利巴韦林颗粒相比较，小儿豉翘清热颗粒治疗急性上呼吸道感染在退热时间，鼻塞，流涕，咳嗽，咽痛消失时间，降低血清TNF-α和IL-6活性等方面的作用均优于对照组利巴韦林颗粒。（证据级别：Ⅰa）

（2）史宁等的Meta分析（8篇RCT）显示小儿豉翘清热颗粒治疗小儿HA与对照组相比在总有效率、退热时间、流涎停止时间，疱疹愈合时间差异有统计学意义。（证据级别：Ⅰa）

3. 辨症用药

（1）主症：发热，咽痛。

（2）次症：咳嗽，鼻塞流涕，纳呆口渴，脘腹胀满，便秘或大便酸臭，溲黄。

（3）舌脉：舌苔黄腻，脉浮数或滑数。

4. 辨病与辨证相结合用药

（1）同小儿柴桂退热口服液。

（2）《儿童反复呼吸道感染瘀热内结证中医诊疗专家共识》推荐于呼吸道感染急性发作期使用中成药小儿豉翘清热颗粒。（证据级别：Ⅴ）

5. 中西药联用

（1）张莎莎等的Meta分析（16篇RCT）显示小儿豉翘清热颗粒联合奥司他韦治疗流感疗效更好，还可以缓解发热，鼻塞，咽痛，咳嗽等症状，缩短流感测定恢复阴性时间。（证据级别：Ⅰa）

（2）黎鸣桃等的RCT显示小儿豉翘清热颗粒联合人干扰素α2b喷雾剂可有效改善HA患儿的临床症状，改善其免疫功能，促进恢复，与其清热导滞作用有关，观察组总有效率为96.23%，高于对照组的84.62%。（证据级别：Ⅱa）

6. 内外同治：葛建敏等的RCT显示小儿豉翘清热颗粒、头孢克肟颗粒联合中药退热穴位贴（选穴：大椎穴、涌泉穴等）治疗小儿上呼吸道感染伴发热，中药退热穴位贴

具有通经络，调脏腑，清热的功效。内外同治能够有效促进患儿炎性状态改善，起到良好的退热效果。（证据级别：Ⅱa）

7. 超药品说明书用药：师玥等的 Meta 分析（17 篇 RCT，其中一篇为单用小儿豉翘清热颗粒）显示小儿豉翘清热颗粒联合利巴韦林、干扰素、维生素 C 、头孢呋辛钠中的 1 种或几种治疗儿童手足口病，对治疗有效率、退热时间、疱疹消退时间等治疗结局有良好的改善作用，8 篇文献比较了对照组与试验组不良反应发生率，对照组与试验组不良反应发生率比较，差异无统计学意义。（证据级别：Ⅰa）

【用药交代】

1. 本品具有清热导滞的功效，服用后可能出现排便频次增加或腹泻，如症状严重应停药并及时就诊，外感风寒者不适宜。

2. 平素脾胃虚弱，大便溏稀者慎用。

3. 服药期间忌食寒凉、生冷、油腻食物。

4. 本品宜饭后服用。

5. 目前小儿豉翘清热糖浆已上市，为小儿风热感冒夹滞证患儿提供了又一种治疗选择。

【药品属性】处方药、医保乙类。

（马金岚）

醒脾养儿颗粒

【成　　分】毛大丁草、山栀茶、一点红、蜘蛛香。

【功能主治】醒脾开胃，养血安神，固肠止泻。用于脾气虚所致的儿童厌食，腹泻便溏，烦躁盗汗，遗尿夜啼。

【组方原理】方中毛大丁草醒脾理气，化湿利水，为君药。一点红清热解毒，宁心安神；蜘蛛香理气和中，醒脾开胃；共为臣药。山栀茶健脾养血，调和营卫，为佐药。全方共奏醒脾开胃，养血安神，固肠止泻之功。

【规　　格】颗粒，每袋装 2 g。

【用法用量】温开水冲服。

1 岁以内一次 2 g，一日 2 次；1 ~ 2 岁一次 4 g，一日 2 次，3 ~ 6 岁一次 4 g，一日 3 次；7 ~ 14 岁一次 6 ~ 8 g，一日 2 次。

【不良反应】恶心，呕吐，口干，腹胀，腹痛，腹泻，便秘，皮疹，瘙痒，头晕，其他过敏反应等。

【药理作用】具有助消化，止泻，安神，解痉等的作用。

【适应病证】儿童厌食症，儿童腹泻等属脾胃气虚证。

【用药思路】

1. 辨证用药：脾胃气虚证。

2. 辨症用药

（1）主症：不思饮食，恶食甚至拒食。

（2）次症：腹泻便溏，烦燥盗汗，遗尿夜啼。

（3）舌脉：舌淡胖边有齿痕，色淡红，脉细软。

3. 辨病与辨证相结合用药

（1）《推拿治疗儿童厌食症循证临床实践指南（2021版）》显示儿童厌食证分为脾胃气虚证、乳食积滞证、脾虚肝旺证、脾胃不和证。（证据级别：Ⅰa）

脾胃气虚证常用小儿健脾开胃合剂、醒脾养儿颗粒等；乳食积滞证常用保和丸等；脾虚肝旺证常用龙胆泻肝丸等；脾胃不和证常用醒脾开胃颗粒等。

（2）《中西医结合防治小儿腹泻专家共识》显示小儿腹泻分为湿热泻、风寒泻、伤食泻、脾虚泻、脾肾阳虚泻、气阴两伤泻、阴竭阳脱泻。（证据级别：Ⅴ）

湿热泻常用苍苓止泻口服液、儿泻停颗粒等；风寒泻常用小儿广朴止泻口服液等；伤食泻常用胃肠安丸、小儿泄泻停颗粒等；脾虚泻常用止泻灵颗粒、健儿止泻颗粒、醒脾养儿颗粒等；脾肾阳虚泻常用四神丸等；气阴两伤泻常用补中益气丸等；阴竭阳脱泻常用参附注射液等。

4. 中西药联用

（1）吕明星等的Meta分析（8篇RCT）显示醒脾养儿颗粒联合酪酸梭菌活菌散治疗小儿消化不良性腹泻在腹痛缓解时间、腹泻缓解时间、腹胀缓解时间、大便性状恢复正常时间、治疗后大便次数均显著短于或少于对照组。（证据级别：Ⅰa）

（2）丁石头生等的RCT显示醒脾养儿颗粒联合双歧杆菌乳杆菌三联活菌片对腹泻患儿治疗效果明显，可促进患儿肠道、免疫功能恢复，缩短症状改善时间，降低炎症因子水平。（证据级别：Ⅱa）

5. 内外同治

（1）陈曼等的RCT显示醒脾养儿颗粒联合推拿（推三关、补脾土、补大肠、摩腹、推上七节骨、捏脊等）治疗脾虚型消化不良性腹泻疗效较好，可改善患儿的相关临床症状及体征、排便次数、中医主要证候和胃肠道功能，提高机体免疫力，降低炎性因子水平。（证据级别：Ⅱa）

（2）吴杰等的RCT显示缩泉胶囊、醒脾养儿颗粒联合艾灸（选穴：关元、中极、气海、天枢、肾俞、脾俞等）在改善遗尿的同时，还能起到健脾，固肾，益气，养血，健脑的功效，以调整五脏功能失调，进而改善患儿胃纳、大小便、精神状态等整体体质。（证据级别：Ⅱa）

（3）张娟等的RCT显示在西医治疗基础上，加用醒脾养儿颗粒联合中药贴脐治疗盗汗疗效显著，可以调和阴阳，固涩止汗，更大程度地改善患儿临床症状，促进康复。（证据级别：Ⅱa）

【用药交代】

1. 忌食生冷油腻及不易消化食物。

2. 婴儿应在医生指导下服用。

3. 长期厌食，体弱消瘦者及腹胀重、腹泻次数增多者应去医院就诊。

4. 服药 7 天症状无缓解，应去医院就诊。

5. 肝病、肾病等患者应当在医生指导下服用。

6. 糖尿病患儿禁服。

【药品属性】基药、甲类 OTC、医保乙类。

（马金岚）

三、皮肤科常用中成药

除湿止痒软膏

【成　　分】蛇床子、黄连、黄柏、白鲜皮、苦参、虎杖、紫花地丁、地肤子、萹蓄、茵陈、苍术、花椒、冰片。

【功能主治】清热除湿，祛风止痒。用于急性、亚急性湿疹证属湿热或湿阻型的辅助治疗。

【组方原理】本方由《医宗金鉴》蛇床子汤、《疡科心得集》苦参汤、《外台秘要》黄连解毒汤加减化裁而成。方中蛇床子燥湿祛风，杀虫止痒，为君药。苦参、白鲜皮、地肤子清热燥湿，祛风止痒，共为臣药。黄连、黄柏清热解毒，燥湿止痒；苍术健脾燥湿，祛风止痒；茵陈、虎杖、紫花地丁清热解毒，利湿止痒；花椒、萹蓄杀虫止痒，共同佐助君药增强清热解毒，祛风杀虫止痒之效；共为佐药。冰片清热止痒，促进透皮吸收，为使药。诸药合用，共奏清热除湿，祛风止痒之功。

【规　　格】每支装 20 g。

【用法用量】外用，一日 3 ～ 4 次，涂抹患处。

【不良反应】瘙痒，皮损加重，刺痛等局部刺激症状。

【药理作用】具有抗炎，抗过敏，抗菌，止痒等作用。

【适应病证】急性湿疹、亚急性湿疹等属湿热瘀阻证。

【用药思路】

1. 辨证用药：湿热瘀阻证。

2. 辨症用药

（1）主症：皮肤瘙痒，丘疹、红斑、丘疱疹、结痂等。

（2）次症：身热不扬，口渴不欲饮，尿黄赤，大便溏泻。

（3）舌脉：舌质红，苔黄腻，脉滑数。

3. 辨病与辨证相结合用药：《湿疹（湿疮）中医诊疗专家共识》显示湿疹分为急性期、亚急性期和慢性期三型。证型分为风热蕴肤证、湿热浸淫证、脾虚湿蕴证、血虚风燥证、其他证型等。（证据级别：V）

风热蕴肤证常用消风止痒颗粒、皮敏消胶囊等；湿热浸淫证常用龙胆泻肝丸、金蝉止痒胶囊等；脾虚湿蕴证常用参苓白术丸等；血虚风燥证常用润燥止痒胶囊等；而湿热瘀阻证常用除湿止痒软膏等。

4. 中西药联用：郭晓霞等的 RCT 显示小儿湿疹采用布地奈德乳膏联合除湿止痒软膏治疗，可明显缓解患儿湿疹症状，提高患儿整体治疗效果。（证据级别：Ⅱa）

5. 内外同治：刘丽华等的 RCT 显示中药熏蒸（组方：苦参、蛇床子各 30 g，紫草、土槿皮、白鲜皮、石榴皮各 15 g，黄柏、赤石脂各 10 g，生甘草 6 g）结合除湿止痒软膏治疗面部糖皮质激素依赖性皮炎疗效显著。经过中药熏蒸后的皮肤水合作用增加，角质软化，血流丰富，加上自拟方中药和除湿止痒软膏的祛风止痒，清热利湿作用，能对面部激素依赖性皮炎起到较好的治疗作用。（证据级别：Ⅱa）

6. 超药品说明书用药：徐文静等的 RCT 显示泻黄散合消风散联合除湿止痒软膏治脾胃湿热型糜烂性唇炎疗效确切，将内服中药与外用软膏二者联合，不仅能较快减轻唇部不适症状， 而且从根本着手，标本兼治，复发率大大降低。（证据级别：Ⅱa）

【用药交代】

1. 本品为外用药，禁止内服。

2. 忌烟酒、辛辣、油腻及腥发食物。

3. 切勿接触眼睛、口腔等黏膜处。皮肤破溃处禁用。

4. 用药期间不宜同时服用温热性药物干姜、附子等。

5. 本品为急性、亚急性湿疹证属湿热或湿阻型的辅助治疗药品，应在医生确诊后使用。

6. 孕妇、哺乳期妇女慎用。儿童及年老体弱者应在医生指导下使用。

7. 用药 7 天症状无缓解，应去医院就诊。

【药品属性】基药、乙类 OTC、医保乙类。

（马金岚）

润燥止痒胶囊

【成　　分】何首乌、制何首乌、生地黄、桑叶、苦参、红活麻。

【功能主治】养血滋阴，祛风止痒，润肠通便。用于血虚风燥所致的皮肤瘙痒，痤疮，便秘。

【组方原理】本方为苗医民间验方。方中何首乌与制何首乌联合应用有养血润燥，补益肝肾之功，为君药。生地黄养阴生津，凉血清热；苦参清热燥湿，祛风止痒；共为臣药。同时采用苗家地方盛产的红活麻，配以桑叶，祛风除湿，疏散风热，为佐药。诸药合用，共奏养血滋阴，祛风止痒，润肠通便之功。

【规　　格】每粒装 0.5 g。

【用法用量】口服。一次 4 粒，一日 3 次，2 周为 1 个疗程。

【不良反应】恶心，呕吐，腹痛，腹泻，胃肠不适等；皮疹，瘙痒；头痛，头晕。

【药理作用】具有抗炎，止痒，增强机体免疫功能的作用。

【适应病证】皮肤瘙痒（湿疹、荨麻疹等）等属血虚风燥证者。

【用药思路】

1. 辨证用药：血虚风燥证。

2. 辨症用药

（1）主症：皮肤瘙痒，便秘。

（2）次症：痤疮，腹胀，皮肤干燥，口干不欲饮，心烦失眠。

（3）舌脉：舌淡，苔白，脉细弦。

3. 辨病与辨证相结合用药：同除湿止痒软膏。

4. 中西药联用

（1）郑淇等的Meta分析（25篇RCT）显示润燥止痒胶囊联合西药治疗寻常痤疮具有较好的临床疗效，并减少不良反应的发生。（证据级别：Ⅰa）

（2）郑子恢等的Meta分析（7篇RCT）显示润燥止痒胶囊联合枸地氯雷他定治疗慢性荨麻疹（CU）可以明显提高疗效、改善症状，降低免疫介质水平。（证据级别：Ⅰa）

（3）朱霄霄等的Meta分析（18篇RCT）显示现代药理学研究发现润燥止痒胶囊有效成分含有多种生物碱，联合抗组胺药可以显著改善老年皮肤干燥的症状，同时提高瘙痒的阈值以降低发病频率。因而对老年皮肤瘙痒症，尤其是血虚风燥证的治疗具有较好的效果。（证据级别：Ⅰa）

（4）石娴等的Meta分析（18篇RCT）显示润燥止痒胶囊联用组胺H_1受体拮抗剂治疗老年皮肤瘙痒症的临床疗效优于单用组胺H_1受体拮抗剂。润燥止痒胶囊联用组胺H_1受体拮抗剂能显著提高临床疗效，改善瘙痒体征，减轻患者痛苦、提高生活质量，具有协同作用，同时能显著减轻左西替利嗪引起的嗜睡乏力，头痛头晕等副作用。（证据级别：Ⅰa）

（5）余忠义等的RCT显示润燥止痒胶囊联合依巴斯汀片、丁酸氢化可的松乳膏治疗慢性湿疹疗效确切，可有效缓解患者皮损及瘙痒程度，减轻机体炎症反应，提高皮肤免疫状态和生理功能。（证据级别：Ⅱa）

（6）张敏等的RCT显示盐酸氮卓斯汀片联合润燥止痒胶囊治疗慢性荨麻疹，可增强疗效，降低复发率。（证据级别：Ⅱa）

【用药交代】

1. 忌烟酒、辛辣、油腻及腥发食物。

2. 用药期间不宜同时服用温热性药物干姜、附子等。

3. 患处不宜用热水洗烫。

4. 孕妇慎用，儿童、年老体弱及患有其他疾病者应在医生指导下服用。

5. 有肝病史或肝生化指标异常者应慎用并在医生指导下使用，必要时应定期监测肝生化指标，如出现肝生化指标异常或全身乏力，食欲缺乏，厌油，尿黄，皮肤黄染等可能与肝损伤有关的临床表现时，应立即停药并就医。

6. 因糖尿病、肾病、肝病、肿瘤等疾病引起的皮肤瘙痒，不属本品适应范围。

7. 切忌用手挤压患处，如有多量结节、囊肿、脓疱等应去医院就诊。

8. 不宜滥用化妆品及外涂药物，必要时应在医生指导下使用。

9. 服药 7 天症状无缓解，应去医院就诊。

【药品属性】基药、甲类 OTC、医保甲类。

（马金岚）

一清胶囊

【成　　分】黄连、大黄、黄芩。

【功能主治】清热泻火解毒，化瘀凉血止血。用于火毒血热所致的身热烦躁，目赤口疮，咽喉牙龈肿痛，大便秘结，吐血，咯血，衄血，痔血；咽炎，扁桃体炎，牙龈炎见上述证候者。

【组方原理】本方出自《金匮要略》三黄泻心汤。方中大黄清热泻火解毒，化瘀凉血止血，为君药。黄芩泻肺胃之火，清热凉血止血；黄连泻心火，解热毒，二者辅助大黄；共为臣药。三药合用，直清其热，共奏清热泻火解毒，化瘀凉血止血之效。

【规　　格】每粒装 0.5 g。

【用法用量】口服。一次 2 粒，一日 3 次。

【不良反应】偶见皮疹，恶心，腹泻，腹痛。

【药理作用】具有抗菌，抗病毒，解热，镇痛，止血等作用。

【适应病证】咽炎，扁桃体炎，牙龈炎等属热毒证者。

【用药思路】

1. 辨证用药：热毒证。

2. 辨症用药

（1）主症：咽痛，或喉核红肿，或牙龈肿痛，或口疮疼痛。

（2）次症：咽干灼热，咳嗽，咯痰，齿龈出血，齿龈溢脓，口疮烧灼，身热，烦躁，目赤，口干，口臭，大便秘结，小便黄少。

（3）舌脉：舌质红，苔黄，脉弦洪或弦数。

3. 辨病与辨证相结合用药：丁红等的 RCT 显示与牛黄解毒胶囊相比，一清胶囊治疗热毒证边缘性牙龈炎能明显改善牙龈肿痛，且优于牛黄解毒胶囊。牛黄解毒胶囊腹泻发生率为 11.89%，一清胶囊腹泻发生率为 1.60%，两组不良反应发生率比较有统计学意义（$P < 0.001$）。（证据级别：Ⅰb）

4. 中西药联用：刘成龙等的 RCT 显示一清胶囊联合盐酸米诺环素软膏治疗慢性牙周炎具有较好的临床疗效，能改善牙周指标，降低血清 IL–1β、CRP 水平。（证据级别：Ⅱa）

5. 内外同治：柳媛等的 RCT 显示复方硼砂含漱液联合一清胶囊治疗咽炎效果较好，可有效改善咽炎患者症状，减弱口腔内炎性反应，提升患者的生活质量。（证据级别：Ⅱa）

6. 超药品说明书用药

（1）朱珂等的 RCT 显示龙珠软膏联合一清胶囊治疗寻常型痤疮具有较好的临床疗效，可较好地抑制炎症反应，降低皮损积分。（证据级别：Ⅱa）

（2）王燕的 RCT 显示银黄消痘面膜外敷联合一清胶囊，通过外敷中药面膜，内服一清胶囊，治疗脾胃湿热型痤疮，标本同治，内外兼顾，取得良好效果。（证据级别：Ⅱa）

【用药交代】

1. 孕妇禁用。

2. 绞窄性肠梗阻及结直肠黑变病患者禁用。

3. 糖尿病患者及有严重高血压、心脏病、肝病、肾病等慢性病者应在医生指导下服用。

4. 出现腹泻时可酌情减量，服药后每日大便 2 ～ 3 次者应减量，每日 3 次以上者应停用并向医生咨询。

5. 不宜长期服用。

6. 忌烟、酒及辛辣食物。

【药品属性】基药、甲类 OTC、医保乙类。

（马金岚）

白灵片

【成　　分】当归、三七、红花、牡丹皮、桃仁、防风、苍术、白芷、马齿苋、赤芍、黄芪。

【功能主治】活血化瘀，增加光敏作用。用于白癜风。

【组方原理】本方由桃红四物汤合玉屏风散加减化裁而成。方中当归养血活血，为君药。赤芍、牡丹皮、三七、桃仁、红花清热凉血，活血祛瘀，为臣药。防风、白芷、苍术祛风燥湿；黄芪益气生血；马齿苋清热解毒，凉血消肿；共为佐药。全方配伍，共奏调和气血，活血化瘀通络之功。

【规　　格】每片重 0.34 g（相当于饮片 1.64 g）。

【用法用量】口服。一次 4 片，一日 3 次；同时使用外搽白灵酊涂患处，一日 3 次。3 个月为 1 个疗程。

【不良反应】肝损害，白细胞减少合并粒细胞减少等。

【药理作用】具有调节免疫，增加光敏，调节络氨酸酶活性，抗血栓等作用。

【适应病证】白癜风属经络瘀阻证者。

【用药思路】

1. 辨证用药：经络瘀阻证。

2. 辨病用药：郑淇等的系统评价显示白灵片对于治疗白癜风具有较好的治疗效果，且未见严重的不良反应。但尚不建议白灵片单药用于白癜风治疗。（证据级别：Ⅰa）

3. 辨症用药

（1）主症：皮肤白斑边界清楚，常有白斑边缘色素加深，部位固定。

（2）次症：面色发暗，唇甲青紫。

（3）舌脉：舌质紫暗或有瘀斑，苔薄，脉弦涩或细涩。

4. 辨病与辨证相结合用药

《白癜风中医治疗专家共识》显示白癜风分为气血不和证、肝郁气滞证、脾胃虚弱证、经络瘀阻证及肝肾不足证。推荐白灵片用于经络瘀阻证及其他证型夹有血瘀者。（证据级别：Ⅴ）

气血不和证常用白癜风胶囊等；肝郁气滞证常用柴胡舒肝丸等；脾胃虚弱证常用人参健脾丸等；经络瘀阻证常用白灵片、白灵酊等；肝肾不足证常用左归丸、二至丸等。

5. 中成药联用：刘萍的RCT显示白灵片和白灵酊联合中波紫外线研究组治疗白癜风总有效率显著高于对照组（$P < 0.05$），治疗后两组患者白斑面积较治疗前均显著缩小，因此能有效地改善患者的临床症状。（证据级别：Ⅱa）

6. 中西药联用

（1）张文合等的RCT显示卡介菌多糖核酸注射液联合白灵片治疗白癜风患者疗效好，卡介菌多糖核酸能够通过细胞免疫达到调节白癜风患者体内T细胞亚群功能的作用，外搽白灵酊可与白灵片搭配使用以增强疗效。（证据级别：Ⅱa）

（2）董灵玉等的RCT显示窄谱中波紫外线（NB-UVB）联合白灵片及复方卡力孜然酊治疗可提高白癜风患者临床疗效，改善机体免疫功能，减轻黑素细胞损伤，促进白斑消退，以增强疾病治疗效果，促进病情好转。（证据级别：Ⅱa）

【用药交代】

1. 孕妇忌用。

2. 月经期口服减量或停服。

3. 不建议单用，可同时使用白灵酊涂患处。

【药品属性】处方药、医保乙类。

（马金岚）

白灵酊

【成　　分】当归尾、红花、红花夹竹桃（叶）、马齿苋、苏木、没药、白芷、白矾。

【功能主治】同白灵片。

【组方原理】本方由桃红四物汤加减化裁而成。方中当归尾补血活血，止痛生肌，为君药。红花、没药、苏木活血化瘀，通络止痛，为臣药。白芷解表散风；马齿苋清热解毒，凉血消肿；红花夹竹桃（叶）、白矾解毒杀虫，收湿止痒；共为佐药。全方配伍，共奏调和气血，活血化瘀通络之效。

【规　　格】每瓶装 50 ml。

【用法用量】涂擦患处，一日 3 次，3 个月为 1 个疗程，同时服用白灵片。

【不良反应】皮肤瘙痒，灼热感等。

【药理作用】具有调节免疫，抗血栓等作用。

【适应病证】同白灵片。

【用药思路】

1. 辨证用药：同白灵片。

2. 辨症用药：同白灵片。

3. 辨症与辨证相结合用药：同白灵片。

4. 中成药联用：钱铁雯等的 RCT 显示归芪治白汤联合外擦白灵酊对肝郁气滞型白癜风患者的疗效确切，能有效地抑制血清 TNF-α 水平，提高了白细胞介素 -10（IL-10）水平，减少皮损面积，改善其中医症状，提高了患者的生活质量。（证据级别：Ⅱa）

5. 中西药联用：华鹏等的 RCT 显示卤米松乳膏联合白灵酊及白灵片治疗成人白癜风实用、疗效好。白灵酊及白灵片内外结合应用，共起免疫调节及增加光敏作用。（证据级别：Ⅱa）

【用药交代】

1. 白灵酊为外用药，严禁口服。

2. 涂布部位如有明显灼烧感或瘙痒，局部红肿等情况，应停止用药，洗净，必要时向医生咨询。

3. 体质敏感者慎用，盲目使用很容易出现灼烧感或瘙痒，局部红肿等情况。

4. 孕妇慎用。

【药品属性】处方药、医保乙类。

（马金岚）

四、五官科常用中成药

香菊胶囊

【成　　分】化香树果序（除去种子）、夏枯草、野菊花、黄芪、辛夷、防风、白芷、甘草，川芎。

【功能主治】辛散祛风，清热通窍。用于急、慢性鼻窦炎，鼻炎。

【组方原理】本方由玉屏风散和辛夷汤加减化裁而成。方中化香树果序（除去种子）祛风燥湿，消肿止痛，为君药。夏枯草清热泻火，消结止痛；黄芪益卫固表；二药助君药消肿止痛，益卫固表，为臣药。防风发表祛风除湿；辛夷辛温发散，芳香通窍；野菊花疏散风热，清热解毒；白芷辛散疏风，通窍止痛；川芎活血行气，祛风止痛；五药佐助君药疏散风热，清热解毒，宣通鼻窍，为佐药。甘草清热解毒，调和诸药，为使药。诸药合用，共奏祛风通窍，解毒固表之功。

【规　　格】每粒装 0.3 g。

【用法用量】口服，一次 2 ～ 4 粒，一日 3 次。

【不良反应】腹部不适，恶心，呕吐，腹泻等消化道反应；皮肤瘙痒，红疹，荨麻疹等过敏反应；心悸，血压波动等心血管反应。

【药理作用】具有抗炎，镇痛，抗过敏，抗病原微生物等作用。

【适应病证】急、慢性鼻窦炎属肺经伏热证者；鼻炎属肺经伏热证者。

【用药思路】

1. 辨证用药：肺经伏热证。

2. 辨症用药

（1）主症：鼻塞，流黄涕。

（2）次症：发热，咳嗽，恶风，口干。

（3）舌脉：舌尖红，苔薄黄，脉浮数。

3. 辨病与辨证相结合用药

（1）《中国变应性鼻炎诊断和治疗指南（2022 年，修订版）》《变应性鼻炎诊断和治疗指南（2015 年）》将变应性鼻炎按变应原种类分为季节性和常年性，中医提倡辨证论治，常见证型为肺气虚寒证、脾气虚弱证、肾阳不足证和肺经伏热证等。（证据级别：Ⅰa）

肺气虚寒证常用辛芩颗粒、玉屏风颗粒、益气通窍丸等；脾气虚弱证常用参苓白术散、益气通窍丸等；肾阳不足证常用金匮肾气丸等；肺经伏热证常用香菊胶囊、鼻渊舒口服液等。

（2）席俊羽等的 Meta 分析（29 篇 RCT）显示香菊胶囊联合常规疗法治疗鼻窦炎（风热犯肺证）能够更好地缓解症状和改善体征，能缓解鼻窦炎患者头痛，鼻塞，嗅觉障碍以及面部胀痛的症状。（证据级别：Ⅰa）

4. 内外同治：张经晖的 RCT 显示应用穴位贴敷（选穴：大椎、肺俞穴等）拔罐联合香菊胶囊治疗过敏性鼻炎，可显著改善临床症状，有效预防复发。（证据级别：Ⅱa）

5. 超药品说明书用药：杜小兵等的 RCT 显示香菊胶囊治疗无并发症的急性单纯性流行性感冒安全有效。与连花清瘟胶囊相比，香菊胶囊也能明显改善患者临床症状，二者治疗总有效率比较差异无统计学意义。（证据级别：Ⅰb）

【用药交代】

1. 忌辛辣、鱼腥食物。

2. 孕妇慎用。

3. 凡外感风寒之鼻塞，流清涕者，不适宜。

4. 急性鼻炎服药 3 天后症状无改善，或出现其他症状，应去医院就诊。

5. 按照用法用量服用，儿童应在医生指导下服用。

6. 虚寒者、胆腑郁热者慎用。

【药品属性】基药、甲类 OTC、医保甲类。

（马金岚）

鼻渊舒口服液（无糖型）

【成　　分】苍耳子、辛夷、薄荷、白芷、黄芩、栀子、柴胡、细辛、川芎、黄芪、川木通、桔梗、茯苓。

【功能主治】疏风清热，祛湿通窍。用于鼻炎、鼻窦炎属肺经风热及胆腑郁热证者。

【组方原理】本方来源于熊大经家传方。方中辛夷、苍耳子散风邪，升清阳，化湿浊，通鼻窍，为君药。栀子清热凉血解毒消肿，开散火郁；黄芩清泄胆火；柴胡、薄荷散风热，疏肝郁，散郁结；川芎、细辛、白芷辛散风邪，通窍止痛，活血排脓；共为臣药。茯苓、川木通利湿排脓；黄芪补益正气以增强托毒排脓之力；共为佐药。诸药合用，共奏疏风清热，祛湿排脓，通窍止痛之功。

【规　　格】每支装 10 ml（无糖型）。

【用法用量】口服。一次 10 ml，一日 2 ~ 3 次，7 日为 1 个疗程。

【不良反应】偶见皮疹，瘙痒等过敏反应。

【药理作用】具有抗炎，抗过敏，增强免疫功能，抗病原微生物，解热，镇痛等作用。

【适应病证】鼻炎、鼻窦炎属肺经风热，胆腑郁热证者。

【用药思路】

1. 辨证用药：肺经风热，胆腑郁热证。

2. 辨病用药：范贤勇等的 Meta 分析（10 篇 RCT）显示鼻渊舒口服液治疗鼻窦炎有效。（证据级别：Ⅰa）

3. 辨症用药

（1）主症：鼻塞，流脓涕。

（2）次症：头痛，嗅觉减退，发热恶风，咳嗽痰多。

（3）舌脉：舌红，苔薄黄，脉浮数。

4. 辨病与辨证相结合用药

（1）同香菊胶囊（1）。

（2）李玲娟等的 Meta 分析（28 篇 RCT）显示鼻渊舒口服液治疗慢性鼻窦炎（肺经

风热证）在临床疗效、嗜酸粒细胞数、VAS 评分 、不良反应、复发情况几方面均优于西药，疗效好。（证据级别：Ⅰa）

5. 中西药联用：李家荔等的 RCT 显示鼻渊舒口服液联合头孢克肟治疗慢性鼻窦炎的整体疗效确切，能明显缓解患者症状，减轻病情严重程度，并能有效下调血清 TNF-α 、白细胞介素 -12（IL-12）、超敏 C 反应蛋白（hs-CRP）、转化生长因子 -β_1（TGF-β_1）水平。（证据级别：Ⅱa）

【用药交代】

1. 本品中的苍耳子、细辛有一定毒性，孕妇慎用。

2. 久存若有少量沉淀，请摇匀后服用。

3. 请遵医嘱用药，不要擅自加大用药剂量或久服，以免增加不良反应发生风险。

4. 服药期间，患者不宜食用辛辣、鱼腥食物，不宜吸烟饮酒，也不宜同服人参、鹿茸等温补性中药。

【药品属性】处方药、医保乙类。

（马金岚）

鼻渊通窍颗粒

【成　　分】辛夷、炒苍耳子、麻黄、白芷、薄荷、藁本、黄芩、连翘、野菊花、天花粉、地黄、丹参、茯苓、甘草。

【功能主治】疏风清热，宣肺通窍。用于急鼻渊（急性鼻窦炎）属外邪犯肺证，症见前额或颧骨部压痛，鼻塞时作，流涕黏白或黏黄，或头痛，或发热，苔薄黄或白，脉浮。

【组方原理】本方由《济生方》苍耳散加味而成。方中辛夷、炒苍耳子祛风散寒，通鼻窍，为君药。麻黄、白芷、藁本宣肺散邪通窍；薄荷、黄芩、连翘、野菊花、天花粉泻火解毒，宣肺排脓；共为臣药。地黄清热凉血；茯苓健脾化痰；丹参活血；共为佐药，以扶正祛邪。甘草调和诸药，为使药。全方能清寒邪久郁之火，且防止其他味辛、温燥之药损伤肺气，共奏疏风清热，宣肺通窍之功。

【规　　格】每袋装 15 g。

【用法用量】开水冲服。一次 1 袋，一日 3 次。

【不良反应】偶见腹泻。

【药理作用】具有抗炎，增强免疫功能等作用。

【适应病证】急性鼻窦炎等属外邪犯肺证者。

【用药思路】

1. 辨证用药：外邪犯肺证。

2. 辨症用药

（1）主症：鼻塞时作，前额或颧骨部压痛，流涕黏白或黏黄。

（2）次症：头痛，发热。

（3）舌脉：舌质淡，苔薄黄或白，脉浮。

3. 辨病与辨证相结合用药：《鼻渊通窍颗粒治疗儿童鼻部炎症专家共识》显示鼻渊通窍颗粒在中西医临床应用中，对于治疗儿童鼻部炎症，尤其是儿童过敏性鼻炎、儿童急性感染性鼻—鼻窦炎、儿童过敏性鼻炎合并急性感染性鼻—鼻窦炎（混合型，MR）属外邪犯肺证等方面有着良好的有效性与安全性。此外，鼻部慢性炎症出现急性发作时往往呈现出与鼻部急性炎症类似的症候群，而鼻渊通窍颗粒从其药物组成上适合用于鼻部慢性炎症的急性发作期。（证据级别：Ⅴ）

4. 中西药联用

（1）谭畅等的 Meta 分析（14 篇 RCT）显示鼻渊通窍颗粒联合西医常规治疗可以提高急性鼻窦炎的临床疗效，起到增效减毒、扶正固本，提高机体免疫力，防治疾病迁延不愈并发慢性鼻窦炎疾病。（证据级别：Ⅰa）

（2）魏振鋆等的 Meta 分析（9 篇 RCT）显示鼻渊通窍颗粒联合曲安奈德鼻喷雾剂治疗慢性鼻—鼻窦炎可提高患者临床总有效率。鼻渊通窍颗粒可利用中药复方的优势，通过多种途径、多个靶点、多个层面对机体进行调节，综合发挥作用，在改善症状的同时消除病因，达到标本兼治的效果，两药合用，体现中西医结合的思想。（证据级别：Ⅰa）

5. 内外同治：尚国超等的 RCT 显示鼻渊通窍颗粒联合针灸（选穴：迎香、印堂、鼻通、百会、风门、肺俞及蝶腭神经节等）可有效改善鼻窦炎患者鼻腔充血症状，减轻疼痛和炎症反应。（证据级别：Ⅱa）

6. 超药品说明书用药：谭畅等的 Meta 分析（54 篇 RCT）显示鼻渊通窍颗粒的使用可以提高慢性鼻窦炎的临床疗效，改善症状及体征。单独或联合使用鼻渊通窍颗粒相比仅使用西药常规治疗、中药制剂或手术治疗，对于慢性鼻窦炎的有效性和安全性更好。（证据级别：Ⅰa）

【用药交代】

1. 脾虚腹胀者慎用。

2. 服药期间勿食辛、辣等食物。

3. 运动员慎用。

4. 本品含蔗糖，糖尿病患者请遵医嘱。

【药品属性】处方药、医保乙类。

（马金岚）

甘桔冰梅片

【成　　分】桔梗、薄荷、射干、蝉蜕、乌梅（去核）、冰片、甘草、青果。

【功能主治】清热开音。用于风热犯肺引起的失音声哑；风热犯肺引起的急性咽炎出现的咽痛，咽干灼热，咽黏膜充血等。

【组方原理】本方出自《证治准绳》清音丸。方中甘草、桔梗清热解毒，清咽利喉，为君药。薄荷、射干疏散风热，开音止痒，为臣药。青果清热利咽；冰片开窍醒神；蝉蜕疏散风热；共为佐药。乌梅（去核）生津润喉，为使药。全方共奏清热解毒，宣肺化痰，利喉开音之效。

【规　　格】糖衣片，片心重 0.2 g。

【用法用量】口服。一次 2 片，一日 3 ～ 4 次。

【不良反应】个别患者可出现肝功能（转氨酶或胆红素）轻度升高。

【药理作用】具有抗炎，抑菌，抗病毒，抗过敏反应作用。

【适应病证】急、慢性咽炎等属风热犯肺证者；急、慢性扁桃体炎等属风热犯肺证者。

【用药思路】

1. 辨证用药：风热犯肺证。

2. 辨症用药

（1）主症：咽痛。

（2）次症：咽干，声音嘶哑，发热恶风，头痛，咳嗽痰黄。

（3）舌脉：舌红，苔薄黄，脉浮数。

3. 辨病与辨证相结合用药

（1）同开喉剑喷雾剂（1）。

（2）《甘桔冰梅片临床应用专家共识》推荐甘桔冰梅片用于治疗急性咽炎、急性喉炎、急性扁桃体炎（风热证）、慢性咽炎急性发作期、慢性喉炎急性发作期。（证据级别：Ⅴ）

（3）孙铭涓等的 RCT 显示甘桔冰梅片可显著改善风热犯肺证急性咽炎患者咽痛，咽干灼热，咽黏膜充血，吞咽不利等症状，综合疗效良好，且不良反应小，患者依从性高。（证据级别：Ⅰb）。

4. 中西药联用：毕丹等的 RCT 显示甘桔冰梅片联合头孢他美酯治疗急性咽炎具有较好的临床疗效，可有效改善患者临床症状，降低机体炎症因子水平。（证据级别：Ⅱa）

【用药交代】

1. 忌烟酒、辛辣、鱼腥食物。

2. 不宜在服药期间同时服用人参、鹿茸等温补性中药。

3. 孕妇慎用，儿童应在医生指导下服用。

4. 属风寒感冒咽痛者，症见恶寒发热，无汗，鼻流清涕者慎用。

5. 凡因声带小结或息肉所致的失音，应去医院就诊。

6. 服药 3 天症状无缓解，应去医院就诊。

7. 个别患者可出现肝功能（转氨酶或胆红素）轻度升高，与药物的关系尚无法确定。

8, 本方含冰片，宜中病即止，不宜长期连续服用。

【药品属性】甲类 OTC、医保乙类。

（马金岚）

蓝芩口服液

【成　　分】板蓝根、黄芩、栀子、黄柏、胖大海。

【功能主治】清热解毒，利咽消肿。用于急性咽炎，肺胃实热证所致的咽痛，咽干，咽部灼热。

【组方原理】本方以黄连解毒汤为基础方进行加减而成。方中板蓝根清热解毒，消肿利咽，为君药。黄芩清热燥湿，泻火解毒；栀子清热泻火，消肿止痛；黄柏清热燥湿，泻火除蒸；胖大海宣肺清热，清咽消肿；合为臣药。诸药合用，共奏清热解毒，利咽消肿之功。

【规　　格】每 1 ml 相当于饮片 2.12 g。

【用法用量】口服。一次 10 ml，一日 3 次。

【不良反应】个别患者服药后出现轻度腹泻，一般可自行缓解。

【药理作用】具有抗菌，消炎，抗病毒等作用。

【适应病证】急性咽炎等属肺胃实热证者。

【用药思路】

1. 辨证用药：肺胃实热证。

2. 辨症用药

（1）主症：咽痛。

（2）次症：咽干，咽部灼热，便秘。

（3）舌脉：舌红，苔黄，脉洪数。

3. 辨病与辨证相结合用药：同开喉剑喷雾剂（1）。

4. 中成药联用：谢国燕等的 RCT 显示小儿豉翘清热颗粒联合蓝芩口服液可安全有效地缩短风热证小儿急性上呼吸道感染患者症状恢复时间，调节机体免疫，其机制可能为下调 hs-CRP、肿瘤标志物（SCC）水平。两种中药制剂联用为“清法”与“汗法”之结合。（证据级别：Ⅱa）

5. 中西药联用：付晓梅等的 RCT 显示蓝芩口服液联合头孢克肟颗粒治疗小儿急性咽炎临床疗效明显，可有效改善患儿机体血清炎性因子水平，临床症状消失快。（证据级别：Ⅱa）

6. 超药品说明书用药

（1）袁斌等的 Meta 分析（11 篇 RCT）显示蓝芩口服液可显著提高疱疹性咽峡炎患儿的疗效，有效缩短疱疹消退时间和发热消退时间，且未增加不良反应的发生。（证据级别：Ⅰa）

（2）张捷等的 Meta 分析（9 篇 RCT）显示在小儿上呼吸道感染的初期，给予蓝芩口服液能够及时控制病情的发展，缩短病程，减少重症病毒性感染或病毒性感染合并细菌性感染的可能，减少不良反应大的核苷类抗病毒药物的使用，减少严重不良反应的发生风险。（证据级别：Ⅰa）

（3）李娜等的 Meta 分析（13 篇 RCT）显示蓝芩口服液可以较明显地改善慢性咽炎患者的症状，治疗慢性咽炎的有效率优于常规治疗及其他药物治疗。蓝芩口服液在提高 IL-2、降低 TNF-α 水平等方面优于其他药物治疗。（证据级别：Ⅰa）

【用药交代】

1. 忌烟酒、辛辣、鱼腥食物。

2. 不宜在服药期间同时服用人参、鹿茸等温补性中药。

3. 孕妇慎用，糖尿病患者、儿童应在医生指导下服用。

4. 脾虚便溏及胃痛者慎用。

5. 属风寒感冒咽痛者，症见恶寒发热，无汗，鼻流清涕者慎用。

6. 服药 3 天症状无缓解，应去医院就诊。

【药品属性】乙类 OTC、医保乙类。

（马金岚）

杞菊地黄丸

【成　　分】枸杞子、菊花、熟地黄、酒萸肉、牡丹皮、山药、茯苓、泽泻。

【功能主治】滋肾养肝。用于肝肾阴亏，眩晕耳鸣，畏光，迎风流泪，视物昏花。

【组方原理】本方来自《医级宝鉴》杞菊地黄汤。方中熟地黄养血滋阴，补精益髓，为君药。酒萸肉补肾暖肝；山药补脾益肾涩精；共为臣药。枸杞子滋阴补肾，养肝明目；菊花疏风清热，平肝明目；茯苓渗脾湿；泽泻泄肾浊；牡丹皮清肝火；共为佐药。诸药配合，共奏滋肾养肝之功。

【规　　格】每 8 丸相当于原药材 3 g。

【用法用量】口服。一次 8 丸，一日 3 次。

【不良反应】偶见腹痛，腹泻等不适症状。

【药理作用】具有增强免疫，抗衰老，改善肝脏脂肪代谢，促进肝细胞新生，预防脂肪肝发生，降低毛细血管通透性，抗炎等作用。

【适应病证】干眼症、飞蚊症等属肝肾阴亏证者。

【用药思路】

1. 辨证用药：肝肾阴亏证。

2. 辨症用药

（1）主症：眼睛干涩，畏光，迎风流泪。

（2）次症：眩晕，耳鸣，耳聋，头痛，视物昏花，口干，乏力，盗汗。

（3）舌脉：舌质红，少津无苔，脉细。

3. 中西药联用

（1）《中医药治疗干眼临床应用指南（2021年）》推荐泪液分泌不足型干眼患者使用杞菊地黄丸联合西药治疗，能够改善干眼症状、增加泪液分泌量。（证据级别：Ⅰa）

（2）肖西立等的Meta分析（17篇RCT）显示与常规治疗相比，杞菊地黄丸治疗干眼症在泪膜破裂时间、泪液分泌量、角膜荧光素钠染色、总有效率方面比常规治疗干眼症更优。（证据级别：Ⅰa）

（3）杨稀瑞等的Meta分析（9篇RCT）显示杞菊地黄丸联合西药治疗干眼的临床疗效优于单纯西药治疗，可改善干眼患者各项临床症状及体征。（证据级别：Ⅰa）

（4）李莹姝等的Meta分析（10篇RCT）显示杞菊地黄丸联合玻璃酸钠组治疗干眼相对于玻璃酸钠组临床总疗效更佳，治疗后的基础泪液分泌（SIT）、泪膜破裂时间（BUT）也优于玻璃酸钠组且安全性良好，但今后需要样本量大、高质量、设计严格、多中心的RCT以提供可靠的证据。（证据级别：Ⅰa）

（5）刘枚芳等的Meta分析（10篇RCT）显示治疗干眼，在总有效率、减少泪液分泌量和缩短泪膜破裂时间上，杞菊地黄丸联合西药均比单用西药有优势，但由于所纳入的文献质量不高，仍需要大样本、多中心、双盲RCT的支持。（证据级别：Ⅰa）

4. 内外同治：杨涛等的RCT显示杞菊地黄丸联合中药熏蒸治疗白内障术后干眼症患者，可减少氧化应激损伤，降低患者泪液炎症因子水平，提升溶菌酶水平，促进泪液分泌，减少角膜损伤，提升临床疗效。（证据级别：Ⅱa）

5. 超药品说明书用药

（1）邢尧等的Meta分析（7篇RCT）显示杞菊地黄丸联合常规治疗可提高糖尿病视网膜病变的综合疗效有效率，改善视力水平，在一定程度上对于降低视网膜血管渗漏面积与调节血糖有益。（证据级别：Ⅰa）

（2）李斯朗等的RCT显示杞菊地黄丸治疗黄褐斑肝肾不足证疗效较好，再加上中医外治法雷火灸，能畅通全身气机，调节阴阳平衡，中药内服外治相结合，治病求本，标本兼顾。（证据级别：Ⅱa）

【用药交代】

1. 脾虚便溏者慎用，忌不易消化食物。

2. 感冒发热患者不宜服用。

3. 有严重高血压、心脏病、肝病、糖尿病、肾病等慢性病者应在医生指导下服用。

4. 儿童、孕妇、哺乳期妇女应在医生指导下服用。

5. 服药4周症状无缓解，应去医院就诊。

6. 实火亢盛所致的头晕，耳鸣者慎用。

【药品属性】基药、甲类OTC、医保甲类。

（马金岚）

鱼腥草滴眼液

【成　　分】鲜鱼腥草。

【功能主治】清热，解毒，利湿。用于风热疫毒上攻所致的暴风客热，天行赤眼，天行赤眼暴翳，症见两眼刺痛，目痒，流泪；急性卡他性结膜炎、流行性角结膜炎见上述证候者。

【组方原理】本品为鱼腥草蒸馏液，《中国药典》载鱼腥草具有清热解毒，消痈排脓，利尿通淋的功效。用于肺痈吐脓，痰热喘咳，热痢，热淋，痈肿疮毒。

【规　　格】每瓶装 8 ml。

【用法用量】滴入眼睑内，一次 1 滴，一日 6 次。治疗急性卡他性结膜炎，7 天为 1 个疗程；治疗流行性角结膜炎，10 天为 1 个疗程。

【不良反应】眼部水肿，结膜充血，眼痒等。

【药理作用】具有抗炎，抗菌，抗病毒，提高机体免疫力，利尿等作用。

【适应病证】急性卡他性结膜炎、流行性角结膜炎等属风热疫毒证者。

【用药思路】

1. 辨证用药：风热疫毒证。

2. 辨病用药

（1）张新彦等的 Meta 分析（14 篇 RCT）显示鱼腥草滴眼液能够显著改善并减轻流行性角结膜炎患者的异物感，流泪，睑结膜充血和睑结膜滤泡等症状。（证据级别：Ⅰa）

（2）童鑫等的系统评价显示鱼腥草滴眼液治疗流行性角结膜炎在有效性方面明显优于对照组化学滴眼液组，鱼腥草滴眼液对治疗流行性角结膜炎显示出较高的临床有效率和显效率、较短的治愈时间。（证据级别：Ⅰa）

3. 辨症用药

（1）主症：两眼刺痛，目痒，流泪。

（2）次症：白睛红赤，头痛，口干，便秘。

（3）舌脉：舌红苔薄白，脉浮数。

4. 超药品说明书用药

（1）方一妙等的 RCT 显示将鱼腥草滴眼液加入生理盐水湿敷面部患处治疗日光性皮炎，能使药液直接渗入皮肤发挥抗炎、抑菌作用，有效降低皮肤温度，促使局部毛细血管收缩，从而明显改善红斑、肿胀、渗出，减轻局部灼热、疼痛和瘙痒感。（证据级别：Ⅱa）

（2）《中医药治疗干眼临床应用指南（2021 年）》显示临床表现为眼部充血等炎症为主的睑板腺功能障碍型干眼患者及眼局部因素性干眼，推荐单独使用鱼腥草滴眼液超声雾化，可改善患者干眼症状及睑板腺的分泌能力。（证据级别：Ⅰa）

【用药交代】

1. 对鱼腥草过敏者禁用。

2. 外用，严禁内服。

【药品属性】处方药、医保乙类。

（马金岚）

五、消化系统常用中成药

麻仁软胶囊

【成　　分】火麻仁、苦杏仁、大黄、枳实（炒）、厚朴（姜制）、白芍（炒）。

【功能主治】润肠通便，用于肠燥便秘。

【组方原理】本方出自《伤寒论》麻子仁丸。方中火麻仁清燥润肠通便，故为君药。大黄攻积泻下；苦杏仁、白芍（炒）一则益阴增液以润肠通便，使腑气通，津液行；二则甘润可减缓大黄攻伐之力，使泻下而不伤正；共为臣药。枳实（炒）、厚朴（姜制）调中宣滞行气，加强降泄通便之力，共为佐药。诸药相合，共奏润肠通便之功。

【规　　格】每粒装 0.6 g。

【用法用量】早晚口服，一次 3 ～ 4 粒，一日 2 次。小儿服用减半，并搅拌溶解在开水中加适量蜂蜜后服用。

【不良反应】腹痛，大便次数过多，大便偏稀，可酌情减量或停服。

【适应病证】便秘属肠燥津亏证者。

【用药思路】

1. 辨证用药：肠燥津亏证。

2. 辨症用药

（1）主症：便秘。

（2）次症：腹胀，腹痛，口干，口臭。

（3）舌脉：舌红少津，苔薄黄，脉细数。

3. 辨病与辨证相结合用药：《中成药临床应用指南·消化疾病分册》将便秘分为肠道实热证、肠道气滞证、肾虚津亏证、脾虚气弱证、脾肾阳虚证、阴虚肠燥证。（证据级别：Ⅰa）

肠道实热证常用麻仁软胶囊、复方芦荟胶囊等；肠道气滞证常用木香理气片、厚朴排气合剂等；肾虚津亏证常用轻舒颗粒、芪蓉润肠口服液等；脾虚气弱证常用便秘通、便通胶囊等；脾肾阳虚证常用半硫丸等；阴虚肠燥证常用通乐颗粒、五仁润肠丸、滋阴润肠口服液等。

4. 中成药联用：王军的 RCT 显示四磨汤联合麻仁软胶囊治疗混合痔术后便秘，能有效缓解便秘症状，促进排便，减轻排便疼痛，促进术后肛门水肿、疼痛的快速消退，加速康复进程，提升术后恢复效果。（证据级别：Ⅱa）

5. 中西药联用：张爱国的 RCT 显示西沙必利联合麻仁软胶囊治疗老年性便秘，可

改善患者大便性状，促进胃肠蠕动，从而缓解便秘症状。（证据级别：Ⅱa）

6. 内外同治

（1）沈利荣等的 RCT 显示对中晚期帕金森病便秘患者在口服麻仁软胶囊的基础上配合针灸（选穴：天枢、归来、上巨虚、足三里）治疗，改善了患者的便秘情况，降低了布里斯托大便性状评分、便秘患者生存质量量表评分。（证据级别：Ⅱa）

（2）胡少华的 RCT 显示神阙穴位贴敷联合内服麻仁软胶囊可有效改善功能性便秘患者的临床症状，提高功能性便秘患者的生存质量，降低复发率，效果优于单纯口服麻仁软胶囊。（证据级别：Ⅱa）

（3）陈华炎的 RCT 显示骨折患者早期给予口服麻仁软胶囊联合穴位按摩可预防骨折后腹胀，便秘的发生，为脊椎骨折后下一步的治疗创造良好的条件。充分体现中医学的“未病先防，既病防变”理论。（证据级别：Ⅱa）

【用药交代】

1. 孕妇、哺乳期妇女禁用。

2. 虚寒性便秘者不宜用。

3. 月经期慎用。

4. 有慢性病史者、儿童及年老体弱者不宜长期服用。

5. 服药后大便次数过多，大便偏稀，可酌情减量或停服。

【药品属性】甲类 OTC、医保乙类。

（肖萍）

元胡止痛滴丸

【成　　分】醋延胡索、白芷。

【功能主治】理气，活血，止痛。用于行经腹痛，胃痛，胁痛，头痛。

【组方原理】方中醋延胡索辛散温通，既善于活血祛瘀，又能行气止痛，为君药。白芷辛散温通，长于祛风散寒，燥湿止痛，为臣药，助醋延胡索活血行气止痛。全方合用，共奏理气，活血，止痛之功。

【规　　格】每 10 丸重 0.5 g。

【用法用量】口服。一次 20 ~ 30 丸，一日 3 次。

【不良反应】偶见恶心，眩晕、乏力，但过量可出现呼吸抑制、帕金森综合征等表现。

【适应病证】痛经，胃痛，胁痛，头痛等属气滞血瘀证者。

【用药思路】

1. 辨证用药：气滞血瘀证。

2. 辨症用药

（1）主症：痛经，或胃痛，或胁痛，或头痛等。

（2）次症：痛有定处或拒按，或有针刺感，胸脘痞闷，喜太息。

（3）舌脉：舌质紫暗，舌体瘀斑，脉弦涩。

3. 辨病与辨证相结合用药

（1）《中成药治疗痛经临床应用指南（2021 年）》指出痛经分为原发性痛经和继发性痛经。分为血瘀证、气滞血瘀证、气血两虚兼气滞血瘀证、寒凝血瘀证、寒凝兼气滞血瘀证、痰瘀互结证。（证据级别：Ⅰa）

血瘀证常用桂枝茯苓胶囊等；气滞血瘀证常用元胡止痛滴丸、丹莪妇康煎膏、调经活血胶囊等；气血两虚兼气滞血瘀证常用定坤丹等；寒凝血瘀证常用少腹逐瘀胶囊等；寒凝兼气滞血瘀证常用痛经宝颗粒等；痰瘀互结证常用散结镇痛胶囊等。

（2）《胃脘痛中医诊疗专家共识意见（2017）》显示胃脘痛是中医内科常见的病证之一，临床中多种上消化道疾病均可见胃脘痛症状，如消化性溃疡、慢性胃炎、功能性消化不良等。可分为寒邪客胃证、饮食伤胃证、肝胃不和证、脾胃湿热证、寒热错杂证、瘀血阻胃证、胃阴亏虚证、脾胃虚寒证。（证据级别：Ⅴ）

寒邪客胃证常用良附丸合香苏散等；饮食伤胃证常用保和丸、枳实导滞丸等；肝胃不和证常用气滞胃痛颗粒、达立通颗粒、东方胃药胶囊、金胃泰胶囊等；脾胃湿热证常用三九胃泰颗粒、香砂平胃颗粒等；寒热错杂证常用荆花胃康胶丸、延参健胃胶囊等；瘀血阻胃证常用元胡止痛滴丸、复方田七胃痛胶囊、荜铃胃痛颗粒、胃康胶囊等；胃阴亏虚证常用养胃舒胶囊；脾胃虚寒证常用附子理中丸、安胃疡胶囊、温胃舒片、虚寒胃痛颗粒、小建中胶囊等。

（3）《中医内科常见病诊疗指南——头痛》指出头痛根据发作诱因，分为外感头痛，内伤头痛和真头痛；根据疾病类型，分为原发性头痛（偏头痛，紧张型头痛和丛集性头痛）和继发性头痛。中医分为风寒证、风热证、风湿证、肝阳上亢证、瘀血阻络证、痰浊上扰证、气血亏虚证、肝肾阴虚证、肝郁气滞证。（证据级别：Ⅰa）

风寒证常用川芎茶调颗粒（丸）、九味羌活丸等；风热证常用芎菊上清丸、银翘解毒颗粒等；风湿证常用羌活胜湿丸等；肝阳上亢证常用天舒胶囊、丹珍头痛胶囊、养血清脑颗粒等；瘀血阻络证常用元胡止痛滴丸、血府逐瘀片等；痰浊上扰证常用头痛宁胶囊等；气血亏虚证常用八珍颗粒、十全大补丸、人参养荣丸等；肝肾阴虚证常用杞菊地黄丸、左归丸等；肝郁气滞证常用逍遥丸、柴胡舒肝丸等。

4. 中西药联用

（1）刘平红等的 RCT 显示在临床治疗偏头痛的过程中，可以选择元胡止痛滴丸联合盐酸氟桂利嗪胶囊，能够有效缓解疼痛，缩短疼痛时间。（证据级别：Ⅱa）

（2）刘玉华等的 RCT 显示元胡止痛滴丸联合间苯三酚可提高顺产后宫缩痛临床疗效，加快产妇疼痛症状消失，且不会增加产后出血量。（证据级别：Ⅱa）

（3）宋永平的 RCT 显示元胡止痛滴丸联合加巴喷丁胶囊治疗带状疱疹后遗神经痛，能够快速有效缓解患者疼痛症状，改善患者睡眠质量。（证据级别：Ⅱa）

5. 内外同治

（1）王俊峰的 RCT 显示藏药消痛贴膏联合元胡止痛滴丸可有效治疗痛风性关节炎，缓解疼痛和提高关节功能，促进运动能力恢复。（证据级别：Ⅱa）

（2）蓝阳等的 RCT 显示耳穴压豆联合元胡止痛滴丸治疗混合痔术后疼痛，可有效减轻患者术后疼痛程度。（证据级别：Ⅱa）

6. 超药品说明书用药：罗鹏飞等的 RCT 显示元胡止痛滴丸与双氯芬酸钠胶囊治疗Ⅰ～Ⅲ级膝关节骨关节炎具有同等的镇痛效果。膝关节骨关节炎患者在接受元胡止痛滴丸治疗 1 周后，疼痛视觉模拟评分法（VAS）和西安大略和麦克马斯特大学骨关节炎指数量表（WOMAC）评分较治疗前显著下降，患者膝关节疼痛明显缓解，治疗 4 周后，进一步缓解了关节疼痛，同时，治疗 4 周后患者膝关节僵硬改善，关节活动功能明显好转。（证据级别：Ⅱa）

【用药交代】

1. 孕妇忌用。

2. 忌食生冷食物。

3. 本品不宜用于虚证痛经，其表现为经期或经后小腹隐痛喜按，月经质稀或色淡，伴有头晕目花，心悸气短等症者。

4. 重度痛经者或服药后痛经不减轻，应去医院就诊。

5. 痛经并伴有其他妇科疾病者，应去医院就诊。

6. 服药中如出现皮疹，胸闷，憋气等过敏症状者应停药，去医院就诊。

【药品属性】基药、处方药、医保甲类。

（肖萍）

荜铃胃痛颗粒

【成　　分】荜澄茄、川楝子、醋延胡索、酒大黄、黄连、吴茱萸、醋香附、香橼、佛手、海螵蛸、煅瓦楞子。

【功能主治】行气活血，和胃止痛。用于气滞血瘀所致的胃脘痛；慢性胃炎见有上述证候者。

【组方原理】本方由金铃子散和左金丸加减化裁而来。荜澄茄温中行气，散寒止痛；川楝子清热泻火，疏肝和胃，行气止痛；寒热并用，共为君药。醋延胡索活血祛瘀，行气止痛；醋香附疏肝理气止痛；佛手、香橼疏肝和胃，行气止痛；辅助君药增强理气和胃之功，合为臣药。酒大黄活血祛瘀，止血；黄连与吴茱萸相配，辛散苦泄，疏肝下气，和胃止呕，止痛；海螵蛸、煅瓦楞子制酸止痛；共为佐药。诸药合用，共奏行气活血，和胃止痛之功。

【规　　格】每袋装 5 g，相当于饮片 20 g。

【用法用量】开水冲服。一次 5 g，一日 3 次。

【不良反应】头晕，头痛，心悸，胸部不适，恶心，呕吐，干呕，腹部不适，腹痛，消化不良，腹泻，瘙痒，皮疹，荨麻疹，红斑等。

【适应病证】胃脘痛、慢性胃炎等属气滞血瘀证者。

【用药思路】

1. 辨证用药：气滞血瘀证。

2. 辨病用药：张乐等的 Meta 分析（27 篇 RCT）显示荜铃胃痛颗粒治疗以胃脘痛为主症的消化系统疾病，可改善患者视觉模拟评分法评分及胃脘痛症状积分，减轻胃脘疼痛症状，明显提高临床痊愈率、幽门螺杆菌根除率。可治疗慢性胃炎，消化性溃疡，功能性消化不良等胃脘痛类疾病。（证据级别：Ⅰa）

3. 辨症用药

（1）主症：胃脘胀痛，以痛为主，痛连两胁，痛有定处，疼痛持久难忍，食后或入夜痛重。

（2）次症：食欲缺乏，嗳气，反酸。

（3）舌脉：舌质红暗，苔薄黄或薄白，脉涩。

4. 辨病与辨证相结合用药：慢性胃炎可分为慢性浅表性胃炎（慢性非萎缩性胃炎）和慢性萎缩性胃炎两种类型。

（1）《消化系统常见病慢性非萎缩性胃炎中医诊疗指南（基层医生版）》指出慢性非萎缩性胃炎属“胃痞”“胃脘痛”“反酸”“嘈杂”等范畴，可辨证分为肝胃气滞证、肝胃郁热证、脾胃湿热证、脾胃气虚证、脾胃虚寒证、胃阴不足证、胃络瘀阻证等。（证据级别：Ⅰa）

肝胃气滞证常用气滞胃痛颗粒、胃苏颗粒等；肝胃郁热证常用达立通颗粒等；脾胃湿热证常用三九胃泰颗粒、金胃泰胶囊等；脾胃气虚证常用健胃消食口服液、益气和胃胶囊、香砂平胃颗粒、胃复春片等；脾胃虚寒证常用温胃舒片、虚寒胃痛颗粒、香砂养胃颗粒等；胃阴不足证常用养胃舒胶囊、摩罗丹等；胃络瘀阻证常用荜铃胃痛颗粒、荆花胃康胶丸、摩罗丹、康复新液、七蕊胃舒胶囊等。

（2）《慢性萎缩性胃炎中西医结合诊疗共识意见（2017 年）》将慢性萎缩性胃炎分为肝胃气滞证、肝胃郁热证、脾胃虚寒证、脾胃湿热证、胃阴不足证、胃络瘀阻证。（证据级别：Ⅴ）

肝胃气滞证常用气滞胃痛颗粒、胃苏颗粒等；肝胃郁热证常用达立通颗粒等；脾胃虚寒证常用温胃舒片、小建中胶囊等；脾胃湿热证常用藿香正气丸、甘露消毒丹等；胃阴不足证常用养胃舒胶囊、摩罗丹等；胃络瘀阻证常用荜铃胃痛颗粒、荆花胃康胶丸、摩罗丹、康复新液等。

5. 中西药联用

（1）刘倩等的 RCT 显示常规西药（艾司奥美拉唑镁肠溶片、胶体果胶铋胶囊、阿莫西林胶囊、克拉霉素缓释片等）、荜铃胃痛颗粒与传统益胃活血汤剂联合用于气滞血瘀型幽门螺杆菌相关性胃炎疗效显著，可缩短症状缓解时间，提升疗效和幽门螺杆菌根除率，改善患者胃镜下胃黏膜病变情况及免疫功能。（证据级别：Ⅱa）

（2）苏卫仙等的 RCT 显示荜铃胃痛颗粒联合四联疗法（艾司奥美拉唑镁肠溶片、克拉霉素缓释片、阿莫西林胶囊、胶体果胶铋胶囊）治疗幽门螺杆菌感染所致慢性萎缩性胃炎患者临床效果显著，幽门螺杆菌根除率更高，机制可能与抑制炎症反应，降低表皮生长因子（EGF）、转化生长因子 $-\beta_1$（TGF-β_1）水平而保护胃黏膜有关。（证据级别：Ⅱa）

【用药交代】

1. 孕妇禁用。

2. 不宜在服药期间同时服用复方阿胶浆、六味地黄丸等滋补性中药。

3. 有高血压、心脏病、糖尿病、肝病、肾病等慢性病严重者应在医生指导下服用。

4. 忌情绪激动及生闷气。

【药品属性】基药、OTC 甲类、医保乙类。

（肖萍）

胃复春片

【成　　分】红参、香茶菜、麸炒枳壳。

【功能主治】健脾益气，活血解毒。用于胃癌癌前期病变及胃癌手术后辅助治疗，慢性浅表性胃炎属脾胃虚弱证者。

【组方原理】方中红参为君药，具益气健脾之功。臣药香茶菜具理气解毒活血之效，佐以麸炒枳壳理气。全方共奏健脾益气，活血解毒之功。

【规　　格】每片重 0.36 g。

【用法用量】口服。一次 4 片，一日 3 次。

【不良反应】头晕，胸闷，恶心，呕吐，皮疹，腹胀，腹痛，腹泻及其他症状，如血压升高，嗜睡，过敏。

【适应病证】胃癌癌前期病变，胃癌手术后，慢性浅表性胃炎等属脾胃虚弱证者。

【用药思路】

1. 辨证用药：脾胃虚弱证。

2. 辨症用药

（1）主症：胃脘胀满或隐痛，胃部喜按或喜暖。

（2）次症：食少纳呆，大便稀溏，倦怠乏力，气短懒言，食后脘闷。

（3）舌脉：舌暗苔薄，脉细弱。

3. 辨病与辨证相结合用药：同荜铃胃痛颗粒（1）。

4. 中西药联用：周继旺等的 RCT 显示叶酸片联合胃复春片治疗慢性萎缩性胃炎癌前病变，可增加患者的血清胃泌素、胃动素，降低胃黏膜萎缩，肠上皮化生，异型增生积分。（证据级别：Ⅱa）

5. 中成药联用：田杨等的 RCT 显示消痞愈萎汤联合胃复春片治疗慢性萎缩性胃炎

伴胃黏膜肠上皮化生或异型增生，能减轻胃脘胀满，胃脘疼痛，嗳气泛酸，胃中嘈杂，饮食减少等症状。降低胃黏膜萎缩，肠上皮化生，异型增生积分，升高HP转阴率。（证据级别：Ⅱa）

6. 超药品说明书用药：杨恒等的Meta分析（14篇RCT）显示胃复春片联合西药（艾司奥美拉唑镁肠溶片、克拉霉素、阿莫西林/艾司奥美拉唑镁肠溶片、克拉霉素、胶体果胶铋胶囊等）治疗消化性溃疡，能够提高幽门螺杆菌根除率以及临床疗效，并降低胃泌素水平。（证据级别：Ⅰa）

【用药交代】

1. 药性偏温燥，胃阳不足或湿热中阻者，不宜单独使用。

2. 孕妇禁用。

3. 宜清淡饮食，忌食生冷油腻及酸性食物。

4. 肝功能不良者慎用。

【药品属性】处方药、医保乙类。

（肖萍）

摩罗丹

【成　　分】百合、茯苓、玄参、乌药、泽泻、麦冬、当归、茵陈、延胡索、白芍、石斛、九节菖蒲、川芎、鸡内金、三七、白术、地榆、蒲黄。

【功能主治】和胃降逆，健脾消胀，通络定痛。用于慢性萎缩性胃炎属胃阴不足兼胃络瘀阻证，症见胃疼，胀满，痞闷，纳呆，嗳气等症。

【组方原理】本方由百合乌药汤、四君子汤、四物汤等加减而来。方中百合、茯苓、白术健脾和胃，为君药；延胡索、乌药、鸡内金、川芎、蒲黄行气活血，助运止痛，共为臣药；当归、白芍、麦冬、石斛、玄参滋阴养血；三七、地榆化瘀止血；九节菖蒲、茵陈、泽泻清热化湿；共为佐药。全方共奏和胃降逆，健脾消胀，通络定痛之功。

【规　　格】每16丸重1.84 g（相当于生药材4.5 g）。

【用法用量】口服。一次16丸（1袋），一日3次。或遵医嘱。

【药理作用】具有抗溃疡，镇痛，抗炎，增加胃液分泌，降低胃酸，抑制胃蛋白酶活性等作用。

【适应病证】慢性萎缩性胃炎等属胃阴不足兼胃络瘀阻证者。

【用药思路】

1. 辨证用药：胃阴不足兼胃络瘀阻证。

2. 辨症用药

（1）主症：胃痛，腹胀，纳呆，嗳气，胃灼热。

（2）次症：胃部刺痛、夜间加重，腹胀餐后加重。

（3）舌脉：舌淡红少苔，脉细数。

3. 辨病与辨证相结合用药：同荜铃胃痛颗粒（1）（2）。

4. 中成药联用：朱友等的 RCT 显示荆花胃康胶丸联合摩罗丹可有效改善老年慢性萎缩性胃炎伴 HP 感染患者胃功能，降低机体炎症反应及 HP 毒力，改善患者胃镜下胃黏膜征象。（证据级别：Ⅱa）

5. 中西药联用

（1）李可歆等的 Meta 分析（8 项 RCT）显示摩罗丹与常规西药联用治疗慢性萎缩性胃炎，可以提高临床综合疗效、胃镜下疗效，改善胃黏膜病理。（证据级别：Ⅰa）

（2）俞赟丰等的 Meta 分析（10 项 RCT）显示与常规西药相比，摩罗丹联合常规西药（叶酸、法莫替丁、莫沙必利等）治疗慢性萎缩性胃炎能显著提高临床综合有效率、症状有效率、胃镜有效率和病检有效率。（证据级别：Ⅰa）

（3）马春雷等的 RCT 显示摩罗丹联合铝碳酸镁治疗慢性萎缩性胃炎患者，能有效促进患者临床症状消减，改善胃黏膜萎缩程度及功能状态，使患者生命质量得到提高。（证据级别：Ⅱa）

6. 内外同治：鲁玉玲的 RCT 显示摩罗丹内服联合耳穴压豆治疗慢性萎缩性胃炎，可减轻恶心，呕吐，胃脘隐痛，纳呆少食，食后脘闷，反酸，胃灼热等症状。降低胃镜下病变征象，胃黏膜病理评分。（证据级别：Ⅱa）

【用药交代】

1. 忌食刺激性食物及饮料，饮食宜清淡。

2. 孕妇慎用。

【药品属性】基药、OTC 甲类、医保乙类。

（肖萍）

达立通颗粒

【成　　分】柴胡、枳实、木香、陈皮、清半夏、蒲公英、焦山楂、焦槟榔、鸡矢藤、党参、延胡索、六神曲（炒）。

【功能主治】清热解郁，和胃降逆，通利消滞。用于肝胃郁热所致痞满证，症见胃脘胀满，嗳气，纳差，胃中灼热，嘈杂泛酸，脘腹疼痛，口干口苦；动力障碍型功能性消化不良见上述症状者。

【组方原理】本方由柴胡疏肝散加减而来。方中柴胡疏肝理气而解胸腹胁肋胀痛之症，故重用以为君药。枳实破气消积，化痰除痞，用于胃肠热结气滞，胸脘痞满之症，为臣药。木香为行气止痛之要药；陈皮理气健脾，燥湿化痰；党参补中益气，健脾益肺；清半夏燥湿化痰；四药共为佐药。蒲公英清热解毒，消肿散结；鸡矢藤祛风利湿，止痛解毒，消食化积，活血消肿；延胡索活血，行气，止痛；六神曲（炒）健脾消食，理气化湿，解表；焦山楂消食化积，活血散瘀，化痰行气；焦槟榔破积，下气，行水；

以上诸药共为使药。全方共奏解郁清热，和胃降逆之效。

【规　　格】每袋装 6 g。

【用法用量】温开水冲服，一次 1 袋，一日 3 次。饭前服用。

【不良反应】腹痛，腹泻，呕吐，皮疹。

【药理作用】具有促进胃酸和胃蛋白酶分泌，促进胃肠运动，镇痛，抗炎等作用。

【适应病证】痞满证，动力障碍型功能性消化不良等属肝胃郁热证者。

【用药思路】

1. 辨证用药：肝胃郁热证。

2. 辨病用药：尹茜等的 Meta 分析（6 篇 RCT）显示达立通颗粒治疗功能性消化不良的总显效率为 61.84%（对照组为 57.62%），在改善痞满证症状和胃排空及其他临床症状方面与西沙必利或莫沙必利疗效相当。（证据级别：Ⅰa）

3. 辨症用药

（1）主症：胃脘胀满，胁痛，胃灼热。

（2）次症：腹痛，嘈杂，泛酸，嗳气，纳差，口干口苦。

（3）舌脉：舌质红，苔黄腻，脉弦滑。

4. 辨病与辨证相结合用药：《中成药临床应用指南・消化疾病分册》显示功能性消化不良分为脾虚气滞证、肝胃不和证、脾胃湿热证、脾胃虚寒证、寒热错杂证。（证据级别：Ⅰa）

脾虚气滞证常用香砂六君丸、补中益气丸、枳术宽中胶囊、健胃消食口服液等；肝胃不和证常用气滞胃痛颗粒、胃苏颗粒、舒肝和胃丸等；脾胃湿热证常用三九胃泰颗粒、胃肠安丸等；脾胃虚寒证常用附子理中丸、小建中胶囊等；寒热错杂证常用荆花胃康胶丸等。另有肝胃郁热证常用达立通颗粒等。

5. 中西药联用

（1）温叶红等的 RCT 显示奥美拉唑联合达立通颗粒可减轻胃食管反流患者临床症状，加速食管动力学恢复，减轻炎症反应。（证据级别：Ⅱa）

（2）孙伟红的 RCT 显示达立通颗粒联合三联杀菌疗法（雷贝拉唑钠肠溶片、克拉霉素分散片、阿莫西林胶囊）治疗慢性胃炎幽门螺杆菌感染效果确切，可改善临床症状，提高幽门螺杆菌根除率。（证据级别：Ⅱa）

（3）邹荣的 RCT 显示达立通联合四联疗法（雷贝拉唑钠肠溶胶囊、胶体果胶铋胶囊、克拉霉素缓释片、阿莫西林胶囊）治疗幽门螺杆菌感染，能够提高幽门螺杆菌根除率，改善炎症因子水平。（证据级别：Ⅱa）

6. 内外同治

（1）易永杜的 RCT 显示针灸（选穴：百会、四神聪、印堂、内关、太冲）与达立通颗粒联合使用后能够调和气血，疏肝理气，宁心安神，使帕金森抑郁症患者（HAMD）汉密尔顿抑郁量表评分显著降低，简易智力状态量表（MMSE）评分显著提升，帕金森病综合评分量表（VPDRS）评分显著降低。可有效地改善帕金森抑郁症患者的疾病症

状，并且还能够调节患者的神经功能，使其保持健康的精神状态。（证据级别：Ⅱa）

（2）田巍等的 RCT 显示口服达立通颗粒联合中药（黄连、生地黄、玄参、火麻仁、郁李仁、木香）保留灌肠治疗功能性便秘，能使患者停服泻药，恢复结肠正常传输功能。（证据级别：Ⅱa）

【用药交代】

1. 不宜在服药期间同时服用复方阿胶浆、六味地黄丸等滋补性中药。

2. 脾虚便溏者慎用。

3. 胃寒痛者不适用，主要表现为遇凉则胃痛发作或加重，得温暖则胃痛减轻，喜热饮食，或大便溏。

4. 孕妇慎用。

5. 本品含清半夏，注意“十八反”配伍禁忌。

【药品属性】OTC 甲类、医保乙类。

（肖萍）

温胃舒片

【成　　分】炙黄芪、党参、附子（制）、山药、炒白术、肉桂、炒山楂、陈皮、砂仁、肉苁蓉（制）、乌梅、补骨脂。

【功能主治】扶正固本，温胃养胃，行气止痛，助阳暖中。用于慢性萎缩性胃炎、慢性胃炎所引起的胃脘冷痛，腹胀，嗳气，纳差，畏寒，无力等症。

【组方原理】本方由《脾胃论》温胃汤加减化裁而来。方中党参补气健脾；附子（制）温中散寒；共为君药。炙黄芪、炒白术、山药补气健脾，燥湿利水，升阳止泻；肉桂、肉苁蓉（制）、补骨脂补肾助阳，散寒止痛，温脾止泻；共为臣药。砂仁开胃化湿；乌梅涩肠止泻；炒山楂消食化积；陈皮健脾理气，调和中焦；共为佐药。诸药合用，共奏温中养胃，行气止痛之功。

【规　　格】每片重 0.4 g。

【用法用量】口服。一次 3 片，一日 2 次。

【不良反应】偶见双侧眼睑瘙痒，红肿，恶心，上腹不适，烦躁，胸闷，呼吸困难，舌胀，活动不利。

【适应病证】慢性胃炎等属脾胃虚寒证者。

【用药思路】

1. 辨证用药：脾胃虚寒证。

2. 辨症用药

（1）主症：胃脘冷痛，腹胀，嗳气，纳差。

（2）次症：畏寒，乏力，口淡无味。

（3）舌脉：舌淡胖或者有齿痕，舌苔白滑，脉沉迟无力。

3. 辨病与辨证相结合用药：同荜铃胃痛颗粒（1）（2）。

4. 中西药联用：孙浚洋等的 RCT 显示温胃舒联合叶酸治疗萎缩性胃炎疗效较好，能改善患者临床症状及病理特征，促进胃功能恢复。（证据级别：Ⅱa）

5. 内外同治：张民英的 RCT 显示温胃舒颗粒联合艾灸（足三里、中脘穴）可提高脾胃虚寒型胃溃疡患者血清 NO 和 NOS 的表达水平。（证据级别：Ⅱa）

【用药交代】

1. 胃大出血时忌用。

2. 孕妇忌用。

3. 湿热中阻者不适宜。

4. 胃脘灼热者慎用。

5. 忌生冷油腻及不易消化的食物。

6. 本品含附子，注意“十八反”配伍禁忌。

【药品属性】OTC 甲类、医保乙类。

（肖萍）

康复新液

【成　　分】美洲大蠊干燥虫体的乙醇提取物。

【功能主治】通利血脉，养阴生肌。内服：用于瘀血阻滞，胃痛出血，胃、十二指肠溃疡；以及阴虚肺痨，肺结核的辅助治疗。外用：用于金疮，外伤，溃疡，瘘管，烧伤，烫伤，压疮之创面。

【组方原理】本品为美洲大蠊干燥虫体的提取物。《四川省中药材标准（2010 年版）》载美洲大蠊具有活血化瘀，清热解毒，消积生肌的功效。用于癥瘕积聚，小儿疳积，咽喉肿痛，虫蛇咬伤，疮痈肿痛及痔疮出血，口腔溃疡，胃、十二指肠溃疡。

【规　　格】每 1 ml 含美洲大蠊乙醇提取物（含总氨基酸以丙氨酸计）1 mg。

【用法用量】口服：一次 10 ml，一日 3 次，或遵医嘱。外用：用医用纱布浸透药液后敷患处，感染创面先清创后再用本品冲洗，并用浸透本品的纱布填塞或敷用。

【不良反应】恶心，呕吐，腹胀，腹痛，腹泻等；皮疹，瘙痒，用药部位红肿，疼痛等；头晕，头痛，胸闷，心悸，潮红，呼吸困难等；有局部麻木，过敏性休克等个案报告。

【药理作用】具有抗炎，修复各类溃疡及创伤创面，提高机体免疫功能等作用。

【适应病证】内服：慢性胃炎、胃溃疡、十二指肠溃疡等属瘀血阻滞证者。

【用药思路】

1. 辨证用药：瘀血阻滞证。

2. 辨症用药

（1）主症：胃痛。

（2）次症：胃出血，胃、十二指肠溃疡。

（3）舌脉：舌质紫暗，脉涩。

3. 辨病与辨证相结合用药

（1）同荜铃胃痛颗粒（1）（2）。

（2）《中成药临床应用指南·消化疾病分册》显示消化性溃疡主要指胃和十二指肠溃疡，属中医的“胃脘痛”“嘈杂”范畴。分为肝胃不和证、脾胃虚寒证、脾胃湿热证、胃阴不足证、瘀血阻络证。（证据级别：Ⅰa）

肝胃不和证常用气滞胃痛颗粒、健胃愈疡片、胃苏颗粒等；脾胃虚寒证常用温胃舒片、小建中颗粒等；脾胃湿热证常用胃热清胶囊、荆花胃康胶丸等；胃阴不足证常用养胃舒颗粒、阴虚胃痛片等；瘀血阻络证常用康复新液、三七胃痛胶囊、元胡止痛滴丸、荜铃胃痛颗粒等。

4. 中成药联用：黄琳等的 RCT 显示口服白头翁汤加减方（白头翁 25 g，秦皮、黄柏、黄连各 15 g，四季青 10 g，蒲公英 10 g）联合康复新液保留灌肠治疗溃疡性结肠炎大肠湿热证，可显著降低肠道炎症因子，改善脓血便，腹泻，腹痛，腹胀等症状。（证据级别：Ⅱa）

5. 中西药联用

（1）徐榕等的 Meta 分析（12 篇 RCT）显示康复新液联合艾司奥美拉唑治疗胃溃疡可以有效地减少胃酸分泌，持续抑酸，促进溃疡周边黏膜血管内皮生长因子，促进血管收缩，加速黏膜生成，并刺激胃黏膜成纤维细胞增殖；同时提高胃黏膜前列腺素水平和氨基己糖浓度，形成胃黏膜保护屏障，促进溃疡愈合。（证据级别：Ⅰa）

（2）禚昌红等的 Meta 分析（12 篇 RCT）显示用康复新液联合常规西药（兰索拉唑、雷贝拉唑肠溶片、阿莫西林胶囊、甲硝唑片、克拉霉素片等）治疗消化性溃疡，能提高临床有效率，促进溃疡黏膜的愈合，降低复发率。（证据级别：Ⅰa）

（3）刘辽等的系统评价（9 篇 RCT）显示康复新液联合泮托拉唑在提高溃疡愈合率、溃疡总有效率、临床症状积分、临床总有效率、溃疡复发率方面明显优于单用泮托拉唑。（证据级别：Ⅰa）

6. 内外同治：戢太阳等的 Meta 分析（10 篇 RCT）显示康复新液联合干扰素治疗手足口病，干扰素对引起手足口病的肠道病毒具有一定作用，属于对因治疗，但无法缓解症状。康复新液具有抗炎，消肿，镇痛，抗菌，抗病毒，抗肿瘤，促进创面愈合，抗氧化，抗衰老，消除水肿，增强免疫等诸多药理作用，抗病毒对因治疗外，还对手足口病的高热，炎症，口腔溃疡等症状有一定程度的治疗作用。在退热时间、疱疹消退时间、口腔溃疡消失时间、住院时间方面，联合用药均短于干扰素单药治疗。（证据级别：Ⅰa）

7. 超药品说明书用药：姚海波等的 RCT 显示慢性鼻窦炎伴鼻息肉患者使用康复新液联合阿奇霉素治疗可有效提高鼻纤毛清除功能、嗅觉功能及鼻腔通气功能，减轻局部炎症反应。（证据级别：Ⅱa）

【用药交代】

1. 哮喘患者禁用。

2. 孕妇禁用。

【药品属性】处方药、医保乙类。

（肖萍）

六、肝病常用中成药

肝爽颗粒

【成　　分】党参、柴胡（醋制）、白芍、当归、茯苓、白术（炒）、枳壳（炒）、蒲公英、虎杖、夏枯草、丹参、桃仁、鳖甲（烫）。

【功能主治】疏肝健脾，清热散瘀，保肝护肝，软坚散结。用于急、慢性肝炎，肝硬化，肝功能损害。

【组方原理】本方由逍遥散加减化裁而来。方中以柴胡（醋制）疏肝解郁，为君药；白芍柔肝敛阴；白术（炒）补气健脾；枳壳（炒）行气宽中；当归、丹参、桃仁活血祛瘀；党参补气益气；茯苓利水渗湿，益脾和胃；共为臣药。鳖甲（烫）滋阴退热，软坚散结；蒲公英清热解毒散结；虎杖利湿退黄，散瘀止痛；夏枯草清热散结消肿；共为佐药。全方合用，共奏疏肝健脾，清热散瘀，保肝护肝，软坚散结之效。

【规　　格】每袋装 3 g。

【用法用量】口服。一次 3 g，一日 3 次。

【不良反应】恶心，腹泻，呕吐，消化不良，口干，口渴，排便频率增加；皮疹，瘙痒等过敏反应；头晕头痛；胸部不适；乏力等。

【适应病证】急、慢性肝炎，肝硬化，肝功能损害等属肝郁脾虚夹湿热血瘀证者。

【用药思路】

1. 辨证用药：肝郁脾虚夹湿热血瘀证。

2. 辨症用药

（1）主症：目黄，胁肋疼痛。

（2）次症：乏力，纳差，口苦，腹胀，焦虑抑郁状态。

（3）舌脉：舌边有浊沫、泡沫、瘀点、瘀斑或呈青紫色，舌苔较薄或偏黄，舌质偏红，脉弦。

3. 辨病与辨证相结合用药：肝炎分为病毒性肝炎和非病毒性肝炎。病毒性肝炎包括甲型、乙型、丙型、丁型和戊型肝炎。非病毒性肝炎包括酒精性肝炎、非酒精性脂肪肝性肝炎、代谢性肝炎、药物性肝炎和自身免疫性肝炎。

（1）《慢性乙型肝炎中医诊疗指南（2018 年版）》将病毒性肝炎分为肝胆湿热

证、肝郁脾虚证、肝肾阴虚证、瘀血阻络证、脾肾阳虚证。（证据级别：Ⅰa）

肝胆湿热证常用当飞利肝宁胶囊、茵栀黄颗粒、华蟾素胶囊、垂盆草颗粒、八宝丹胶囊等；肝郁脾虚证常用肝苏颗粒、肝爽颗粒、逍遥丸等；肝肾阴虚证常用杞菊地黄丸等；瘀血阻络证常用复方鳖甲软肝片、扶正化瘀胶囊、大黄䗪虫丸等；脾肾阳虚证常用金匮肾气丸等。

（2）《中成药临床应用指南·消化疾病分册》显示肝硬化属于中医学“胁痛”“积聚”“癥积”等范畴，晚期出现腹水属“鼓胀”范畴。分为气滞血瘀证、肝郁脾虚证、瘀血内结证、气虚血瘀证、肝肾阴虚证、脾肾阳虚证。（证据级别：Ⅰa）

气滞血瘀证常用和络舒肝胶囊、九味肝泰胶囊等；肝郁脾虚证常用肝爽颗粒、安络化纤丸等；瘀血内结证常用大黄䗪虫丸、鳖甲煎丸等；气虚血瘀证常用复方鳖甲软肝片等；肝肾阴虚证常用扶正化瘀胶囊等；脾肾阳虚证常用金匮肾气丸等。

4. 中西药联用

（1）淡丽娟等的Meta分析（11篇RCT）显示肝爽颗粒联合核苷（酸）类药物治疗慢性乙型肝炎肝纤维化患者疗效明显增加，同时，联用肝爽颗粒与单用核苷（酸）类药物比较，在降低血清肝纤维化指标、改善患者肝功能及增加HBV-DNA阴转率、降低肝脏硬度值均有显著优势。（证据级别：Ⅰa）

（2）王义姗的Meta分析（7篇RCT）显示恩替卡韦联合肝爽颗粒能有效改善乙肝肝纤维化患者肝功能、肝纤维化，提高临床总有效率。（证据级别：Ⅰa）

（3）成冯镜茗等的Meta分析（38篇RCT）显示肝爽颗粒联合西医常规治疗（α干扰素、多烯磷脂酰胆碱注射液、恩替卡韦等）治疗肝损伤，在各个疗程均可降低肝损伤患者的丙氨酸氨基转移酶（ALT）、天冬氨酸氨基转移酶（AST）、总胆红素（TBil）、谷氨酰转肽酶（γ-GGT）水平和提高白蛋白水平，改善肝损伤。（证据级别：Ⅰa）

5. 超药品说明书用药：《肝纤维化中西医结合诊疗指南（2019年版）》推荐肝爽颗粒用于肝纤维化的治疗。（证据级别：Ⅴ）

【用药交代】

1. 孕妇慎用。

2. 根据中药“十八反”理论，本品不宜与含藜芦的药物同时服用。

3. 本品含蔗糖，糖尿病患者慎用。

4. 忌生冷油腻之品。

【药品属性】处方药、医保乙类。

（肖萍）

茵栀黄颗粒

【成　　分】茵陈（绵茵陈）提取物、栀子提取物、黄芩提取物（以黄芩苷计）、金银花提取物。

【功能主治】清热解毒，利湿退黄。用于肝胆湿热所致的黄疸，症见面目悉黄，胸胁胀痛，恶心，呕吐，小便黄赤；急、慢性肝炎见上述证候者。

【组方原理】本方出自《伤寒论》中的茵陈蒿汤。方中茵陈（绵茵陈）清热利湿，利胆退黄，为治疗黄疸之要药，为君药。栀子清三焦火邪，除肝胆湿热而退黄；黄芩清热燥湿，泻火解毒，利胆退黄；两药可加强君药清热利湿退黄之功，共为臣药。金银花清热解毒，为佐药。诸药合用，共奏清热解毒，利湿退黄之功。

【规　　格】每袋装 3 g。

【用法用量】开水冲服。一次 2 袋，一日 3 次。

【不良反应】腹泻，呕吐，皮疹，瘙痒，发热、头晕等；有新生儿应用茵栀黄口服制剂后出现严重腹泻，大便带血的报告。

【药理作用】本品可抑制 D- 氨基半乳糖致大鼠和四氯化碳致小鼠的急性肝损伤，降低异硫氰酸致小鼠血清胆红素的升高。

【适应病证】急、慢性肝炎，黄疸等属肝胆湿热证者。

【用药思路】

1. 辨证用药：肝胆湿热证。

2. 辨症用药

（1）主症：面目悉黄，胸胁胀痛。

（2）次症：发热，口苦，恶心，呕吐，便秘，小便黄赤。

（3）舌脉：舌红苔黄腻，脉弦数。

3. 辨病与辨证相结合用药

（1）同肝爽颗粒（1）。

（2）《中成药治疗新生儿黄疸临床应用指南（2020 年）》将肝胆湿热型新生儿黄疸分为热重于湿证、湿重于热证、湿更重证。（证据级别：Ⅰa）

热重于湿证常用茵栀黄颗粒等；湿重于热证常用清肝利胆口服液等；湿更重证常用茵陈五苓糖浆等。

4. 中西药联用：逯嘉津等的 RCT 显示茵栀黄颗粒联合双歧杆菌三联活菌散治疗新生儿病理性黄疸效果显著，能降低机体炎症反应，有效调节血清胆红素水平，改善心肌功能。（证据级别：Ⅱa）

5. 内外同治：刘令令等的 Meta 分析（19 篇 RCT）显示蓝光联合茵栀黄颗粒治疗新生儿病理性黄疸可以加快血清胆红素的排出，改善症状，提高临床疗效。（证据级别：Ⅰa）

【用药交代】

1. 因茵栀黄口服制剂有葡萄糖 -6- 磷酸脱氢酶缺乏患者发生溶血的个例，目前关联性尚无法确定，有待进一步研究，建议葡萄糖 -6- 磷酸脱氢酶缺乏者谨慎使用。

2. 脾虚大便溏者慎用。

3. 妊娠及哺乳期妇女慎用。

4. 黄疸属阴黄者不宜使用。

5. 服药过程中，注意观察大便性状，如出现腹泻应及时告知医生，如出现腹泻水样便、蛋花汤样便、黏液便、血便，或大便带血及肛周红肿等情况，应停药并及时就医。

【药品属性】基药、处方药、医保甲类。

（肖萍）

七、循环系统常用中成药

松龄血脉康胶囊

【成　　分】鲜松叶、葛根、珍珠层粉。

【功能主治】平肝潜阳，镇心安神。用于肝阳上亢所致的头痛，眩晕，急躁易怒，心悸、失眠；高血压病及原发性高脂血症见上述证候者。

【组方原理】本方根据“血脉同治”的原理组方。降脂化浊，活血祛瘀，即治血；改善血管弹性，即治脉。鲜松叶性温，辛香温通，化浊行气，为君药。葛根性凉，既能舒缓紧张的血管壁又能活血祛瘀，为臣药。珍珠层粉性凉，平肝潜阳，镇静安神，为佐使药。三药合用，药性偏凉，共奏平肝潜阳，镇心安神之功。

【规　　格】每粒装 0.5 g。

【用法用量】口服。一次 3 粒，一日 3 次，或遵医嘱。

【不良反应】恶心，腹胀，腹痛等胃肠道反应；皮疹，瘙痒等皮肤过敏反应及面部潮红，乏力，胸闷，头晕，头痛，心悸等。

【药理作用】具有降血压，降血脂，改善动脉粥样硬化，调节氧化应激反应，抑制炎性因子，保护血管内皮，保护神经功能，改善脑缺血预后的作用。

【适应病证】高血压病（原发性高血压、轻中度高血压、更年期高血压等）属肝阳上亢证者；高脂血症（原发性高脂血症等）属肝阳上亢证者；眩晕，头痛，失眠等属肝阳上亢证者。

【用药思路】

1. 辨证用药：肝阳上亢证。

2. 辨症用药

（1）主症：头痛，眩晕，急躁易怒。

（2）次症：耳鸣，心烦，失眠，面红目赤，肢麻震颤。

（3）舌脉：舌质红，苔黄，脉弦。

3. 辨病与辨证相结合用药

（1）《国家基层高血压防治管理指南（2020 版）》根据高血压中医流行病学，将

高血压简要分为风阳上亢和肝肾阴虚两种证型。（证据级别：Ⅰa）

风阳上亢证常用天麻钩藤颗粒、松龄血脉康胶囊等；肝肾阴虚证常用杜仲平压片、杞菊地黄胶囊等。

（2）吕双宏等的Meta分析（16篇RCT）显示，单用松龄血脉康治疗原发性高血压（肝阳上亢证），治疗组与常规西药对照组相比，在临床总有效率、收缩压及舒张压等指标水平方面，差异均无统计学意义，但能明显改善临床症状、血脂各项指标；且不良事件发生较少，主要表现为胃肠道反应及皮肤瘙痒等。（证据级别：Ⅰa）

4. 中成药联用：封健等的RCT显示眩晕宁片具有健脾利湿，滋肾平肝的功效，与松龄血脉康胶囊联合使用，共奏健脾利湿，滋肾平肝，活血化瘀，镇心安神的作用，治疗脑供血不足所致脑源性眩晕有效。（证据级别：Ⅱa）

5. 中西药联用

（1）丁丽的Meta分析（12篇RCT）显示松龄血脉康胶囊联合钙通道阻滞剂治疗高血压，在平稳降压的同时，还能降低甘油三酯、总胆固醇的水平，提高高密度脂蛋白的水平。（证据级别：Ⅰa）

（2）江晓涛等的Meta分析（10篇RCT）显示松龄血脉康胶囊联合常规西药治疗高脂血症，可提高总有效率，降低总胆固醇、甘油三酯含量，升高高密度脂蛋白水平，并能降低胃肠道反应和肝肾功能损害的发生率。师帅等的1项系统评价也得出了相似的结论。（证据级别：Ⅰa）

（3）王思锦等的Meta分析（15篇RCT）显示西医常规治疗（主要包括脑保护、改善循环、抗血小板、他汀类药物等）加用松龄血脉康胶囊在改善缺血性卒中患者的神经功能、提高患者生存质量、调节血脂水平方面优于单独使用常规治疗。能更好地改善血流动力学指标，提高大脑中动脉血流速度、脉冲指数、局部脑血流量，降低血浆黏度、全血低切黏度、全血中切黏度和纤维蛋白原，调节甘油三酯和低密度脂蛋白。（证据级别：Ⅰa）

6. 内外同治

（1）黄燕贞等的RCT显示耳尖穴放血具有泻火解毒，活血散瘀及调和阴阳的作用，与松龄血脉康胶囊治疗肝阳上亢型头痛具有协同作用。（证据级别：Ⅱa）

（2）单慧勇等的RCT显示在头部腧穴采用透经、透穴的针刺手段，发挥疏通气血，调节阴阳的作用，使人体全身精气旺盛，气血通畅，联合松龄血脉康胶囊治疗急性脑梗死，能够显著增加脂联素APN水平，降低内皮素-1（ET-1）水平，且其炎性反应、凝血功能改善效果更为显著。（证据级别：Ⅱa）

7. 超药品说明书用药

（1）史晗冰等的RCT显示，松龄血脉康胶囊联合二甲双胍治疗老年2型糖尿病足早期下肢血管病变能更有效地控制患者血糖水平、改善血液高黏度状态，比单用二甲双胍治疗糖尿病足早期下肢血管病变临床疗效更好。（证据级别：Ⅱa）

（2）任贤灵的病例报告显示内服松龄血脉康胶囊，加激素（甲泼尼龙琥珀酸钠）中耳灌注治疗突发性耳聋（轻型），全身给药与局部给药相结合，发挥协同作用。（证据级别：Ⅲa）

【用药交代】

1. 气血不足证者慎用。

2. 孕妇慎用。

3. 服药期间忌辛辣、生冷、油腻食物。

4. 高血压持续不降者及出现高血压危象者应及时到医院就诊。

【药品属性】基药、处方药、医保甲类。

（王樱洁）

脂必泰胶囊

【成　　分】山楂、泽泻、白术、红曲。

【功能主治】消痰化瘀，健脾和胃。主治痰瘀互结，气血不利所致的高脂血症。症见头昏，胸闷，腹胀，食欲减退、神疲乏力等。

【组方原理】本方由《金匮要略》泻泽汤加减化裁而来。方中红曲健脾消食，活血化瘀，为君药。山楂消食化积，行气散瘀，化浊降脂，为臣药。白术益气健脾，燥湿利水；泽泻利水渗湿；同为佐药。四药同用，共奏消痰化瘀，健脾和胃之功。

【规　　格】每粒装 0.24 g。

【用法用量】口服，一次 1 粒，一日 2 次。

【不良反应】偶见胃肠道不适，少有过敏反应，罕见肝酶、尿素氮（BUN）、肌酐（Cr）和肌酸激酶（CK）等实验室检查指标的异常。

【药理作用】降低胆固醇、甘油三酯、低密度脂蛋白、载脂蛋白 B 的同时，还能升高高密度脂蛋白、载脂蛋白 A，表明该药能促进和提高脂质代谢水平；对实验动物动脉粥样硬化有一定的预防和治疗作用，能降低动脉硬化程度。

【适应病证】高脂血症属痰瘀互结，气血不利证者。

【用药思路】

1. 辨证用药：痰瘀互结，气血不利证。

2. 辨病用药：王新强等的 Meta 分析（19 篇 RCT）显示脂必泰胶囊在改善血脂异常方面具有一定的临床疗效，特别是对甘油三酯，高密度脂蛋白水平的改善。（证据级别：Ⅰa）

3. 辨症用药

（1）主症：形体肥胖，头昏，胸闷，呕恶痰涎，肢麻沉重。

（2）次症：心悸，失眠，口淡，食少，腹胀。

（3）舌脉：舌胖，苔滑腻，脉弦滑。

4. 辨病与辨证相结合用药

（1）《血脂异常中西医结合诊疗专家共识》显示血脂异常单证型有气虚、阴虚、阳虚、血瘀、痰浊、气滞和寒凝。主要复合证型有痰浊内阻证、脾虚湿盛证、气滞血瘀证和肝肾阴虚证。（证据级别：Ⅴ）

痰浊内阻证常用荷丹片、丹蒌片、脂必泰胶囊等；脾虚湿盛证常用脂可清胶囊、血脂康胶囊等；气滞血瘀证常用养心氏片等；肝肾阴虚证常用一贯煎颗粒、杞菊地黄丸等。

（2）董雪的病例报告显示脂必泰胶囊在调节血脂方面，痰浊阻遏证与气血瘀滞证疗效相当；在调节TC、TG血脂指标时，痰浊阻遏证优于气血瘀滞证；在改善血脂异常症患者临床症状方面，痰浊阻遏证优于气血瘀滞证。（证据级别：Ⅲa）

5. 中成药联用：董保华等的RCT显示六味能消胶囊联合脂必泰胶囊治疗高脂血症具有较好的临床疗效，综合调脂作用显著，可明显纠正患者体内血流变学异常，改善血小板功能及微炎症状态，保护血管内皮功能。（证据级别：Ⅱa）

6. 中西药联用：黎美欢等的系统评价（11篇RCT）显示脂必泰联合他汀对比单用他汀，在冠心病患者调脂方面，对降低总胆固醇、甘油三酯、低密度脂蛋白水平，使高密度脂蛋白升高均具有一定优势。（证据级别：Ⅰa）

7. 内外同治：韩雪等的RCT显示以中医“治未病”理论为指导，脂必泰胶囊联合穴位埋线于腧穴中脘、下脘、梁门、天枢、滑肉门、足三里、丰隆可有效治疗痰瘀互结型血脂异常，同时平衡机体氧化应激水平，改善血液流变学异常。（证据级别：Ⅱa）

8. 超药品说明书用药

（1）王卓雅等的RCT显示应用多烯磷脂酰胆碱联合脂必泰治疗非酒精性脂肪性肝病患者短期疗效显著，可明显改善肝功能和血脂指标，调节肠道微生态平衡，可修复肠道屏障功能。（证据级别：Ⅱa）

（2）周长高等的RCT显示脂必泰联合依折麦布治疗急性冠脉综合征的疗效较好，在改善血脂水平及肝肾功能方面效果较阿托伐他汀好。（证据级别：Ⅱa）

【用药交代】

1. 服药期间及停药后应尽量避免高脂饮食，如肥肉、禽肉皮、内脏、蛋黄等。

2. 孕妇及哺乳期妇女禁用。

3. 红曲含他汀类成分，应避免与他汀类降脂药联用，如需使用，应减少剂量。

【药品属性】处方药、医保甲类。

（王樱洁）

消栓肠溶胶囊

【成　　分】黄芪、当归、赤芍、地龙、川芎、桃仁、红花。

【功能主治】补气，活血，通络。用于缺血性中风气虚血瘀证，症见眩晕，肢麻，瘫软，昏厥，半身不遂，口眼歪斜，语言謇涩，面色㿠白，气短乏力。

【组方原理】本方出自《医林改错》补阳还五汤。方中重用黄芪，重在力专而性走，气为血之帅，气旺则血行，瘀祛络通，为君药。当归活血通络兼以养血，为臣药。赤芍、川芎、桃仁、红花协同当归活血祛瘀，更以地龙疏通经络，共为佐药。诸药合用，共奏补气活血通络之功。

【规　　格】每粒装 0.2 g。

【用法用量】口服。一次 2 粒，一日 3 次。饭前半小时服用。或遵医嘱。

【不良反应】胃肠道不适，恶心，呕吐，瘙痒，过敏，头晕，头痛等。

【药理作用】本品能抑制大鼠体内血栓的形成，对 ADP、花生四烯酸诱导的血小板凝集有一定抑制作用。

【适应病证】缺血性中风、急性脑梗死等属气虚血瘀证者。

【用药思路】

1. 辨证用药：气虚血瘀证。

2. 辨症用药

（1）主症：半身不遂，口舌歪斜，言语謇涩，偏身麻木。

（2）次症：面色无华，气短乏力，自汗。

（3）舌脉：舌质暗淡，舌苔白腻或有齿痕，脉沉细。

3. 辨病与辨证相结合用药

（1）《中国缺血性中风中成药合理使用指导规范（2017）》将缺血性中风分为痰热内闭证、痰蒙神窍证、元气败脱证、痰瘀阻络证、痰热腑实证、气虚血瘀证。（证据级别：Ⅰa）

痰热内闭证常用安宫牛黄丸、苦碟子注射液等；痰蒙神窍证常用苏合香丸等；元气败脱证常用参附注射液等；痰瘀阻络证常用脉血康胶囊、丹红注射液、注射用血栓通等；痰热腑实证常用星蒌承气汤、防风通圣丸等；气虚血瘀证常用脑心通胶囊、消栓肠溶胶囊、三七通舒胶囊、通心络胶囊等。

（2）钟利群等的 RCT 显示消栓肠溶胶囊能显著改善缺血性中风气虚血瘀证患者神经功能缺损症状，促进神经功能恢复。改善气虚血瘀症状、日常生活能力、中医证候、肢体运动感觉。（证据级别：Ⅰb）

4. 中成药联用：周维维等的 RCT 显示补肾填精化痰方（熟地黄 20 g，山药 20 g，益智仁 20 g，制首乌 10 g，天冬 15 g，酒苁蓉 15 g，肉桂 10 g，远志 10 g，石菖蒲 10 g，天麻 10 g，制天南星 10 g，丹参 15 g，甘草 6 g）联合银杏叶提取物注射液、消栓肠溶胶囊治疗缺血性脑卒中恢复期患者疗效显著。银杏叶是具有活血，祛瘀，通络功效的传统中药，通过多环节及多靶点防治心脑血管疾病，具有清除氧自由基，抗血小板聚集，改善血流动力学，保护脑组织，调节糖脂代谢，抗炎，抗血栓等作用。消栓肠溶胶囊通过对机体多靶点、多途径作用，能够改善脑部供血，保护血管及促进血管新生，修复神经功能，缩小梗死面积，改善临床预后。补肾填精化痰方有补肾填精，化痰祛瘀，开窍醒神之功。能够提高日常生活活动能力评定（MBI）评分，降低美国国立卫生研究院卒中量表（NIHSS）评分，改善脑血流灌注指标，从而改善患者神经功能损伤程度，提高生活质量。（证据级别：Ⅱa）

5. 中西药联用

（1）黄霞等的 RCT 显示在常规西药硫酸氢氯吡格雷片、拜阿司匹林肠溶片、阿托伐他汀钙片、单硝酸异山梨酯片、酒石酸美托洛尔片基础上予以消栓肠溶胶囊联合注射用磷酸肌酸钠治疗老年性冠心病气虚血瘀证，可减少患者心绞痛发作频次，缩短心绞痛持续时间，改善心功能，进而改善预后。（证据级别：Ⅱa）

（2）刘翔等的 RCT 显示在 2 型糖尿病合并心脑血管疾病治疗中，采用消栓肠溶胶囊与降纤酶联合治疗，可有效降低患者血液黏度，增加溶酶活性，抑制血小板聚集，对增强患者脑循环动力，改善患者神经功能，增强临床疗效作用显著。（证据级别：Ⅱa）

（3）卓益民等的 RCT 显示消栓肠溶胶囊、阿加曲班加常规治疗急性脑梗死明显优于阿加曲班加常规治疗的临床疗效，可显著降低血液黏滞度，改善血流及微循环，增加脑血管灌注，加快血管神经修复，提高患者生活质量。（证据级别：Ⅱa）

（4）孟迪等 RCT 显示消栓肠溶胶囊联合脑蛋白水解物治疗缺血性脑血管病患者，可有效改善神经功能及血液流变学指标，减轻炎性反应，提高患者日常生活自理能力。（证据级别：Ⅱa）

（5）汪爱萍等的 RCT 显示消栓肠溶胶囊联合丁苯酞可明显改善老年急性缺血性脑卒中患者临床症状，提高脑血流灌注状况。（证据级别：Ⅱa）

6. 内外同治：周海峰等的 RCT 显示浅刺法（取穴于患侧上肢合谷、曲池、肩髃、手三里、阳池等，患侧下肢环跳、阳陵泉、足三里、太溪、委中等）、消栓肠溶胶囊联合常规西药治疗脑梗死偏瘫，不仅能改善患者的神经功能及肢体功能，还能提高其日常生活自理能力与生活质量。（证据级别：Ⅱa）

【用药交代】

1. 孕妇忌服。

2. 阴虚阳亢证及出血性倾向者慎服。

【药品属性】处方药、医保乙类。

（王樱洁）

脑心通胶囊

【成　　分】黄芪、赤芍、丹参、当归、川芎、桃仁、红花、醋乳香、醋没药、鸡血藤、牛膝、桂枝、桑枝、地龙、全蝎、水蛭。

【功能主治】益气活血，化瘀通络。用于气虚血滞，脉络瘀阻所致中风中经络半身不遂，肢体麻木，口眼歪斜，舌强语謇及胸痹心痛，胸闷，心悸，气短；脑梗死，冠心病，心绞痛属上述证候者。

【组方原理】本方基于脑心同治的理论，在《医林改错》补阳还五汤的基础上增加了活血化瘀通络药物。方中重用黄芪，发挥益气活血之效，通过补气使元气充盛，达到气行则血行之功，为君药。水蛭、全蝎、地龙药性善走，具有通络，活血之功效，为臣药。桃仁、当归、川芎、丹参、红花、赤芍、醋乳香、醋没药、鸡血藤活血化瘀，疏通瘀阻，为佐药。桂枝、桑枝、牛膝温经通脉，具有逐瘀血，通经络之功效，为使药。诸药合用具有益气活血、化瘀通络、醒脑开窍、宣痹止痛之功效。

【规　　格】4×12 粒 / 板（盒），每粒 0.4 g。

【用法用量】口服。一次 2 ～ 4 粒，一日 3 次。

【不良反应】恶心。

【药理作用】具有降低胆固醇与血液黏度、抑制血小板聚集作用，其成分中水蛭、地龙含有大量血栓溶解因子，能迅速溶解血栓，加速建立侧支循环，从而改善血液微循环。

【适应病证】中风，冠心病，心绞痛等属气虚血滞，脉络瘀阻证者。

【用药思路】

1. 辨证用药：气虚血滞，脉络，瘀阻证。

2. 辨症用药

（1）主症：半身不遂，肢体麻木，口眼歪斜，舌强语謇。

（2）次症：胸痹心痛，胸闷，心悸，气短，乏力。

（3）舌脉：舌质暗或紫，舌面有瘀点，舌尖歪斜，脉涩。

3. 辨病与辨证相结合用药

（1）同消栓肠溶胶囊（1）。

（2）冠心病临床可见心绞痛，心肌梗死，心律失常，心力衰竭等表现。其中冠心病，心绞痛属于中医学“胸痹”“心痛”范畴，《中成药治疗冠心病临床应用指南（2020 年）》将心绞痛分为气虚血瘀证、痰瘀互结证、气滞血瘀证、心血瘀阻证。（证据级别：Ⅰa）。

气虚血瘀证常用通心络胶囊、脑心通胶囊等；痰瘀互结证常用丹蒌片等；气滞血瘀证常用用麝香保心丸、复方丹参滴丸、乐脉丸、速效救心丸等；心血瘀阻证常用地奥心血康软胶囊、丹红注射液、红花注射液等。

4. 中成药联用：熊维等的 RCT 显示脑心通胶囊联合丹红注射液治疗急性脑梗死，其可能作用机制为降低患者血液纤维蛋白原、血浆黏度，降低肿瘤坏死因子 -α、白介素 1β 炎症因子的水平。（证据级别：Ⅱa）

5. 中西药联用

（1）史梦龙等的 Meta 分析（11 篇 RCT）显示脑心通胶囊联合西药（尼莫地平、盐酸美金刚、盐酸多奈哌齐）治疗血管性痴呆在治疗有效率、改善认知功能（MMSE 评分）、提高日常生活能力（ADL 评分）及降低痴呆程度（MoCA 评分）方面均有优势。（证据级别：Ⅰa）

（2）刘思娜等的 Meta 分析（13 篇 RCT）显示，在常规西药（阿司匹林、氯吡格雷等）治疗的基础上联合脑心通胶囊能够抑制冠心病经皮冠状动脉介入术后患者血小板活化，抑制血小板聚集，改善机体凝血功能，提高抗栓疗效。（证据级别：Ⅰa）

（3）陈瑜珏等的 Meta 分析（22 篇 RCT）显示与单独应用西药相比，脑心通胶囊治疗慢性脑供血不足，能明显改善患者临床症状。同时，能够改善血浆黏度、血小板凝集率等血液流变学指标，还能够提高脑动脉收缩峰血流速度及平均血流速度。（证据级别：Ⅰa）

（4）冯娟等的系统评价显示脑心通胶囊具有良好的降血脂、改善血液流变学的作用，能显著改善冠心病，心绞痛患者临床疗效，减少心绞痛发作次数和持续时间。（证据级别：Ⅰa）

6. 内外同治：赵晖等的 RCT 显示内服脑心通胶囊联合针灸（选穴：百会、廉泉、天突、双侧风池、双侧人迎）可改善脑梗死后吞咽功能障碍患者脑血流动力学，营养状态，促进脑循环恢复，减少神经损伤，促进神经元生长，提高颏下肌群皮质兴奋性，进而改善患者吞咽功能，提高生活质量。（证据级别：Ⅱa）

7. 超药品说明书用药：张雨晴的 RCT 显示脑心通胶囊治疗糖尿病肾病能够有效改善肾小球滤过率，延迟患者进入终末期肾病、肾脏替代治疗甚至肾脏死亡等事件的时间，同时也能延缓主要心血管不良事件出现的时间，改善糖尿病肾病患者慢性肾脏病分期，降低低密度脂蛋白与总胆固醇指标。

【用药交代】

1. 本品建议饭后服用，孕妇禁用。

2. 本品常用于中风后遗症，胸痹心痛。

【药品属性】基药、处方药、医保乙类。

（王樱洁）

通心络胶囊

【成　　分】人参、水蛭、全蝎、赤芍、蝉蜕、土鳖虫、蜈蚣，檀香、降香、乳香（制）、酸枣仁（炒）、冰片。

【功能主治】益气活血，通络止痛。用于冠心病，心绞痛属心气虚乏，血瘀络阻证；症见胸部憋闷，刺痛、绞痛，固定不移，心悸自汗，气短乏力，舌质紫暗或有瘀斑，脉细涩或结代。亦用于气虚血瘀络阻型中风病，症见半身不遂或偏身麻木，口舌歪斜，言语不利。

【组方原理】按络以通为用之治则组方。方中人参大补元气，益气以助血行，为君药。水蛭、土鳖虫、赤芍、乳香（制）、降香活血破血，祛瘀通痹，共为臣药。全蝎、蜈蚣通络止痛；檀香行气理气，宽胸止痛；冰片通窍止痛；蝉蜕息风止痛；酸枣仁（炒）养心安神；共为佐药。诸药合用，共奏益气活血，行气止痛之功。

【规　　格】每粒装 0.26 g。

【用法用量】口服。一次 2 ～ 4 粒，一日 3 次。

【不良反应】恶心，呕吐，腹痛，腹胀，腹泻，胃部不适等胃肠道不良反应，以及皮疹，瘙痒，头晕等。

【药理作用】具有抗心肌缺血，抗脑缺血，改善血流动力学，改善微循环，抗血栓，抗血小板聚集等作用。

【适应病证】冠心病，心绞痛，中风等属气虚血瘀络阻证者。

【用药思路】

1. 辨证用药：气虚血瘀络阻证。

2. 辨症用药

（1）主症：胸部憋闷，刺痛、绞痛，固定不移，心悸自汗，气短乏力。

（2）次症：半身不遂或偏身麻木，口舌歪斜，言语不利。

（3）舌脉：舌质紫暗或有瘀斑，脉细涩或结代。

3. 辨病与辨证相结合用药：同脑心通胶囊（2）；同消栓肠溶胶囊（1）。

4. 中成药联用：丁俊等的 RCT 显示稳心颗粒联合通心络胶囊治疗冠心病，心绞痛患者，可以改善患者的血脂水平，降低患者的 C 反应蛋白（CRP）、降钙素原（PCT）水平，提高患者的生活质量。（证据级别：Ⅱa）

5. 中西药联用

（1）黄金雨等的 Meta 分析（12 篇 RCT）显示在他汀等常规方案基础上联用通心络胶囊对 H 型高血压合并颈动脉粥样硬化的多重危险因素进行干预，可提高总有效率，降低颈动脉内膜中层厚度、同型半胱氨酸水平、内脂素。降低收缩压水平和舒张压水平，提高脂质运载蛋白型前列腺素 D 合成酶水平。（证据级别：Ⅰa）

（2）程德均等的 RCT 显示通心络胶囊联合沙库巴曲缬沙坦治疗高血压合并慢性心力衰竭，能有效改善患者的心功能，抑制心室重构，其机制可能与调节血管内皮功能、降低炎性因子水平有关。（证据级别：Ⅱa）

（3）苏扬等的 Meta 分析（25 篇 RCT）显示与常规西医治疗相比，联合通心络胶囊治疗脑梗死恢复期，能够提高临床总有效率，改善脑卒中患者临床神经功能缺损程度，日常生活能力，运动功能。治疗脑梗死恢复期有一定疗效。（证据级别：Ⅰa）

6. 内外同治：彭娟的 RCT 显示内服通心络胶囊联合标本配穴灸法（艾灸关元、双侧足三里、双侧内关穴）治疗气虚血瘀型稳定性心绞痛患者，经济便捷高效且依从性高，可明显改善心绞痛症状、改善左室射血分数等，明显提高患者生活质量。（证据级别：Ⅱa）

7. 超药品说明书用药：沈知行等的 RCT 显示通心络胶囊联合厄贝沙坦分散片治疗糖尿病肾病，可有效降低患者尿蛋白，改善肾功能指标，降低血液流变学指标，进而减轻肾损伤。（证据级别：Ⅱa）

【用药交代】

1. 出血性疾患、孕妇及妇女经期及阴虚火旺型中风禁用。

2. 服药后胃部不适者宜改为饭后服用。

【药品属性】基药、处方药、医保甲类。

（王樱洁）

三七通舒胶囊

【成　　分】三七三醇皂苷。

【功能主治】活血化瘀，活络通脉，改善脑梗死、脑缺血功能障碍，恢复缺血性脑代谢异常，抗血小板聚集，防止血栓形成，改善微循环，降低全血黏度，增加颈动脉血流量。主要用于心脑血管栓塞性病证，主治中风，半身不遂，口舌歪斜，言语謇涩，偏身麻木。

【组方原理】三七三醇皂苷为三七提取物。《中国药典》载三七具有散瘀止痛，消肿定痛的功效。用于咯血，吐血，衄血，便血，崩漏，外伤出血，胸腹刺痛，跌扑肿痛。

【规　　格】每粒装 0.2 g。

【用法用量】口服。一次 1 粒，一日 3 次，4 周为 1 个疗程。

【不良反应】个别患者服药后可出现恶心。

【药理作用】具有改善脑梗死，抗血小板聚集，防止脑血栓形成，改善微循环，降低全血黏度，增加颈动脉血流量等作用。

【适应病证】中风，脑梗死，脑缺血，心、脑血管栓塞等属气虚血瘀证者。

【用药思路】

1. 辨证用药：气虚血瘀证。

2. 辨病用药：陈熹等的 Meta 分析（10 篇 RCT）显示用三七通舒胶囊治疗急性缺血性脑卒中可显著提高临床疗效，降低神经功能缺损程度评分，降低全血黏度、纤维蛋白原含量。（证据级别：Ⅰa）

3. 辨症用药

（1）主症：中风。

（2）次症：半身不遂，口舌歪斜，言语謇涩，偏身麻木。

（3）舌脉：舌质暗或紫，舌面有瘀点，舌尖歪斜，脉涩。

4. 辨病与辨证相结合用药：同消栓肠溶胶囊（1）。

5. 中西药联用：岳弘伟等的 RCT 显示三七通舒胶囊联合丁苯酞治疗急性脑梗死患者，具有改善患者血液流变学、促进神经功能恢复、增强其日常生活能力的作用。（证据级别：Ⅱa）

6. 内外同治：董春雪等的 RCT 显示内服三七通舒胶囊联合醒脑开窍针刺法（选穴：内关、三阴交、水沟，辅穴委中、尺泽、极泉）常规治疗能减轻急性脑梗死患者神经功能缺损程度，提高日常生活能力，推测可能是通过提高脑血流速度、减轻氧化应激损伤程度实现的。（证据级别：Ⅱa）

7. 超药品说明书用药

（1）刘金城等的 RCT 显示三七通舒胶囊联合脑心通胶囊治疗脑梗死后血管性痴呆，可以改善血管功能和神经功能继而提高患者认知能力和行为能力。（证据级别：Ⅱa）

（2）贺东杰等的 RCT 显示三七通舒胶囊联合糖皮质激素治疗色素性紫癜性皮肤病，能降低皮疹，斑疹，瘙痒的程度。（证据级别：Ⅱa）

（3）程霞等的 RCT 显示基础治疗联合三七通舒胶囊，可明显提高对糖尿病周围神经病变的疗效，改善神经传导功能。（证据级别：Ⅱa）

【用药交代】

1. 孕妇禁用，产妇慎用，脑出血禁用。

2. 出血性中风在出血期间忌用，对出血后的瘀血症状要慎用。

【药品属性】处方药、医保乙类。

（王樱洁）

地奥心血康软胶囊

【成　　分】地奥心血康。

【功能主治】活血化瘀，行气止痛，扩张冠脉血管，改善心肌缺血。用于预防和治疗冠心病，心绞痛及瘀血内阻之胸痹，眩晕，气短，心悸，胸闷或痛。

【组方原理】地奥心血康为黄山药的提取物。黄山药具有理气止痛，解毒消肿的功效。用于胃痛，吐泻腹痛，跌打损伤；外治疮痈肿毒，瘰疬痰核。

【规　　格】每粒装 0.35 g（含甾体总皂苷 100 mg）。

【用法用量】口服，一次 1 ~ 2 粒，一日 3 次，饭后服用，或遵医嘱。

【不良反应】头晕，头痛，嗜睡，失眠等；恶心，呕吐，腹痛，腹泻，腹胀，口干，便秘等；皮疹，瘙痒等；乏力，水肿，潮红，过敏等；咳嗽，呼吸困难等；心悸等；有月经紊乱，血尿，肝功能异常的个案报告；有发热，寒战，过敏性休克的个案报告。

【药理作用】具有降血脂，抗血栓形成，抗心肌缺血，改善血流动力学等作用。

【适应病证】冠心病，心绞痛，心肌梗死，心律失常，心力衰竭等属瘀血内阻证者；胸痹，心痛，眩晕，心悸等属瘀血内阻证者。

【用药思路】

1. 辨证用药：瘀血内阻证。

2. 辨病用药：熊晏等的 Meta 分析（24 篇 RCT）显示地奥心血康胶囊治疗冠心病，心绞痛，在单用或与常规药物联合运用的情况下总有效率、心电图改善率高，心绞痛发作次数明显减少。（证据级别：Ⅰa）

3. 辨症用药

（1）主症：胸痹，眩晕。

（2）次症：心悸，气短，胸闷或痛。

（3）舌脉：舌暗，可见瘀斑，舌体胖，舌边肿胀，脉涩。

4. 辨病与辨证相结合用药：同脑心通胶囊（2）。

5. 中成药联用

（1）石小平等的 RCT 显示丹参注射液联合地奥心血康胶囊治疗冠心病，心绞痛，可改善患者的血脂代谢水平，降低血清炎性因子水平，下调趋化因子（CX3CL1）和Ⅰ型胶原羧基末端肽（ICTP）表达。（证据级别：Ⅱa）

（2）李世阁等的 RCT 显示麝香保心丸联合地奥心血康可有效减少心绞痛发作，抑制机体炎性反应，促进患者心功能改善。（证据级别：Ⅱa）

6. 中西药联用

（1）李梦媛等的 Meta 分析（14 篇 RCT）显示地奥心血康能够全面保护心脏，多靶点起效，内源性保护心肌细胞，通过作用于心肌细胞、血管以及血液的众多靶点，扩张冠脉，防止钙离子超载，抗自由基，减少脂质过氧化，且抑制血小板聚集，缩小心肌梗死面积，同时可发挥药理性的心肌预适应，心肌细胞释放大量的内源性保护物质，增强心肌细胞耐受缺血缺氧的能力，很好地改善症状和预后。同时具有一定程度的降压和调脂作用，还可改善血流动力学和血液流变学。相较于单用钙通道阻滞剂（苯磺酸氨氯地平、硝苯地平），联合应用地奥心血康可进一步改善缺血，缓解心绞痛症状。（证据级别：Ⅰa）

（2）俞莹等的 RCT 显示地奥心血康软胶囊联合美托洛尔治疗不稳定型心绞痛能有效控制心绞痛发作、缓解心肌缺血状态，减轻机体炎症损伤和心肌损害，患者耐受性较好，且利于病情控制及生活质量的改善。（证据级别：Ⅱa）

（3）陈珺等的 RCT 显示地奥心血康胶囊联合硫酸氢氯吡格雷片可提高急性心肌梗死的疗效，改善心功能，减轻心肌炎性损伤。（证据级别：Ⅱa）

（4）漆小亮等的 RCT 显示地奥心血康胶囊联合琥珀酸美托洛尔缓释片治疗慢性心力衰竭，可有效改善心功能，减轻心肌损伤，促进症状消失。（证据级别：Ⅱa）

（5）许恩文等的 RCT 显示地奥心血康胶囊联合盐酸艾司洛尔注射液治疗不稳定型心绞痛，能够显著改善心绞痛症状和心功能指标。（证据级别：Ⅱa）

【用药交代】

1. 孕妇禁用。

2. 肝功能失代偿患者禁用；肝生化指标异常者慎用。

3. 月经过多等异常子宫出血者慎用。

4. 严格按用法用量服用，本品不宜超剂量服用。

5. 极少数患者空腹服用有胃肠道不适。

6. 忌烟酒、浓茶。

【药品属性】处方药、医保乙类。

（王樱洁）

乐脉丸

【成　　分】丹参、川芎、赤芍、红花、香附、木香、山楂。

【功能主治】行气活血，化瘀通脉。用于气滞血瘀所致的头痛，眩晕，胸痛，心悸；冠心病，心绞痛，多发性脑梗死见上述证候者。

【组方原理】本方由桃红四物汤等加减化裁而来。方中重用丹参活血化瘀，清心安神，通脉止痛，为君药。川芎活血行气，祛风止痛；赤芍清热凉血，化瘀止痛；红花活血通经，化瘀止痛，助君药行气活血，祛风止痛；共为臣药。香附疏肝解郁，调畅气机；木香健脾和中，调气止痛；山楂消积化脂，活血化瘀，佐助君药增强行气活血，化脂通脉之能；共为佐药。诸药合用，共奏行气活血，化瘀通脉之功。

【规　　格】每袋装 1.2 g。

【用法用量】口服。一次 1 ～ 2 袋，一日 3 次；或遵医嘱。

【不良反应】恶心，呕吐，腹痛，腹泻，头晕，头痛，皮疹，瘙痒，胸闷等。

【药理作用】

1. 增加血流量，降低心肌耗氧量，改善微循环，有效防止心绞痛的发生和脑血栓的形成。

2. 营养心肌，增强心肌供血和心肌动力。

3. 改善血液浓、黏、聚状态，调整血液理化特性，保护血管内皮细胞。

4. 预防血栓素的形成，有效清除冠状动脉粥样硬化的斑块，溶解血液中的血栓粒子。

5. 加快脂类物质（胆固醇、甘油三酯等）的代谢和抑制体内对脂类物质的吸收，减少脂类物质在血管壁的沉积，降血脂、血压，抗动脉粥样硬化。

6. 修复受损的粥样硬化的冠状动脉和心肌细胞，提高受损细胞的代谢率，增强冠状动脉心肌细胞活力，增加心输出量，强心及抗心律失常。

7. 改善记忆障碍，激活休眠脑细胞。

【适应病证】冠心病，心绞痛，多发性脑梗死等属气滞血瘀证者。

【用药思路】

1. 辨证用药：气滞血瘀证。

2. 辨症用药

（1）主症：头痛，眩晕，胸痛，心悸。

（2）次症：面色晦暗。

（3）舌脉：舌暗，可见瘀斑，脉涩。

3. 辨病与辨证相结合用药：同脑心通胶囊（2）。

4. 中西药联用：徐洁等的 RCT 显示乐脉丸联合西医常规（包括抗血小板聚集、他汀类调脂药、硝酸酯类药物、β 受体阻滞剂、血管紧张素Ⅱ受体拮抗剂等；必要时舌下含服硝酸甘油片）治疗冠心病稳定型心绞痛，能够有效减少心绞痛发作次数、发作时间

及硝酸甘油用量，改善患者血液流变学指标。（证据级别：Ⅱa）

5. 超药品说明书用药：张广平等的 RCT 显示乐脉丸联合常规西医（如 β 受体阻断剂、钙通道阻断剂等）治疗心脏 X 综合征，可缓解患者心绞痛症状、改善活动平板心电图。（证据级别：Ⅱa）

【用药交代】

1. 心绞痛急性发作时，不能仅单独使用本品。

2. 本品含丹参，要注意传统配伍禁忌“十八反”。

【药品属性】处方药、医保乙类。

（王樱洁）

速效救心丸

【成　　分】川芎、冰片。

【功能主治】行气活血，祛瘀止痛，增加冠脉血流量，缓解心绞痛。用于气滞血瘀型冠心病，心绞痛。

【组方原理】方中川芎辛散温通，既能活血，又能行气，且能祛风止痛，为方中之君药；辅以冰片通窍止痛为臣药。二者合用，共奏行气活血，祛瘀止痛之功。

【规　　格】每丸重 40 mg。

【用法用量】含服。一次 4 ~ 6 丸，一日 3 次；急性发作时，一次 10 ~ 15 丸。

【不良反应】恶心，呕吐，口干，腹痛，胃部不适，头痛，头晕，皮疹，瘙痒，潮红，乏力，过敏及过敏样反应等。

【药理作用】抗心肌缺血，抗氧化。

【适应病证】冠心病，心绞痛属气滞血瘀证者。

【用药思路】

1. 辨证用药：气滞血瘀证。

2. 辨病用药：汪晓军等的 Meta 分析（14 篇 RCT）显示速效救心丸治疗冠心病，心绞痛可以减少心绞痛发作、改善心电图特征。（证据级别：Ⅰa）

3. 辨症用药

（1）主症：胸痛。

（2）次症：疲倦，乏力，恶心，心慌，气短。

（3）舌脉：舌暗，可见瘀斑，脉涩。

4. 辨病与辨证相结合用药：同脑心通胶囊（2）。

5. 中成药联用：孙鄰希等的《真实世界研究中 16 856 例应用速效救心丸的老年患者临床特征及联合用药规律》显示最常联用的前 3 种中成药依次为复方丹参滴丸 / 片、血塞通胶囊 / 注射液、麝香保心丸。可通过扩张狭窄动脉、增加血流通畅改善冠心病症状。（证据级别：Ⅰa）

6. 中西药联用

（1）阮小芬等的 Meta 分析（21 项 RCT）显示对于急性冠脉综合征患者，常规治疗基础上加用速效救心丸能够改善急性冠脉综合征的中医证候，提高心绞痛疗效，降低急性冠脉综合征患者的血清超敏 C 反应蛋白水平。（证据级别：Ⅰa）

（2）张蕾等的 RCT 显示替格瑞洛联合速效救心丸治疗急性冠脉综合征，可降低心绞痛发作次数、发作持续时间、ST 段下移水平，并改善患者的全血黏度、血浆黏度。（证据级别：Ⅱa）

（3）刘冬梅等的 RCT 显示速效救心丸联合阿罗洛尔治疗心绞痛，能有效控制患者心绞痛发作，减轻机体氧化应激和炎性损伤，保护血管内皮功能，改善患者生活质量。（证据级别：Ⅱa）

【用药交代】

1. 孕妇禁用。

2. 寒凝血瘀，阴虚血瘀胸痹心痛不宜单用。

3. 伴有中重度心力衰竭的心肌缺血者慎用。

4. 在治疗期间，心绞痛持续发作，宜加用硝酸酯类药。

【药品属性】基药、处方药、医保甲类。

（王樱洁）

复方丹参滴丸

【成　　分】丹参、三七、冰片。

【主治功能】活血化瘀，理气止痛。用于气滞血瘀所致的胸痹，症见胸闷，心前区刺痛；冠心病，心绞痛见上述证候者。用于 2 型糖尿病引起的 1 期（轻度）、2 期（中度）非增殖性糖尿病视网膜病变气滞血瘀证所致的视物昏花，面色晦暗，眼底点片状出血，舌质紫暗或有瘀点瘀斑，脉涩或细涩。

【组方原理】丹参活血化瘀，清心安神，通脉止痛，为君药。三七活血化瘀，通经止痛，为臣药。冰片辛香走窜，能通窍止痛，醒神化浊，引药入经，为佐使药。共奏活血化瘀，理气止痛之功。

【规　　格】每丸重 27 mg。

【用法用量】

1. 用于冠心病，心绞痛：口服或舌下含服。一次 10 丸，一日 3 次。28 天为 1 个疗程；或遵医嘱。

2. 用于非增殖性糖尿病视网膜病变气滞血瘀证的症状改善：口服。一次 20 丸，一日 3 次。疗程 24 周。

【不良反应】胃肠道不适，消化不良，嗳气，反酸，呃逆，恶心，呕吐，胀气，胃痛，腹胀，腹泻，腹痛，腹部不适等；皮疹，瘙痒，潮红等皮肤过敏反应；头晕，头痛等；心悸，胸闷，血压升高等；乏力，咳嗽，口干，过敏或过敏样反应，尿蛋白，尿红细胞和酮体等。

【药理作用】具有抗心肌缺血，改善血液流变学，抗动脉粥样硬化，抗心律失常，降血脂等作用。

【适应病证】冠心病，心绞痛，非增殖性糖尿病视网膜病变等属气滞血瘀证者。

【用药思路】

1. 辨证用药：气滞血瘀证。

2. 辨症用药

（1）主症：胸闷，心前区刺痛。

（2）次症：视物昏花，面色晦暗，眼底点片状出血。

（3）舌脉：舌质紫暗或有瘀点瘀斑，脉涩或细涩。

3. 辨病与辨证相结合用药

（1）同脑心通胶囊（2）。

（2）强婷婷等的Meta分析（39篇RCT）显示较单纯化学药常规治疗，复方丹参滴丸无论在辨证用药的情况下，还是无辨证用药，治疗冠心病，心绞痛的总有效率均显著升高，在西医常规治疗受体阻滞剂、Ca^{2+}拮抗剂以及硝酸酯类，以及改善患者预后的抗血小板聚集、他汀类以及血管紧张素转换酶抑制剂（ACEI）与血管紧张素受体拮抗剂（ARB）类等的基础上，加用复方丹参滴丸对冠心病，心绞痛的临床疗效、心电图特征、心绞痛发作持续时间、心绞痛发作频率、血小板聚集率及超敏C反应蛋白、内皮素（ET）、血小板颗粒膜蛋白（GMP-140）、纤维蛋白水平均有改善，并且对血小板聚集率、ET和GMP-140水平的降低效果显著。对于药味相对简单，现代药理机制明确，临床研究有效性和安全性良好的中成药如复方丹参滴丸，其治疗冠心病，心绞痛是否需要严格辨证则值得商榷。（证据级别：Ⅰa）

（3）《糖尿病视网膜病变中医诊疗标准》根据其气阴两虚—肝肾亏虚—阴阳两虚的根本病机转化特点及虚、痰、瘀3个重要致病因素，将糖尿病视网膜病变分为早、中、晚3期。《糖尿病视网膜病变病证结合诊疗指南》指出糖尿病视网膜病变应病证结合、分期辨证论治，早期可分为阴虚燥热，目络不利证和气阴两虚，脉络瘀阻证；中期可分为肝肾亏虚，目络失养证和肝阳上亢，热伤目络证。

阴虚燥热，目络不利证常用玉泉丸等；气阴两虚，脉络瘀阻证常用芪明颗粒、参芪降糖颗粒、通络明目胶囊等；肝肾亏虚，目络失养证常用杞菊地黄丸、明目地黄丸等；肝阳上亢，热伤目络证常用天麻钩藤颗粒等；而气滞血瘀证常用复方丹参滴丸。

4. 中西药联用

（1）杨颖等的Meta分析（43篇RCT）显示复方丹参滴丸联合西医常规治疗（包括抗血小板、他汀类、β受体阻滞剂、血管紧张素转化酶抑制剂/血管紧张素受体阻滞剂类、硝酸酯类、钙通道阻滞剂等药物）与单纯西医常规治疗相比，可降低6个月内心血管事件发生率、减少心绞痛发作次数、降低炎性因子超敏C反应蛋白、改善心电图疗

效、缩短心绞痛持续时间。（证据级别：Ⅰa）

（2）徐文等的 RCT 显示复方丹参滴丸联合坎地沙坦酯片可改善老年慢性心力衰竭患者心功能，提升运动耐量，其作用机制与改善心肌炎症和心室重构关系密切。（证据级别：Ⅱa）

（3）孙桂锋等的 RCT 显示复方丹参滴丸联合沙库巴曲缬沙坦治疗慢性充血性心力衰竭，能有效降低血清内皮素 -1（ET-1）、超敏 C 反应蛋白（hs-CRP）和脑钠肽（BNP）水平，能改善心室重塑。（证据级别：Ⅱa）

5. 内外同治：唐永青等的 RCT 显示内服复方丹参滴丸联合运动疗法，对于抑制冠心病病情发展、增强患者心功能、改善血脂具有显著作用。（证据级别：Ⅱa）

6. 超药品说明书用药：刘永成等的 Meta 分析（22 篇 RCT）显示复方丹参滴丸联合化学降压药（厄贝沙坦、马来酸左旋氨氯地平、苯磺酸氨氯地平、替米沙坦、硝苯地平、卡托普利、尼莫地平、缬沙坦、依那普利等）在收缩压、舒张压、降压有效率、室间隔厚度、左心室舒张末内径、心脑血管事件方面的疗效均明显优于单用化学降压药。（证据级别：Ⅰa）

【用药交代】

1. 孕期、哺乳期妇女慎用。

2. 过敏体质者慎用。

3. 脾胃虚寒患者慎用。

4. 如果患者服药后有消化道反应，建议舌下含服或饭后服用，或遵医嘱。

5. 对于有出血倾向或使用抗凝、抗血小板治疗的患者，应在医生指导下使用本品，并注意监测。

6. 目前尚无儿童用药的临床证据。

【药品属性】基药、处方药、医保甲类。

（王樱洁）

芪苈强心胶囊

【成　　分】黄芪、人参、黑顺片、丹参、葶苈子、泽泻、玉竹、桂枝、红花、香加皮、陈皮。

【功能主治】益气温阳，活血通络，利水消肿。用于冠心病，高血压所致轻、中度充血性心力衰竭证属阳气虚乏，络瘀水停证，症见心慌气短，动则加剧，夜间不能平卧，下肢水肿，倦怠乏力，小便短少，口唇青紫，畏寒肢冷，咳吐稀白痰。

【组方原理】本方根据中医络病理论组方，方中黄芪益气利水，黑顺片（附子）温阳化气以治心气虚乏，共为君药。丹参活血化瘀；葶苈子泻肺利水；人参补气通络；助君药益气活血利水，共为臣药。红花活血化瘀；泽泻利水消肿；香加皮强心利尿；玉竹养心阴以防利水伤正；陈皮畅气机以防壅补滞气；共为佐药。桂枝辛温通络，温阳化气，兼引诸药入络，为使药。诸药合用，共奏益气养阳，活血通络，利水消肿之功。

【规　　格】每粒装 0.3 g。

【用法用量】口服。一次 4 粒，一日 3 次。

【不良反应】本品可见恶心，胃不适，腹痛，腹泻，呕吐等胃肠道不良反应，以及皮疹，瘙痒等过敏反应。

【药理作用】具有强心，改善心脏功能，抗心肌缺血，利尿，抗缺氧，抗疲劳等作用。

【适应病证】轻、中度充血性心力衰竭等属阳气虚乏，络瘀水停证者。

【用药思路】

1. 辨证用药：阳气虚乏，络瘀水停证。

2. 辨症用药

（1）主症：心慌气短，动则加剧，夜间不能平卧，下肢水肿。

（2）次症：倦怠乏力，小便短少，口唇青紫，畏寒肢冷，咳吐稀白痰。

（3）舌脉：舌质淡，舌肥大或有齿痕，苔白而润，脉多见细沉无力。

3. 辨病与辨证相结合用药：《中成药治疗心力衰竭临床应用指南（2021 年）》将心力衰竭分为气虚血瘀证、气阴两虚血瘀证、阳气亏虚血瘀证。（证据级别：Ⅰa）

气虚血瘀证常用芪参益气滴丸、黄芪注射液等；气阴两虚血瘀证常用生脉注射液、参麦注射液、注射用益气复脉、补益强心片等；阳气亏虚血瘀证常用芪苈强心胶囊、参附强心丸、心宝丸、心脉隆注射液等。

4. 中成药联用

（1）周亮良的 RCT 显示通心络胶囊联合芪苈强心胶囊治疗慢性充血性心力衰竭，可降低脑钠肽（BNP）水平，改善血管内皮功能，减轻炎症反应，提高心功能。（证据级别：Ⅱa）

（2）莘翼翔等的 RCT 显示芪苈强心胶囊联合参附注射液治疗肺心病心力衰竭可通过抑制机体炎症反应，降低心脏负荷，抑制心室重构而改善患者心肺功能。（证据级别：Ⅱa）

5. 中西药联用

（1）杨敏等的 Meta 分析（20 篇 RCT）显示常规西药（如沙库巴曲缬沙坦、依那普利、比索洛尔、琥珀酸美托洛尔缓释剂、依普利酮、螺内酯、达格列净、恩格列净）联合芪苈强心胶囊能改善左室射血分数、左室舒张末内径、心脏每搏输出量（SV）及氨基末端脑钠肽前体指数，提高运动耐量。（证据级别：Ⅰa）

（2）郑思道等的 Meta 分析（26 篇 RCT）显示在常规治疗基础上加用芪苈强心胶囊能够改善心力衰竭患者的左室射血分数、左室舒张末期内径、氨基末端脑钠肽前体、脑钠肽和 6 分钟步行试验距离，提示该药能够改善心脏功能和生活质量。（证据级别：Ⅰa）

【用药交代】如果正在服用其他治疗心衰的药物，不宜突然停用。

【药品属性】基药、处方药、医保甲类。

（王樱洁）

稳心颗粒

【成　　分】党参、黄精、三七、琥珀、甘松。

【功能主治】益气养阴，活血化瘀。用于气阴两虚，血脉瘀阻所致的心悸不宁、气短乏力，胸闷胸痛，室性期前收缩、房性期前收缩见上述证候者。

【组方原理】本方借鉴《伤寒论》炙甘草汤之旨。方中以黄精滋肾润肺，补脾益气，气阴双补，为君药。党参益气养血，生津，为臣药。三七化瘀止血，活血定痛；琥珀镇惊安神，活血散瘀；甘松理气止痛，醒脾健胃，以防补益之品滞腻碍胃；三药共为佐药。诸药配合，共奏益气养阴，活血化瘀之功。

【规　　格】每袋装 5 g（无蔗糖）。

【用法用量】开水冲服。一次 1 袋，一日 3 次，或遵医嘱。

【不良反应】恶心，呕吐，腹部不适。

【药理作用】本品对心律失常有较好的调整，可改善微循环，并增强心肌的收缩力。

【适应病证】室性期前收缩、房性期前收缩等属气阴两虚，血脉瘀阻证者。

【用药思路】

1. 辨证用药：气阴两虚，血脉瘀阻证。

2. 辨症用药

（1）主症：心悸，胸闷胸痛，气短乏力，心烦少寐。

（2）次症：肢体困重，头昏，或伴有恶心欲吐，脘痞满。

（3）舌脉：舌质紫暗，少苔或无苔，有瘀斑，脉细涩或结代。

3. 辨病与辨证相结合用药：《中成药治疗室性期前收缩临床应用指南（2020 年）》显示室性期前收缩属于中医学“心悸”范畴。分为气阴两虚证、痰热扰心证、阴虚火旺证、气血两虚证、气阴两虚血瘀证。（证据级别：Ⅰa）

气阴两虚证常用稳心颗粒、参松养心胶囊等；痰热扰心证常用心速宁胶囊等；阴虚火旺证常用天王补心丹等；气血两虚证常用养心定悸胶囊等；气阴两虚血瘀证常用参松养心胶囊、通脉养心丸等。

4. 中成药联用

（1）丁俊等的 RCT 显示在常规治疗（阿司匹林、调脂药物、钙离子拮抗剂、低分子肝素等）的基础上采用稳心颗粒联合通心络胶囊治疗冠心病，心绞痛，对患者的血脂水平的改善，患者的 CRP、PCT 水平的降低，患者的生活质量的提高效果优于单用通心络胶囊。（证据级别：Ⅱa）

（2）梁立男的RCT显示桂枝甘草汤联合稳心颗粒治疗房颤，能够促进症状减轻，改善心功能及左心房电生理指标，减少房颤发作次数。（证据级别：Ⅱa）

（3）井旭东等的RCT显示三参救心汤联合稳心颗粒应用于心律失常患者中，可以有效治疗心律失常，改善心功能，降低炎性因子水平。（证据级别：Ⅱa）

5. 中西药联用

（1）李天力等的Meta分析（19篇RCT）显示稳心颗粒联合常规西药（β受体阻滞剂、胺碘酮、酒石酸美托洛尔等）治疗慢性心力衰竭合并室性心律失常，可显著提升临床疗效，提高左室射血分数，减少24小时室性期前收缩总数，降低静息心率，降低氨基末端脑钠肽前体水平，减小左室舒张末期内径。（证据级别：Ⅰa）

（2）刘佳等的Meta分析（59篇RCT）显示稳心颗粒联合西医常规治疗冠心病，心绞痛，能有效减少发作次数、改善心电图特征、缩短冠心病，心绞痛持续时间。（证据级别：Ⅰa）

（3）李钰青等的Meta分析（7篇RCT）显示胺碘酮联合稳心颗粒治疗心力衰竭合并心律失常，可较好地保护心血管系统同时调节离子通道，缓解心律失常症状。（证据级别：Ⅰa）

【用药交代】

1. 孕妇慎用。

2. 缓慢性心律失常禁用。

【药品属性】基药、处方药、医保乙类。

（王樱洁）

参松养心胶囊

【成　　分】人参、麦冬、山茱萸、丹参、炒酸枣仁、桑寄生、赤芍、土鳖虫、甘松、黄连、南五味子、龙骨。

【主治功能】益气养阴，活血通络，清心安神。用于治疗冠心病室性期前收缩属气阴两虚，心络瘀阻证，症见心悸不安，气短乏力，动则加剧，胸部闷痛，失眠多梦，盗汗，神倦懒言。

【组方原理】本方由生脉散、定心汤加减化裁而来。方中人参、麦冬、南五味子益气养阴为君药。山茱萸、炒酸枣仁养心阴、益肝血；桑寄生“补胸中大气”（《医学衷中参西录》）；三药共补络中气血，为臣药。丹参、土鳖虫、甘松、赤芍活血通络，畅通脉络为佐药。龙骨重镇安神；黄连清心安神；为使药。全方标本兼治，通补并用，共奏益气养阴，活血通络，清心安神的功效。

【规　　格】每粒装0.4 g。

【用法用量】口服。一次2～4粒，一日3次。

【不良反应】可见胃肠胀气，恶心，呕吐，腹痛，腹泻，口干，嗳气等胃肠道不良反应，以及皮疹，瘙痒，头晕等。

【药理作用】具有抗心肌缺血，抗心律失常，降低心肌耗氧量，抗血栓等作用。

【适应病证】冠心病室性期前收缩、冠心病心律失常等属气阴两虚，心络瘀阻证者。

【用药思路】

1. 辨证用药：气阴两虚，心络瘀阻证。

2. 辨病用药：杨昊昕等的 Meta 分析（9 篇 RCT）显示单独使用参松养心胶囊能够提高缓慢性心律失常患者的平均心率，减少期前收缩次数，改善易疲劳，头晕甚至晕厥，气促，运动耐力下降，心力衰竭等临床症状。（证据级别：Ⅰa）

3. 辨症用药

（1）主症：心悸不安，气短乏力，胸部闷痛。

（2）次症：失眠多梦，盗汗，神倦懒言。

（3）舌脉：舌质淡红或偏红，少有瘀斑，脉细弦而滑，兼见结代，促脉。

4. 辨病与辨证相结合用药：同稳心颗粒。

5. 中成药联用：毋领娟等的 RCT 显示芪参益气滴丸联合参松养心胶囊辅治冠心病心力衰竭气虚血瘀证，可改善血管内皮功能，抑制心肌重塑，改善心功能，缓解临床症状。（证据级别：Ⅱa）

6. 中西药联用

（1）伍新诚等的 Meta 分析（28 篇 RCT）显示参松养心胶囊联合西药（普罗帕酮、美托洛尔、胺碘酮、比索洛尔）治疗阵发性房颤的有效率优于单纯西药治疗，对发作频率、心脏结构、心电图及运动、耐量均有明显改善。（证据级别：Ⅰa）

（2）郝月姣等的 Meta 分析（8 篇 RCT）显示在常规西医药物治疗基础上加用参松养心胶囊治疗非器质性室性期前收缩可以缓解临床心悸、胸闷等症状，心电图上室性期前收缩次数消失或减少。（证据级别：Ⅰa）

（3）孙阳等的 Meta 分析（21 篇 RCT）显示单用参松养心胶囊或联合西药（美托洛尔、胺碘酮等）可以显著改善冠心病心律失常患者心悸，胸闷，黑矇，乏力，头晕等临床症状，减少心肌缺血的发生。（证据级别：Ⅰa）

【用药交代】

1. 应注意配合原发性疾病的治疗。

2. 孕妇禁用。

【药品属性】基药、处方药、医保甲类。

（王樱洁）

脉管复康片

【成　　分】丹参、鸡血藤、郁金、乳香、没药。

【功能主治】活血化瘀，通经活络。用于瘀血阻滞，脉络不通引起的脉管炎，硬皮病，动脉硬化性下肢血管闭塞症，对冠心病，脑血栓后遗症属上述证候者也有一定治疗作用。

【组方原理】方中丹参苦寒泄降，善于活血祛瘀，通经止痛，凉血消痈，为君药。鸡血藤活血补血，舒经活络；郁金活血祛瘀，行气止痛；乳香、没药活血止痛；共为臣药。诸药合用，共奏活血化瘀，通经活络之功，使瘀血散、脉管通，则诸症自除。

【规　　格】每片重 0.6 g（相当于饮片 1.4 g）。

【用法用量】口服。一次 4 片，一日 3 次。

【不良反应】本品罕见皮疹，瘙痒，胃肠道不适等不良反应。

【药理作用】本品具有体外抑制大鼠血栓形成和抗血小板聚集作用，降低全血黏度和红细胞电泳时间，增加大鼠后肢血流量，并具有一定的镇痛作用。

【适应病证】脉管炎，硬皮病，动脉硬化性下肢血管闭塞等属瘀血阻滞证者。

【用药思路】

1. 辨证用药：瘀血阻滞证。

2. 辨症用药

（1）主症：肢体麻木、感觉异常、皮肤色泽改变、动脉搏动减弱或消失。

（2）次症：坏疽，溃疡，四肢不温，胸痛。

（3）舌脉：舌质紫暗或有瘀斑，脉细涩或结代。

3. 辨病与辨证相结合用药：《血栓闭塞性脉管炎中西医结合专家共识》根据三期三级的分类法，将血栓闭塞性脉管炎分为脉络寒凝证、脉络血瘀证、脉络瘀毒证。（证据级别：Ⅴ）

脉络寒凝证常用阳和丸、金匮肾气丸、脉管炎片等；脉络血瘀证常用脉管复康片、血府逐瘀口服液等；脉络瘀毒证常用西黄丸等。

4. 中西药联用：刘禹杉等的 Meta 分析（11 篇 RCT）显示脉管复康片能够改善下肢动脉硬化闭塞症患者的间歇性跛行、静息痛与截肢发生情况，提高血管踝肱指数，降低高切黏度水平。（证据级别：Ⅰa）

5. 内外同治

（1）韩旭等的 RCT 显示内服脉管复康片联合外涂青鹏膏剂治疗硬皮病，较针灸对血管的扩张作用更强，内外同治，可明显缩短治疗时间，提高治疗效果。活血化瘀作用可能与其使皮肤血管扩张密切相关。（证据级别：Ⅱa）

（2）申永叶等的 RCT 显示脉管复康片联合糖痹外洗方（组成：花椒、辣椒、乳香、没药、红花、忍冬藤、冰片）对大鼠糖尿病下肢缺血具有一定疗效，且可以通过保护大血管缺血损伤及促进微血管新生的协同作用机制改善下肢血液循环。（证据级别：Ⅱa）

6. 超药品说明书用药

（1）李琦等的 RCT 显示脉管复康片联合氯吡格雷治疗冠状动脉粥样硬化性心脏病，能升高左室射血分数、一氧化氮、血管内皮生长因子，降低左室收缩末期内径 、左室舒张末期内径、内皮素 -1、脑钠肽。提高治疗总有效率，可有效改善患者内皮细胞功能及心功能，降低心力衰竭、心源性猝死、心绞痛发生率。（证据级别：Ⅱa）

（2）盛宏等的 RCT 显示脉管复康片联合复方甘草酸苷片口服和米诺地尔外用治斑秃，可使紊乱的免疫系统恢复到平衡状态，同时改善皮肤局部微循环和毛囊根部的神经营养以及血液供应，使萎缩静止的毛囊加快恢复生长功能，故联合使用，可明显缩短疗程，提高患者的依从性。（证据级别：Ⅱa）

【用药交代】

1. 经期减量，孕妇及肺结核患者慎用。

2. 宜饭后服用。

3. 冠心病、脑血栓后遗症也可使用。

【药品属性】基药、处方药、医保乙类。

（王樱洁）

八、泌尿系统常用中成药

肾衰宁胶囊

【成　　分】太子参、黄连、法半夏、陈皮、茯苓、大黄、丹参、牛膝、红花、甘草。

【功能主治】益气健脾，活血化瘀，通腑泄浊。用于脾胃气虚，浊瘀内阻，升降失调所致的面色萎黄，腰痛倦怠。恶心，呕吐，食欲缺乏，小便不利，大便黏滞，慢性肾功能不全见上述证候者。

【组方原理】本方由二陈汤加味而来。方中太子参甘平能补，益气健脾；大黄苦寒泄降，通腑泄浊；一补一泻，共为君药。茯苓、法半夏、陈皮健脾燥湿，降逆化浊；黄连苦寒，清热燥湿；与法半夏相伍，辛开苦降，调和胃气，使上逆之浊阴下降；共为臣药。丹参、红花、牛膝活血化瘀，通络利尿，为佐药。甘草调和诸药，为使药。诸药相合，共奏益气健脾，活血化瘀，通腑泄浊之功。

【规　　格】每粒装 0.35 g。

【用法用量】口服。一次 4 ～ 6 粒，一日 3 ～ 4 次；45 天为 1 个疗程，小儿酌减。

【不良反应】恶心，呕吐，腹痛，腹泻，腹胀，大便次数增加，皮疹，瘙痒等；有头晕，乏力，心悸等个案报告。

【适应病证】慢性肾脏病，肾衰竭等属脾胃气虚，浊瘀内阻，升降失调证者。

【用药思路】

1. 辨证用药：脾胃气虚，浊瘀内阻，升降失调证。

2. 辨症用药

（1）主症：面色萎黄，水肿，腰痛。

（2）次症：倦怠，恶心，呕吐，食欲缺乏，小便不利，大便黏滞。

（3）舌脉：舌苔腻，脉细弱。

3. 辨病与辨证相结合用药：《中成药治疗慢性肾脏病 3 ~ 5 期（非透析）临床应用指南（2020 年）》将慢性肾脏病归于“水肿”“虚劳”“关格”等疾病范畴。分为本虚和标实两类。本虚证以脾肾气虚、气阴两虚多见，标实证以血瘀和湿热多见。（证据级别：Ⅰa）

脾肾气虚证常用百令胶囊、金水宝胶囊等；气阴两虚证常用肾炎康复片等；另有脾肾两虚证常用海昆肾喜胶囊等；脾胃气虚证常用肾衰宁胶囊等；血瘀证常用肾康注射液等；湿热证常用黄葵胶囊、尿毒清颗粒等。

4. 中成药联用：谢小云等的 RCT 显示血液透析患者采用肾衰宁胶囊联合百令胶囊可有效保护残肾功能，提高血磷清除率，降低患者的甲状旁腺激素水平。（证据级别：Ⅱa）

5. 中西药联用：崔瑞昭等的 Meta 分析（25 篇 RCT）显示肾衰宁胶囊辅助治疗慢性肾衰竭，能有效改善患者的临床症状，提高临床疗效，并且能降低血尿素氮和血肌酐，升高肌酐清除率等生化指标。（证据级别：Ⅰa）

6. 内外同治：刘霄燕的 RCT 显示早、中期慢性肾衰竭患者采用肾衰宁胶囊和中医护理联合治疗，可使体内毒物有效清除，减少药物副作用，提高患者生存质量。可明显缓解临床症状，改善肾功能。（证据级别：Ⅱa）

【用药交代】

1. 服药后大便次数超过 4 次者需减量服用，并请咨询医生或药师。

2. 脾胃虚寒、服药前大便次数超过 4 次、高钾血症、哺乳期及月经期妇女慎用。

3. 由于处方中含半夏，根据中医“十八反”，慎与乌头类药物合用或遵医嘱。

4. 不建议与其他含大黄的制剂同用。

5. 孕妇禁用。

6. 有出血倾向者禁用。

【药品属性】基药、处方药、医保乙类。

（王樱洁）

雷公藤多苷片

【成　　分】雷公藤多苷。

【功能主治】祛风解毒，除湿消肿，舒筋通络。有抗炎及抑制细胞免疫和体液免疫等作用。用于风湿热瘀，毒邪阻滞所致的风湿性关节炎，肾病综合征，贝赫切特综合征，麻风反应，自身免疫性肝炎等。

【组方原理】雷公藤多苷是从雷公藤根部提取出的一种脂溶性混合物。《江苏省中药饮片炮制规范（2020 版）》载雷公藤具有祛风除湿，舒筋活血，杀虫解毒的功效，用于类风湿关节炎，狼疮性肾炎，皮肤病。

【规　　格】10 mg。

【用法用量】口服。按体重每日 1 ~ 1.5 mg/kg，分 3 次饭后服用，或遵医嘱。

【不良反应】口干，恶心，呕吐，乏力，食欲缺乏，腹胀，腹泻，黄疸，转氨酶升高；严重者可出现急性中毒性肝损伤，胃出血；白细胞、血小板下降，严重者可出现粒细胞缺乏和全血细胞减少；少尿或多尿，水肿，肾功能异常等肾脏损害；严重者可出现急性肾功能衰竭；心悸，胸闷，心律失常，血压升高或下降，心电图异常；女子月经紊乱，月经量少或闭经；男子精子数量减少，活力下降；头昏，头晕，嗜睡，失眠，神经炎，复视；皮疹，瘙痒，脱发，面部色素沉着。

【药理作用】具有免疫，抗炎，镇痛等作用。

【适应病证】风湿性关节炎，肾病综合征，贝赫切特综合征，麻风反应，自身免疫性肝炎等属风湿热瘀，毒邪阻滞证者。

【用药思路】

1. 辨证用药：风湿热瘀，毒邪阻滞证。

2. 辨症用药

1）风湿性关节炎

（1）主症：关节疼痛、肿胀。

（2）次症：胃脘痞闷，口苦口黏，口干不欲饮，胁肋隐痛，身目发黄。

（3）舌脉：舌红苔黄腻，脉弦滑数。

2）肾病综合征

（1）主症：水肿，蛋白尿。

（2）次症：血浆蛋白过低，血脂过高。

（3）舌脉：舌红苔黄腻，脉弦滑数。

3）贝赫切特综合征

（1）主症：复发性口腔溃疡，外阴部溃疡和眼色素膜炎的三联征。

（2）次症：皮肤、黏膜、关节、消化道、心血管、中枢神经系统等多器官损害。

（3）舌脉：舌红苔黄腻，脉弦滑数。

4）麻风反应

（1）主症：炎症迅速加重或出现结节红斑性损害，或伴有发热，寒战，全身乏力，肌痛，关节痛，神经炎及虹膜炎。

（2）次症：肝脾大，肾病或肾炎，睾丸炎及胸膜炎。

（3）舌脉：舌红苔黄腻，脉弦滑数。

5）自身免疫性肝炎

（1）主症：嗜睡，极度疲乏，周身不适或恶心，厌食，右上腹不适或疼痛。

（2）次症：皮肤瘙痒，关节肌肉疼痛，皮疹，发热，黄疸等。

（3）舌脉：舌红苔黄腻，脉弦滑数。

3. 辨病与辨证相结合用药：《中成药治疗类风湿关节炎临床应用指南（2022 年）》

将类风湿关节炎分为气虚血瘀证、肝肾不足证、瘀血痹阻证、寒湿痹阻证、痰瘀痹阻证、湿热痹阻证等。（证据级别：Ⅰa）

气虚血瘀证常用痹祺胶囊、藤黄健骨片等；肝肾不足证常用益肾蠲痹丸等；瘀血痹阻证常用瘀血痹胶囊、痛血康胶囊、活血止痛胶囊等；寒湿痹阻证常用尪痹片（胶囊）、盘龙七片、附桂骨痛颗粒、小活络丸等；痰瘀痹阻证常用通滞苏润江片（胶囊）、风湿二十五味丸等；湿热痹阻证常用四妙丸、雷公藤多苷片、湿热痹颗粒等。

4. 中成药联用

（1）刘新生等的 RCT 显示雷公藤多苷联合葛根素治疗小儿紫癜性肾炎可有效下调炎症因子，改善免疫功能和肾功能，提高临床疗效。（证据级别：Ⅱa）

（2）张霞等的 RCT 显示清热止血方（三七、生地黄、赤芍、牡丹皮、墨旱莲等）联合雷公藤多苷能够抑制过敏性紫癜性肾炎患者血清源性多聚免疫球蛋白 A（IgA）诱导内皮细胞增殖，可能是通过抑制 NF-κB 信号通路的活化来发挥细胞保护作用。（证据级别：Ⅱa）

5. 中西药联用

（1）杨超等的 Meta 分析（31 篇 RCT）显示雷公藤多苷片联用常用传统抗风湿药（甲氨蝶呤 / 来氟米特）治疗类风湿关节炎，显著改善了患者血清类风湿因子（RF）、抗瓜氨酸化蛋白抗体（ACPA），免疫球蛋白（IgA、IgG、IgM）水平。（证据级别：Ⅰa）

（2）魏若君等的 Meta 分析（9 篇 RCT）显示雷公藤多苷片联合糖皮质激素治疗难治性肾病综合征，在降低 24 小时尿蛋白、尿素氮，升高血清白蛋白、总蛋白，提高有效率方面优于单纯的糖皮质激素治疗。（证据级别：Ⅰa）

6. 超药品说明书用药

（1）程亚清等的 Meta 分析（21 篇 RCT）显示雷公藤多苷辅助治疗糖尿病肾病可提高临床有效率，减轻尿蛋白，但同时也存在一定的副作用，临床应用需权衡利弊。（证据级别：Ⅰa）

（2）胡阳芷的 Meta 分析（11 篇 RCT）显示联合雷公藤多苷治疗自身免疫性甲状腺炎能提高临床治疗总有效率，有效降低血清促甲状腺激素（TSH），甲状腺球蛋白抗体（TgAb），甲状腺过氧化物酶抗体（TPOAb）水平，但是存在不良反应，临床应用时需注意对剂量和疗程的把握。（证据级别：Ⅰa）

（3）金怡等的 RCT 显示雷公藤多苷片联合西药及康复新液治疗糜烂型口腔扁平苔藓脾胃湿热证疗效确切，能有效改善患者临床症状、体征，提高机体免疫功能及生活质量。（证据级别：Ⅱa）

【用药交代】

1. 儿童、育龄期有孕育要求者、孕妇和哺乳期妇女禁用。

2. 心、肝肾功能不全者禁用；严重贫血、白细胞和血小板降低者禁用。

3. 胃、十二指肠溃疡活动期患者禁用。

4. 严重心律失常者禁用。

5. 服药期间可引起月经紊乱，精子活力及数目减少，白细胞和血小板减少，停药后可恢复。

6. 有严重心血管病和老年患者慎用。

7. 用药期间应注意定期随诊并检查血、尿常规及心电图和肝肾功能，必要时停药并给予相应处理。

8. 连续用药一般不宜超过 3 个月。如继续用药，应由医生根据患者病情及治疗需要决定。

【药品属性】基药、处方药、医保甲类。

（王樱洁）

百令胶囊

【成　　分】发酵冬虫夏草菌粉（Cs-C-Q80）。

【主治功能】补肺肾，益精气。用于肺肾两虚引起的咳嗽，气喘，咯血，腰酸背痛，面目虚浮，夜尿清长，慢性支气管炎，慢性肾功能不全的辅助治疗。

【组方原理】本品为冬虫夏草经液体深层发酵所得菌丝体的干燥粉末。《中国药典》载冬虫夏草具有补肾益肺，止血化痰的功效。用于肾虚精亏，阳痿遗精，腰膝酸痛，久咳虚喘，劳嗽咯血的治疗。

【规　　格】每粒装 0.5 g。

【用法用量】口服。一次 2 ~ 6 粒，一日 3 次。慢性肾功能不全，一次 4 粒，一日 3 次，8 周为 1 个疗程。

【不良反应】个别患者服药后胃部有轻度不适。

【药理作用】具有提高细胞免疫功能、抑制移植排斥反应和抑制细胞凋亡等作用。

【适应病证】慢性支气管炎、慢性肾功能不全等属肺肾两虚证者。

【用药思路】

1. 辨证用药：肺肾两虚证。

2. 辨症用药

1）慢性肾功能不全

（1）主症：腰酸背痛，夜尿增多。

（2）次症：眼睑、足踝水肿，恶心，呕吐，心悸。

（3）舌脉：舌淡苔白，质胖，脉沉细。

2）慢性支气管炎

（1）主症：咳嗽，气喘。

（2）次症：胸闷，咯痰，咯血，腰酸背痛，气短，自汗。

（3）舌脉：舌淡苔白，质胖，脉沉细。

3. 辨病与辨证相结合用药

（1）同肾衰宁胶囊。

（2）庄鑫《慢性支气管炎老中医真实世界临床诊疗数据分析研究》显示慢性支气管炎中医辨证分型频次排前6位的是痰热郁肺证、痰湿蕴肺证、风寒袭肺证、风热犯肺证、肺气虚证和表寒内饮证。（证据级别：Ⅰa）

痰热郁肺证常用痰热清注射液等；痰湿蕴肺证常用桂龙咳喘宁片等；风寒袭肺证常用苏黄止咳胶囊等；风热犯肺证常用疏风解毒胶囊、止嗽化痰胶囊等；肺气虚证常用百令胶囊、百令片等；表寒内饮证常用小青龙颗粒等。

4. 中成药联用

（1）陈鑫等的RCT显示洋参御唐方联合百令胶囊治疗糖尿病肾病Ⅳ期脾肾气虚血瘀证患者临床疗效较明显，可有效改善患者肾功能、糖脂代谢及免疫功能。（证据级别：Ⅱa）

（2）何春其等的RCT显示尿毒清颗粒联合百令胶囊在慢性肾衰竭常规治疗中不仅增强临床疗效，还增强肾功能。（证据级别：Ⅱa）

5. 中西药联用

（1）马嘉等的Meta分析（26篇RCT）显示百令胶囊联合血管紧张素转换酶抑制剂/血管紧张素受体阻滞剂治疗慢性肾小球肾炎能提高有效率，同时降低尿蛋白、血肌酐、尿素氮。（证据级别：Ⅰa）

（2）龚丽等的Meta分析（10篇RCT）显示百令胶囊联合缬沙坦治疗糖尿病肾病疗效确切且较安全。能够显著降低糖尿病肾病患者24小时尿蛋白量、血肌酐、血尿素氮。（证据级别：Ⅰa）

（3）章建军等的Meta分析（5篇RCT）显示百令胶囊的辅助治疗能够进一步减少肾病综合征患者的蛋白尿，提高血浆白蛋白水平，且可能会降低患者血脂。（证据级别：Ⅰa）

6. 超药品说明书用药

（1）袁吴靓等的RCT显示百令胶囊联合他达拉非在脾肾两虚型勃起功能障碍的治疗中可以有效改善患者勃起功能与勃起硬度，提高睾酮水平，降低雌二醇水平。（证据级别：Ⅱa）

（2）李竺宜等的RCT显示稳定期慢性阻塞性肺疾病患者联用氨茶碱和百令胶囊可有效发挥抗炎作用，改善患者的气道功能，抑制气道上皮细胞增殖，减缓气道重塑进程。（证据级别：Ⅱa）

【用药交代】

1. 本品补虚扶正，外感实证咳喘忌用，表现为体质壮实，咳喘初起，或慢性咳喘急性发作的患者，以咳嗽声高，喘息粗大，或有痰鸣为特点。

2. 感冒发热患者不宜服用。

【药品属性】基药、处方药、医保乙类。

（王樱洁）

肾炎康复片

【成　　分】西洋参、人参、地黄、盐杜仲、山药、百花蛇舌草、黑豆、土茯苓、益母草、丹参、泽泻、白茅根、桔梗。

【功能主治】益气养阴，健脾补肾，清解余毒，用于气阴两虚，脾肾不足，水湿内停所致的水肿，症见神疲乏力，腰膝酸软，面目、四肢水肿，头晕耳鸣；慢性肾炎、蛋白尿、血尿见上述证候者。

【组方原理】人参补气养阴生津，西洋参兼清热；共为君药。地黄滋阴凉血，清热生津；盐杜仲补肾强骨；山药健脾补肾涩精；白花蛇舌草清利湿热解毒；黑豆补肾利水消肿；土茯苓利湿解毒；泽泻利水渗湿，泄热；白茅根凉血止血，清热利尿；八药相合共为臣药。丹参凉血活血，祛瘀；益母草活血通络，利尿消肿；桔梗开宣肺气，通调水道；共为佐使药。诸药合用，共奏益气养阴，健脾补肾，清解余毒之功。

【规　　格】每片重 0.48 g。

【用法用量】口服。一次 5 片，一日 3 次；小儿酌减或遵医嘱。

【不良反应】皮疹，腹泻。

【药理作用】具有抗实验性肾炎，抗肾纤维化，抗炎，利尿等作用。

【适应病证】慢性肾炎，蛋白尿，血尿等属气阴两虚，脾肾不足，水湿内停证者。

【用药思路】

1. 辨证用药：气阴两虚，脾肾不足，水湿内停证。

2. 辨症用药

（1）主症：神疲乏力，腰膝酸软。

（2）次症：蛋白尿，血尿，面目或四肢水肿，头晕耳鸣。

（3）舌脉：舌偏红，边有齿印，苔薄白腻，脉细弱或细数。

3. 辨病与辨证相结合用药：《慢性肾小球肾炎诊疗指南》指出慢性肾炎的中医病机特点为本虚标实，虚实相兼。肺、脾、肾虚为本；风寒湿热浊毒侵袭，瘀血交阻为标。本证分为脾肾气虚证、肺肾气虚证、脾肾阳虚证、肝肾阴虚证、气阴两虚证。标证分为水湿证、湿热证、血瘀证、湿浊证。（证据级别：Ⅰa）

脾肾气虚证常用无比山药丸、参苓白术丸（散）、人参归脾丸等；肺肾气虚证常用通宣理肺丸、五苓丸、金水宝胶囊、百令胶囊、至灵胶囊等；脾肾阳虚证常用济生肾气丸、肾炎舒片等；肝肾阴虚证常用六味地黄丸、肾肝宁胶囊等；气阴两虚证常用生脉注射液等。水湿证常用参苓白术丸、胃苓丸等；湿热证常用肾炎四味片、肾炎康复片等；血瘀证常用肾炎四味片、保肾康片等；湿浊证常用尿毒清颗粒等。

4. 中成药联用：陈钰泱的 RCT 显示慢性肾炎采取肾炎康复片联合雷公藤多苷片治疗后能够有效改善肾功能，改善症候，同时可以恢复尿微量白蛋白正常水平。（证据级别：Ⅱa）

5. 中西药联用

（1）刘巧等的 Meta 分析（24 篇 RCT）显示，肾炎康复片联合缬沙坦治疗慢性肾小球肾炎在有效率、降低 24 小时尿蛋白含量、降低血肌酐水平、控制血压和提高白蛋白水平方面优势明显。（证据级别：Ⅰa）

（2）甘文渊的 Meta 分析（42 篇 RCT）显示肾炎康复片能明显降低糖尿病肾病患者尿中蛋白水平，能降低慢性肾炎患者血肌酐水平。（证据级别：Ⅰa）

【用药交代】

1. 孕妇禁用。

2. 肾炎水肿者不宜使用。

3. 忌辛辣、刺激以及油腻、煎炸类食物和腌制类食物。

4. 禁止房事。

【药品属性】基药、处方药、医保甲类。

（王樱洁）

尿毒清颗粒

【成　　分】大黄、黄芪、桑白皮、苦参、白术、茯苓、白芍、制何首乌、丹参、车前草等。

【功能主治】通腑降浊，健脾利湿，活血化瘀。用于慢性肾功能衰竭，氮质血症期和尿毒症早期，中医辨证属于脾虚混浊和脾虚血瘀证者。可降低肌酐、尿素氮，稳定肾功能，延缓透析时间。对改善肾性贫血，提高血钙，降低血磷也有一定作用。

【组方原理】大黄通腑降浊，活血祛瘀；黄芪补气升阳，利水消肿；丹参活血祛瘀；三药合用以通腑降浊，健脾利湿化瘀去浊，共为君药。制何首乌补肝肾，益精血，通便，解毒；白术健脾利水；茯苓利水渗湿；共为臣药。桑白皮泻肺利尿消肿；苦参清热燥湿利尿；车前草清热利水消肿；白芍通利血脉；共为佐药。诸药合用，共奏通腑降浊，健脾利湿，活血化瘀之功。

【规　　格】每袋装 5 g。

【用法用量】温开水冲服，每日 4 次，6、12、18 时各服 1 袋，22 时服 2 袋，每日最大服用量为 8 袋；也可另定服药时间，但两次服药间隔勿超过 8 小时。

【药理作用】具有降低血肌酐和尿素氮水平，减低尿白蛋白排泄，改善肾功能和抗肾纤维化等作用。

【适应病证】慢性肾功能衰竭，氮质血症期，尿毒症早期属脾虚混浊和脾虚血瘀证者。

【用药思路】

1. 辨证用药：脾虚混浊和脾虚血瘀证。

2. 辨症用药

（1）主症：面色萎黄，乏力，腰酸，肢体水肿。

（2）次症：夜尿增多，纳差，恶心，呕吐，肌肤甲错，轻度贫血，高钾血症。

（3）舌脉：舌暗，舌苔白厚腻，脉弱或弦。

3. 辨病与辨证相结合用药：同肾衰宁胶囊。

4. 中成药联用

（1）哈华兰等的 RCT 显示黄葵胶囊联合尿毒清颗粒治疗慢性肾功能衰竭患者，能明显改善慢性肾功能不全患者体内微炎症状态，可促进肾功能的恢复，提高患者生存质量。（证据级别：Ⅱa）

（2）孙守萍的 RCT 显示百令胶囊联合尿毒清颗粒治疗早期糖尿病肾病，不仅能显著降低患者空腹血糖，餐后 2 小时血糖，糖化血红蛋白等血糖指标水平，同时可以显著降低患者尿素氮、血肌酐、尿白蛋白排泄率和 24 小时尿蛋白定量的肾功能指标水平。（证据级别：Ⅱa）

5. 中西药联用

（1）郭亚芳等的 Meta 分析（23 篇 RCT）显示尿毒清颗粒联合血管紧张素转化酶抑制剂或血管紧张素受体阻滞剂干预Ⅲ期糖尿病肾病患者的治疗有效率更高，但无显著差异。（证据级别：Ⅰa）

（2）齐芮的 Meta 分析（23 篇 RCT）显示尿毒清颗粒联合常规西医治疗慢性肾衰竭（维持性血透、维持性腹透、非透析）导致的钙磷代谢紊乱，可降低血肌酐、尿素、氮以及提高肾小球滤过率。（证据级别：Ⅰa）

6. 内外同治：杜梅梅等的 RCT 显示尿毒清颗粒加中药灌肠能进一步下调慢性肾衰竭患者硫酸对甲酚、硫酸吲哚酚水平，减轻炎症损伤，促进肾功能恢复正常水平，增强疗效。（证据级别：Ⅱa）

【用药交代】

1. 孕妇禁用。

2. 肝肾阴虚者慎用。

3. 因服药每日大便超过 2 次，可酌情减量，避免营养吸收不良和脱水。

4. 对 24 小时尿量 ＜ 1 500 ml 的患者，服药时应监测血钾。

5. 慢性肾功能衰竭尿毒症晚期非本品所宜疾病。

6. 避免与肠道吸附剂同时服用。

7. 忌食肥肉、动物内脏和豆类、坚果果实等含高蛋白食物。

8. 应进食低盐饮食，并严格控制进水量。

【药品属性】基药、处方药、医保甲类。

（王樱洁）

前列舒通胶囊

【成　　分】黄柏、赤芍、当归、川芎、土茯苓、三棱、泽泻、马齿苋、马鞭草、虎耳草、柴胡、川牛膝、甘草。

【功能主治】清热利湿，化瘀散结。用于慢性前列腺炎，前列腺增生属湿热瘀阻证，症见尿频，尿急，尿淋漓，会阴、下腹或腰骶部坠胀或疼痛，阴囊潮湿等。

【组方原理】赤芍、黄柏活血化瘀，清热燥湿凉血，共为君药。泽泻、土茯苓清热，利水渗湿，共为臣药。川芎祛风止痛，活血化瘀；三棱破血行气，消积止痛；马齿苋散血消肿，利水祛湿；马鞭草活血散瘀，利水消肿；虎耳草清热解毒，凉血止血，祛湿消肿；柴胡和解退热，疏肝解郁，升举阳气；川牛膝清热利湿，理气化痰；共为佐药。甘草调和药性，为使药。诸药合用，共奏清热利湿，化瘀散结之功。

【规　　格】每粒装 0.4 g。

【用法用量】口服。一次 3 粒，一日 3 次。

【不良反应】恶心，呕吐，腹泻，腹痛，腹部不适，腹胀，口干，便秘，胃食管反流；皮疹，瘙痒，多汗；头晕，头痛，嗜睡，味觉倒错，失眠；咳嗽，乏力，胸部不适，口渴，排尿困难，心悸，潮红，食欲减退。此外，本品可见溶血性贫血、严重过敏反应等个案报告。

【药理作用】具有抗前列腺增生，抗慢性前列腺炎，增加膀胱平滑肌收缩等作用。

【适应病证】慢性前列腺炎，前列腺增生等属湿热瘀阻证者。

【用药思路】

1. 辨证用药：湿热瘀阻证。

2. 辨症用药

（1）主症：尿频，尿急，尿淋漓，阴囊潮湿。

（2）次症：黄浊涩痛，排尿困难，口苦口干，会阴、下腹或腰骶部坠胀或疼痛等。

（3）舌脉：舌红，苔黄腻，脉弦数或弦滑。

3. 辨病与辨证相结合用药

（1）《慢性前列腺炎中西医结合多学科诊疗指南》显示慢性前列腺炎的中医证型主要分为湿热下注证、气滞血瘀证、肝郁气滞证、肾气不足证、肾阴亏虚证、湿热瘀滞证、脾肾两虚证、肾虚血瘀证等。（证据级别：Ⅰa）

湿热下注证常用癃清胶囊、清浊祛毒丸、宁泌泰胶囊等；气滞血瘀证常用前列欣胶囊、桂枝茯苓胶囊等；肝郁气滞证常用逍遥丸等；肾气不足证常用前列康片等；肾阴亏虚证常用还少胶囊等；湿热瘀滞证常用前列舒通胶囊、前列平胶囊等；脾肾两虚证常用参苓白术散合金匮肾气丸等；肾虚血瘀证常用前列舒乐颗粒等。

（2）《良性前列腺增生中西医结合诊疗指南（试行版）》将前列腺增生分为肾气亏虚证、中气下陷证、气滞血瘀证、湿热蕴结证、肾虚血瘀证、肾虚湿热证、湿热瘀阻证、脾肾两虚证。（证据级别：Ⅰa）

肾气亏虚证常用金匮肾气丸、龟龄集、六味地黄丸、左归丸等；中气下陷证常用补中益气丸等；气滞血瘀证常用桂枝茯苓丸等；湿热蕴结证常用宁泌泰胶囊等；肾虚血瘀证常用济生肾气丸合桂枝茯苓丸等；肾虚湿热证常用滋肾通关丸等；湿热瘀阻证常用前列舒通胶囊、前列倍喜胶囊、翁沥通胶囊等；脾肾两虚证常用理中丸合金匮肾气丸等。

4. 中成药联用：从志承等的 RCT 显示通前络汤联合前列舒通胶囊用于慢性前列腺炎的临床效果肯定，能够降低白细胞介素 -8（IL-8）、肿瘤坏死因子 -α（TNF-α）、

干扰素 $-\gamma$（IFN-γ），并能利于尿流动力学的改善。（证据级别：Ⅱa）

5. 中西药联用

（1）黄登霞等的 Meta 分析（9 篇 RCT）显示前列舒通胶囊联合非那雄胺片治疗良性前列腺增生，总有效率、提高最大尿流率、减少膀胱残余尿量、缩小前列腺体积均显著优于单纯使用非那雄胺片治疗。（证据级别：Ⅰa）

（2）刘胜京等的 Meta 分析（18 篇 RCT）显示前列舒通胶囊联合 α 受体阻滞剂（如盐酸酚苄明、特拉唑嗪、多沙唑嗪控释片、盐酸坦洛新胶囊、盐酸坦索罗辛胶囊等）、5α 还原酶抑制剂（如非那雄胺等）治疗良性前列腺增生湿热瘀阻证能显著改善患者下腹坠胀和疼痛，阴囊潮湿，尿频，尿急，夜尿多等症状。（证据级别：Ⅰa）

6. 内外同治

（1）林纪新的 RCT 显示针刺联合前列舒通胶囊治疗慢性非细菌性前列腺炎疗效确切，能通过调节分泌型免疫球蛋白（SIgA），血管细胞黏附分子 -1（VCAM-1）表达水平抑制炎症。（证据级别：Ⅱa）

（2）屈涛等的 RCT 显示前列舒通胶囊联合前列康灌肠汤可明显改善湿热瘀阻型慢性前列腺炎患者血液循环，使机体代谢旺盛，并促进药物吸收。（证据级别：Ⅱa）

（3）侯进等的 RCT 显示前列舒通胶囊联合解毒活血栓治疗Ⅲ型前列腺炎不仅可提高疗效，同时可改善患者体内炎性因子水平，有利于疗程的缩短。（证据级别：Ⅱa）

【用药交代】

1. 根据“十八反”“十九畏”理论，本品不宜与含大戟、芫花、甘遂、海藻、藜芦、牙硝的药物同用。

2. 当使用本品出现严重不良反应时，应及时停药并就医。

【药品属性】处方药、医保乙类。

（王樱洁）

九、骨伤科常用中成药

盘龙七片

【成　　分】盘龙七、壮筋丹、五加皮、杜仲、珠子参、青蛙七、过山龙、秦艽、木香、祖师麻、络石藤、川乌、白毛七、铁棒锤、草乌、老鼠七、支柱蓼、红花、没药、竹根七、缬草、伸筋草、牛膝、丹参、羊角七、八里麻、重楼、乳香、当归。

【功能主治】活血化瘀，祛风除湿，消肿止痛。用于风湿性关节炎，腰肌劳损、骨折及软组织损伤。

【组方原理】本方为著名中医骨伤科专家王家成先生献方，根据“中国七药”及“万病通用，通之要达，即适其至所”的原理组方。方中盘龙七、当归、丹参、红花、乳香、没药、木香、支柱蓼、重楼、过山龙、羊角七、八里麻、老鼠七、青蛙七、珠子参、缬草活血化瘀，疗伤止痛，同为君药。秦艽、络石藤、壮筋丹、伸筋草、白毛七、祖师麻、川乌、草乌、铁棒锤祛风除湿，活血通络，通痹止痛，同为臣药。五加皮、竹根七、杜仲、牛膝补肝肾，强筋骨，壮腰膝，同为佐药。全方诸药相合，共奏活血化瘀，祛风除湿，消肿止痛，滋补肝肾之功。

【规　　格】每片重 0.3 g。

【用法用量】口服。一次 3 ~ 4 片，一日 3 次。

【不良反应】恶心，腹痛，呕吐，腹泻，胃不适；皮疹，痛痒；头晕，头痛；乏力，心悸，血压升高，过敏反应等。

【药理作用】具有抗炎镇痛，改善关节局部微循环，调节免疫，改善骨代谢等作用。

【适应病证】

1. 痹症（风湿性关节炎、膝骨关节炎、膝关节炎、骨关节炎、腰肌劳损等）属寒湿痹阻证者。

2. 跌打损伤（骨折及软组织损伤等）属瘀血阻滞证者。

【用药思路】

1. 辨证用药

（1）寒湿痹阻证。

（2）瘀血阻滞证。

2. 辨病用药：罗成贵等的 RCT 显示膝骨关节炎患者接受盘龙七片单药治疗（未辨证）可降低患者膝关节疼痛程度（VAS 评分）并改善关节功能（WOMAC 评分），服药 4 周治疗后改善更为明显。（证据级别：Ⅰb）

3. 辨症用药

1）痹症

（1）主症：关节疼痛、刺痛、屈伸不利，或腰痛。

（2）次症：关节痛遇寒加重、遇热痛减，肌肉拘急，关节疼痛夜甚，或腰痛劳累加重。

（3）舌脉：舌体胖大，舌质淡嫩或淡红，苔白腻或滑，脉弦紧。

2）跌打损伤

（1）主症：外伤。

（2）次症：骨折，伤处青红紫斑，痛如针刺，肿胀，不敢触摸，活动受限。

（3）舌脉：舌紫暗，有瘀斑，脉涩。

4. 辨病与辨证相结合用药：

（1）同雷公藤多苷片。

（2）《骨关节炎病证结合诊疗指南》将骨关节炎分为肝肾亏虚证、寒湿痹阻证、湿热痹阻证、痰瘀痹阻证等。（证据级别：Ⅰa）

肝肾亏虚证常用仙灵骨葆胶囊、藤黄健骨片、左归丸、右归丸等；寒湿痹阻证常用盘龙七片、附桂骨痛颗粒等；湿热痹阻证常用四妙丸、湿热痹颗粒等；痰瘀痹阻证常用通滞苏润江片（胶囊）、风湿二十五味丸等。

5. 中成药联用：潘佳麟等的 RCT 显示盘龙七片联合骨瓜提取物注射液治疗股骨颈骨折恢复期，连续治疗 1 个月，可促进患者骨折愈合，改善骨代谢水平，调节细胞因子，降低患者疼痛和术后并发症，改善功能障碍。（证据级别：Ⅱa）

6. 中西药联用

（1）赵艳婷等的系统评价（20 篇 RCT）显示盘龙七片单独应用或与其他药物（甲氨蝶呤 / 复方倍他米松 / 玻璃酸钠等）联合使用对膝骨关节炎有较好的疗效，其可能的作用机制为通过调整吞噬细胞等生理活动来清除软骨组织中的炎症因子、调整成骨细胞的表达等。在整体研究中对照组 833 例出现不良反应 22 例，其概率为 2.64%，治疗组 972 例出现不良反应 14 例，概率为 1.44%，治疗组不良反应出现率小于对照组。（证据级别：Ⅰa）

（2）陈辉等的 RCT 显示盘龙七片联合甲氨蝶呤和美洛昔康治疗类风湿关节炎可有效提高疗效，改善临床症状和体征，减轻疼痛，其机制可能是抑制 TLR/MyD88 信号通路介导的炎症反应。（证据级别：Ⅱa）

7. 内外同治

（1）汪丽等的 RCT 显示采用中医外治三联法（中药熏敷、压腿锻炼、手法弹拨）联合盘龙七片治疗膝骨性关节炎肾虚血瘀证改善患者的临床症状。（证据级别：Ⅱa）

（2）马阿妮等的 RCT 显示针刀配合盘龙七片治疗经皮椎体成形术术后腰背痛临床疗效满意，可明显减轻疼痛，改善腰背部功能，提高患者生活质量。（证据级别：Ⅱa）

8. 超药品说明书用药

（1）《陕西省老年性骨质疏松症中医诊疗方案》提出骨质疏松症虚实夹杂证治法当祛瘀化痰，强筋壮骨，推荐盘龙七片用于老年性骨质疏松症虚实夹杂证的治疗。（证据级别：Ⅴ）

（2）赵福涛等的 RCT 显示非甾体抗炎药（NSAID）和柳氮磺吡啶（SSZ）联合盘龙七片治疗强直性脊柱炎第 3、6 个月腰背晨僵时间、Bath 强直性脊柱炎疾病活动性指数（BASDAI）、Bath 强直性脊柱炎功能指数（BASFI）、血沉（ESR）和 C 反应蛋白（CRP）与对照组比较，均有显著性差异（$P < 0.05$）。不良反应以胃肠道反应为主，两组比较无显著性差异（$P > 0.05$）。（证据级别：Ⅱa）

【用药交代】

1. 本品含川乌、草乌、铁棒锤等毒性中药饮片；不得任意增加用量和服用时间。

2. 孕妇及哺乳期妇女禁服。

3. 严重心脏病，高血压，肝肾疾病者忌服。服药期间要监测肝生化指标，若有肝生化指标异常等情况，要立即停服并就医。

4. 本品含川乌、草乌、丹参，要注意传统“十八反”的配伍禁忌。

5. 本品为风湿寒痹所设，若属风湿热痹者慎用。

6. 服药期间，忌食生冷、油腻食物。

【药品属性】处方药、医保甲类。

（张光玉）

痹祺胶囊

【成　　分】马钱子粉、地龙、党参、茯苓、白术、川芎、丹参、三七、牛膝、甘草。

【功能主治】益气养血，祛风除湿，活血止痛。用于气血不足，风湿瘀阻，肌肉关节酸痛，关节肿大、僵硬变形或肌肉萎缩，气短乏力；风湿性关节炎、类风湿关节炎，腰肌劳损，软组织损伤属上述证候者。

【组方原理】本方源自华佗“一粒仙丹”。方中马钱子粉散寒消肿，通络止痛，为君药。党参、白术、茯苓健脾补气，“从脾论治”；丹参养血和血；四药益气养血，扶助正气，共为臣药。三七、川芎、牛膝、地龙活血化瘀，通络止痛，同为佐药。甘草调和诸药，为使药。诸药相合，共奏益气养血，祛风除湿，活血止痛之功。

【规　　格】每粒装 0.3 g。

【用法用量】口服。一次 4 粒，一日 2 ～ 3 次。

【不良反应】具有罕见的恶心，呕吐，胃（肠）不适，腹痛，腹泻，皮疹，瘙痒，头晕，血压升高等不良反应。

【药理作用】具有抗炎，镇痛，改善膝关节功能的作用。动物实验显示能抑制炎性细胞的浸润、滑膜的增生和关节软骨的破坏，降低炎症因子水平。

【适应病证】

1. 痹症（风湿性关节炎，类风湿关节炎，膝骨关节炎，膝关节炎，骨关节炎，腰肌劳损等）属气血不足证，风湿瘀阻证者。

2. 腰痛（腰肌劳损，腰部软组织损伤等）属气血不足，风湿瘀阻证者。

【用药思路】

1. 辨证用药：气血不足，风湿瘀阻证。

2. 辨症用药

1）痹症

（1）主症：关节酸痛，气短乏力。

（2）次症：关节肿大、僵硬变形，肌肉萎缩。

（3）舌脉：舌质淡暗或淡嫩，苔薄白或滑，脉沉迟或脉弦紧或沉弱。

2）腰痛

（1）主症：腰部酸软疼痛，倦怠乏力。

（2）次症：喜揉喜按，遇劳则甚，卧则减轻，反复发作，常伴有面色无华，手足不温等。

（3）舌脉：舌淡，脉沉细。

3. 辨病与辨证相结合用药：同雷公藤多苷片。

4. 中西药联用

（1）吕柳等的 Meta 分析（15 篇 RCT）显示痹祺胶囊联合甲氨蝶呤（7 篇 RCT）治疗类风湿关节炎疗效显著，在关节肿胀数、关节疼痛数、类风湿因子（RF）、血沉（ESR）、C 反应蛋白（CRP）方面优于对照组。（证据级别：Ⅰa）

（2）王焕锐等的 Meta 分析（6 篇 RCT）显示痹祺胶囊联合西药（盐酸氨基葡萄糖 + 玻璃酸钠 / 依托考昔 / 尼美舒利 / 塞来昔布 / 玻璃酸钠）在降低膝骨关节炎的视觉模拟评分（VAS）、健康调查简表（SF-36）方面优于西药组。（证据级别：Ⅰa）

（3）贾建云等的 Meta 分析（21 篇 RCT）显示在常规治疗基础上加用痹祺胶囊，在改善类风湿关节炎、骨关节炎、强直性脊柱炎方面，可提高临床疗效，改善症状。（证据级别：Ⅰa）

5. 内外同治

（1）胡振勇等的 RCT 显示痹祺胶囊联合扳机点深压按摩治疗寒湿瘀阻证膝关节疼痛的效果显著，其作用机制可能与抑制炎症反应、减轻氧化应激损伤有关。（证据级别：Ⅱa）

（2）宋阳春等的 RCT 显示痹祺胶囊联合刃针与塞来昔布联合刃针治疗膝骨性关节炎（KOA）均疗效显著，但痹祺胶囊联合刃针改善关节功能更明显，且疗效更稳定持久，3 个月随访试验组有效率（93.8%）优于对照组（63.3%）（$P < 0.01$）。（证据级别：Ⅱa）

6. 超药品说明书用药

（1）梁超伦等的 RCT 显示痹祺胶囊能有效减轻膝骨关节炎合并骨髓水肿属肝肾亏虚、湿邪痹阻患者的疼痛及改善其膝关节功能且效果优于依托考昔（疗程 8 周），而产生这种优势的原因是痹祺胶囊能针对性地减少骨髓水肿体积。（证据级别：Ⅱa）

（2）黄华生等的 Meta 分析（5 篇 RCT）显示痹祺胶囊联合西药治疗腰椎间盘突出症总有效率高，在缓解疼痛、改善腰椎功能障碍方面具有优势。（证据级别：Ⅰa）

（3）苏毅等的 RCT 显示通过“烧山火”手法深刺颈夹脊穴，缓解颈部软组织紧张痉挛状态，改善局部血液循环，消除神经周围组织无菌性炎症，并联合痹祺胶囊治疗气滞血瘀型颈椎病，总有效率为 92.11%。（证据级别：Ⅱa）

【用药交代】

1. 孕妇禁服。

2. 运动员慎用。

3. 本品含有马钱子粉，其活性成分士的宁等主要作用于精神神经系统，应注意其对患者运动能力的影响，以局部或全身肌肉震颤、抽搐或痉挛为最多见，若出现恶心，头晕，口干症状应停止用药。

4. 本品含丹参、甘草，要注意传统“十八反”的配伍禁忌。

【药品属性】处方药、医保乙类。

（张光玉）

附桂骨痛颗粒

【成　　分】附子（制）、制川乌、肉桂、党参、当归、炒白芍、淫羊藿、醋乳香。

【功能主治】温阳散寒，益气活血，消肿止痛。用于阳虚寒湿所致的颈椎及膝关节增生性关节炎。症见骨关节疼痛，屈伸不利，麻木肿胀，遇热则减，畏寒肢冷。

【组方原理】本方由《金匮要略》乌头汤加减化裁而得。方中附子（制）、制川乌温阳散寒，祛风逐湿，止痛，为君药。肉桂、淫羊藿温阳补肾，同为臣药。当归、炒白芍活血养血，党参益气扶正，同为佐药。醋乳香行气止痛，为使药。诸药合用共奏温阳散寒，益气活血，消肿止痛之功。

【规　　格】每袋装 5 g。

【用法用量】口服。一次 1 袋，一日 3 次，饭后服。3 个月为 1 个疗程；如需继续治疗，必须停药一个月后遵医嘱服用。

【不良反应】胃部不适，腹胀，腹痛；头晕，头痛；血压升高，心悸或瘙痒，皮疹等皮肤过敏反应。

【药理作用】具有明显的抗炎、镇痛作用；可改善血瘀大鼠的血液流变性，具有明显的活血化瘀作用；可通过抑制 iNOS 的表达，降低 NO 含量，减少软骨细胞凋亡，促进软骨基质合成及抑制其分解，抑制滑膜炎症，延缓关节软骨退变，促进关节软骨的修复。

【适应病证】颈椎及膝关节增生性关节炎属阳虚寒湿证者。

【用药思路】

1. 辨证用药：阳虚寒湿证。

2. 辨症用药

（1）主症：颈项疼痛或骨关节疼痛，畏寒。

（2）次症：项强，眩晕，肢冷，麻木肿胀，关节屈伸不利。

（3）舌脉：舌质淡嫩或淡红，苔薄白或滑，脉沉迟或脉弦紧或沉弱。

3. 辨病与辨证相结合用药

（1）段华等的 RCT 显示附桂骨痛颗粒治疗阳虚寒湿型颈椎病，试验组总有效率为 92.44%，对照组为 75.47%，差异有统计学意义（$P < 0.05$）；两组在中医证候总有效率比较差异有统计学意义（$P < 0.05$）。主症颈项疼痛、畏寒肢冷的两组疗效比较差异有统计学意义（$P < 0.05$）。（证据级别：Ⅰb）

（2）同盘龙七片（2）。

4. 中西药联用

（1）杜勇等的 RCT 显示附桂骨痛颗粒联用醋酸泼尼松痛点封闭及玻璃酸钠关节内注射治疗骨关节炎，可有显著降低炎症因子白介素 -1、白介素 -6、肿瘤坏死因子 α、超敏 C 反应蛋白水平，可有效抑制炎症因子对关节软骨的破坏。（证据级别：Ⅰb）

（2）马捷等的 RCT 显示附桂骨痛胶囊联合来氟米特片治疗类风湿关节炎观察组

（附桂骨痛胶囊联合来氟米特片）的全血黏度、血浆比黏度、红细胞比容、血小板聚集率显著低于对照组（口服来氟米特片），差异有统计学意义（$P < 0.05$）。（证据级别：Ⅱa）

（3）王胜利等的RCT显示附桂骨痛胶囊联合依托考昔能显著提升膝骨关节炎急性期的临床治疗效果，改善患者的病情程度和关节功能状态，降低血清学指标水平。（证据级别：Ⅱa）

【用药交代】

1. 本品含乌头碱类成分，应严格在医生指导下按规定量服用。不宜与其他含乌头碱类成分的药物合并使用。

2. 本品含附子（制）、制川乌、炒白芍，要注意传统“十八反”配伍禁忌。

3. 服药期间注意血压变化。

4. 长期服用，应注意肝肾功能变化。

5. 严重消化道疾病者慎用。

6. 孕妇及哺乳期妇女、有出血倾向者、阴虚内热者禁用。忌与酒同时服用。

7. 关节红肿热痛者慎用。

【药品属性】处方药、医保乙类。

（张光玉）

仙灵骨葆胶囊

【成　　分】淫羊藿、续断、丹参、知母、补骨脂、地黄。

【功能主治】滋补肝肾，接骨续筋，强身健骨。用于骨质疏松和骨质疏松症，骨折，骨关节炎，骨无菌性坏死等。

【组方原理】本方源于苗医验方。方中淫羊藿善补肾壮阳，强筋健骨，祛风寒湿；续断善补肝肾，强腰膝，行血脉；同为君药。地黄补肾滋阴，益精填髓，兼能缓和阳药之燥性；知母清热泻火，滋阴润燥；同为臣药。补骨脂补肾助阳；丹参活血通经络；同为佐药。诸药合用共奏补阴益阳，强筋壮骨之效。

【规　　格】每粒装0.5 g。

【用法用量】口服，一次3粒，一日2次；4 ~ 6周为1个疗程；或遵医嘱。

【不良反应】皮疹，瘙痒，恶心，呕吐，纳差，胃部不适，腹痛，腹泻，便秘，乏力，外周水肿，尿色加深等。丙氨酸氨基转移酶、天冬氨酸氨基转移酶、胆红素等升高，严重者可出现肝衰竭。

【药理作用】具有调节机体代谢，增加骨折断端骨痂面积及类骨质面积，促进纤维组织形成、外骨痂形成，保护性腺，促进组织出血吸收，增加血清雌激素水平等作用。

【适应病证】骨质疏松症、骨折、骨关节炎、骨无菌性坏死等属肝肾不足，瘀血阻络证者。

【用药思路】

1. 辨证用药：肝肾不足，瘀血阻络证。

2. 辨病用药：骨质疏松症。

3. 辨症用药

（1）主症：腰脊疼痛，足膝酸软，骨脆易折。

（2）次症：关节疼痛肿胀，活动受限，肌肉萎缩，全身不适，倦怠乏力，肢体消瘦，面色萎黄，食欲减退等。

（3）舌脉：舌淡苔白，舌紫暗或有瘀斑，脉沉而无力或弦涩。

4. 辨病与辨证相结合用药

（1）骨质疏松症包括骨量减少，绝经后骨质疏松症，老年性骨质疏松症，骨质疏松性骨折等。《绝经后骨质疏松症中医临床实践指南（征求意见稿）》将骨质疏松症分为肝肾阴虚证、肾虚血瘀证、脾肾阳虚证、肾阴阳两虚证。（证据级别：Ⅰa）

肝肾阴虚证常用六味地黄丸、左归丸等；肾虚血瘀证常用青娥丸、仙灵骨葆胶囊等；脾肾阳虚证常用右归丸、金匮肾气丸等；肾阴阳两虚证常用骨疏康胶囊等。

（2）同盘龙七片（2）。

（3）《股骨头坏死中西医结合诊疗专家共识》将股骨头坏死分为气滞血瘀证（早期）、痰瘀阻络证（早期）、经脉痹阻证（中期）、肝肾亏虚证（晚期）。（证据级别：Ⅴ）

气滞血瘀证（早期）常用复方丹参片、三七片等；痰瘀阻络证（早期）常用盘龙七片、二陈丸等；经脉痹阻证（中期）常用通络生骨胶囊等；肝肾亏虚证（晚期）常用独活寄生丸、仙灵骨葆胶囊等。

5. 中西药联用

（1）袁丽宜等的 Meta 分析（19 篇 RCT）显示 PVP/PKP 术后在西医基础治疗的基础上，联用仙灵骨葆胶囊治疗骨质疏松性椎体压缩性骨折具有良好的疗效，能够显著降低术后疼痛，提高腰椎骨密度，改善腰椎功能，恢复脊柱生理曲度。（证据级别：Ⅰa）

（2）徐国柱等的 Meta 分析（11 篇 RCT）显示仙灵骨葆胶囊治疗绝经后骨质疏松症联合治疗组（仙灵骨葆胶囊联合骨化三醇或钙剂）患者的治疗有效率、股骨颈骨密度、股骨大转子骨密度、腰椎骨密度均高于对照组（单纯使用骨化三醇或钙剂）患者，不良反应发生率与对照组比较，差异无统计学意义。（证据级别：Ⅰa）

（3）蔡成龙的 Meta 分析（10 篇 RCT）显示采用唑来膦酸联合仙灵骨葆胶囊治疗骨质疏松患者可提高临床疗效，增加骨密度，降低Ⅰ型胶原交联 C- 末端肽和骨碱性磷酸酶水平，减轻患者疼痛。（证据级别：Ⅰa）

（4）郑子恢等的 Meta 分析（11 篇 RCT）显示仙灵骨葆胶囊联合氨基葡萄糖治疗膝骨关节炎在治愈率、显效率、总有效率、疼痛视觉模拟评分、膝关节功能评分、JOA 腰痛评分和疼痛缓解时间方面明显优于单独使用氨基葡萄糖。（证据级别：Ⅰa）

（5）余绪明等的 Meta 分析（13 篇 RCT）显示仙灵骨葆联合阿仑膦酸钠（实验组）治疗原发性骨质疏松症的效果明显优于单用阿仑膦酸钠（对照组），骨密度及骨代谢生化指标改善明显。（证据级别：Ⅰa）

6. 内外同治：戚树斌等的 RCT 显示仙灵骨葆胶囊联合针灸、膝关节封闭可安全有效地抑制退行性膝骨关节炎患者疼痛因子、炎症因子表达，调节骨代谢，改善膝关节功能。（证据级别：Ⅱa）

【用药交代】

1. 孕妇禁用。

2. 有肝病史或肝生化指标异常者禁用。用药期间应定期监测肝生化指标，如出现肝生化指标异常或全身乏力，食欲缺乏，厌油，恶心，上腹胀痛，尿黄，目黄，皮肤黄染等可能与肝损伤有关的临床表现时，应立即停药并到医院就诊。

3. 重症感冒期间不宜服用。

4. 高血压，心脏病，糖尿病，肝病，肾病等慢性病严重者应在医生指导下服用。

5. 服药期间忌生冷、油腻食物。

6. 本品应避免与有肝毒性的药物联合使用。

7. 本品含丹参，不宜与藜芦或含藜芦的中药同用。

【药品属性】基药、处方药、医保甲类。

（张光玉）

十、血液肿瘤科常用中成药

华蟾素胶囊

【成　　分】干蟾皮。

【功能主治】解毒，消肿，止痛。用于疔疮发背，阴疽，瘰疬，水肿，恶疮，小儿疳积及中、晚期肿瘤，慢性乙型肝炎等症。

【组方原理】干蟾皮为蟾蜍科动物中华大蟾蜍或黑眶蟾蜍的干燥皮的加工炮制品。具有破结行水，解毒杀虫，定痛消疳的功效。

【规　　格】每粒装 0.25 g（相当于饮片 3.5 g）。

【用法用量】口服。一次 2 粒，一日 3 ～ 4 次。

【不良反应】恶心，呕吐，腹泻，腹痛，腹胀等；皮疹，瘙痒，乏力，发热等；头晕，头痛，心悸，心律失常等。

【药理作用】华蟾素主要通过抑制肿瘤细胞增殖、诱导肿瘤细胞凋亡、抑制肿瘤细胞远处转移、调节免疫反应等多种途径发挥抗肿瘤作用。

【适应病证】中、晚期肿瘤，慢性乙型肝炎属热毒内蕴证者。

【用药思路】

1. 辨证用药：热毒内蕴证。

2. 辨病用药：中、晚期肿瘤，慢性乙型肝炎。

3. 辨症用药

（1）主症：局部肿块，或胁肋疼痛。

（2）次症：伴红肿热痛，食欲缺乏，神疲乏力，口干口苦，心烦易怒，大便干燥，小便黄赤。

（3）舌脉：舌红或红绛，苔黄或黄腻，脉弦数。

4. 辨病与辨证相结合用药：同肝爽颗粒（1）。

5. 中成药联用：朱梅景等的 RCT 显示补阳还五汤加减方联合华蟾素胶囊治疗非小细胞肺癌，治疗后研究组疼痛缓解率、生存率高于常规组，血小板减少，粒细胞减少，白细胞减少，恶心，呕吐等不良反应发生率低于常规组（$P < 0.05$）。（证据级别：Ⅱa）

6. 中西药联用

（1）金金的 Meta 分析（9 篇 RCT）显示在化疗药（奥沙利铂 + 卡培他滨 / 奥沙利铂 + 亚叶酸钙 + 氟尿嘧啶 / 奥沙利铂 + 替吉奥）的基础上加用华蟾素胶囊治疗晚期结直肠癌，可在提高近期有效率、改善患者生活质量及提高疼痛缓解率的同时降低白细胞毒性、胃肠道不良反应、肝功能损害及手足麻木的发生率。（证据级别：Ⅰa）

（2）彭莹莹等的 Meta 分析（8 篇 RCT）显示华蟾素胶囊联合奥沙利铂化疗方案治疗结直肠癌，联合组与单纯含奥沙利铂化疗组相比，可以有效改善临床疗效、生活质量及不良反应。（证据级别：Ⅰa）

（3）刘拥军等的 Meta 分析（6 篇 RCT）显示华蟾素联合唑来膦酸可有效缓解恶性肿瘤骨转移患者疼痛，改善患者活动能力及生活质量。治疗组在临床止痛疗效总有效率方面优于唑来膦酸单药对照组。在不良反应方面，治疗组与对照组在发热，恶心，低钙血症，类流感样症状及血液毒性等方面无显著性差异。（证据级别：Ⅰa）

（4）葛延平等的 Meta 分析（12 篇 RCT）显示华蟾素胶囊联合化疗治疗胃癌在提高肿瘤客观缓解率（ORR），改善生活质量评分（KPS 评分），降低恶心，呕吐反应，白细胞毒性，血小板毒性的发生率，提高 $CD4^{+}$ 水平等方面优于单纯化疗，差异均具有统计学意义。（证据级别：Ⅰa）

（5）Dong 等的 Meta 分析（11 篇 RCT）显示华蟾素注射液治疗中、晚期原发性肝癌，华蟾素注射液联合常规治疗的干预组较仅进行常规治疗的对照组在总反应率、改善生活质量评分（KPS 评分）、提高 1 ～ 2 年生存率和生活质量方面均有显著改善。（证据级别：Ⅰa）

【用药交代】

1. 心脏病患者慎服。

2. 脾胃虚弱者慎服。

3. 禁止与强心药物配伍。

4. 孕妇忌服。

【药品属性】基药、处方药、医保甲类。

（张光玉）

平消片

【成　　分】郁金、马钱子粉、仙鹤草、五灵脂、白矾、硝石、干漆（制）、枳壳（麸炒）。

【功能主治】活血化瘀，止痛散结，清热解毒，扶正祛邪。对肿瘤具有一定的缓解症状、缩小瘤体、抑制肿瘤生长、提高人体免疫力、延长患者生命的作用。

【组方原理】本方来源于《金匮要略》硝石矾石散。方中以郁金、五灵脂、干漆（制）破瘀行血，同为君药。马钱子粉、硝石破坚散结；枳壳（麸炒）行气消痰；同为臣药。仙鹤草、白矾收敛止血，抑制君药的峻烈，同为佐药。全方诸药合用共奏活血化瘀，散结消肿，解毒止痛之功。

【规　　格】每片重 0.24 g（薄膜衣片）。

【用法用量】口服，一次 4 ～ 5 片，一日 3 次。

【不良反应】偶见少数患者出现轻度恶心，停药后症状自行消失。文献显示，目前有中成药平消片致急性荨麻疹，停经，心慌的报道。

【药理作用】平消片具有抗肿瘤，镇痛，增强免疫功能等作用。

【适应病证】肿瘤（食管癌、胃肠道肿瘤、肝癌、乳腺癌、原发性非小细胞肺癌等）属热毒瘀结证者。

【用药思路】

1. 辨证用药：热毒瘀结证。

2. 辨症用药

（1）主症：局部疼痛，痛有定处。

（2）次症：肿块，面色晦暗，食欲不佳，恶心，呕吐，形体消瘦等。

（3）舌脉：舌质紫黯，或有瘀点，瘀斑，脉沉涩。

3. 中成药联用：李俊玉等的 RCT 显示乌鸡白凤丸联合平消片治疗晚期原发性非小细胞肺癌，改善气短，乏力等症状明显，体重下降者较少，生存质量较好，近期疗效评定恶化者少，毒副作用少，能提高免疫力。（证据级别：Ⅱa）

4. 超药品说明书用药

（1）张凤云等的《利邦平消片治疗乳腺增生病 368 例临床观察》显示口服利邦平消片治疗乳腺增生症（疗程为 1 个月）本组 368 例中，治愈 271 例，显效 92 例，无效 5 例，有效率为 98.6%。本组 5 例无效患者，经临床观察分析，其年龄偏大，均在 45 ～ 50 岁，经期短，经量多，适用于雌激素受体拮抗剂治疗。（证据级别：Ⅲa）

（2）《中成药治疗乳腺增生症临床应用指南（2021 年版）》将乳腺增生分为主证

（肝郁气滞证、冲任失调证），主证兼夹痰凝证，主证兼夹脾虚证，主证兼夹血瘀证，主证兼夹肝火上炎证。推荐平消片用于乳腺增生气滞血瘀证。（证据级别：Ⅰa）

【用药交代】

1. 可与手术治疗、放疗、化疗同时进行。

2. 孕妇禁用，哺乳期妇女慎用，运动员慎用。

3. 本品含有马钱子粉、硝石、干漆（制），不可过量、久服，长期服用应定期检查肾功能。

4. 本品含郁金、五灵脂，要注意传统“十九畏”的配伍禁忌。

【药品属性】基药、处方药、医保甲类。

（张光玉）

小金胶囊

【成　　分】人工麝香、木鳖子（去壳去油）、制草乌、枫香脂、醋乳香、酒当归、醋没药、醋五灵脂、地龙、香墨。

【功能主治】散结消肿，化瘀止痛。用于阴疽初起，皮色不变，肿硬作痛，多发性脓肿，瘿瘤，瘰疬，乳岩，乳癖。

【组方原理】本方出自王洪绪《外科证治全生集》小金丹。方中制草乌温经散寒，通络祛湿，为君药。地龙活血通经；木鳖子（去壳去油）消痰散结；酒当归、醋五灵脂、醋乳香、醋没药活血散瘀，消肿定痛；同为臣药。枫香脂、香墨消肿解毒；人工麝香辛香走窜，温经通络，解毒止痛；同为佐药。诸药合用，共奏散结消肿，化瘀止痛之功。

【规　　格】每粒装 0.35 g。

【用法用量】口服。一次 3 ～ 7 粒，一日 2 次；小儿酌减。

【不良反应】多形红斑样皮疹，荨麻疹样皮疹，皮肤潮红，肿胀，瘙痒等；恶心，呕吐，腹痛，腹泻，口干，腹胀，便秘等；头晕，头痛，心悸，胸闷，乏力等。

【药理作用】具有抗炎，镇痛，抑制前列腺增生，抗肿瘤等作用，对 BALB/C 小鼠移植性乳腺癌 SCC891 和裸鼠人胃癌 GAⅡ有一定的抑制作用。

【适应病证】瘿瘤，瘰疬，乳岩，乳癖，阴疽等属气滞痰凝证者；多发性脓肿属气滞痰凝证者。

【用药思路】

1. 辨证用药：气滞痰凝证。

2. 辨症用药

1）瘿瘤

（1）主症：症见颈部正中皮下肿块。

（2）次症：不热不痛，包块随吞咽上下活动。

（3）舌脉：舌红，苔黄腻，脉弦滑。

2）瘰疬

（1）主症：颈项及耳前耳后结核，一个或数个。

（2）次症：包块皮色不变，推之能动，不热不痛。

（3）舌脉：舌红，苔黄腻，脉弦滑。

3）乳岩

（1）主症：乳房部肿块皮色不变，质硬而边界不清。

（2）次症：情志抑郁，或性情急躁，胸闷胁胀，或伴经前乳房作胀或少腹作胀。

（3）舌脉：舌淡红，苔薄白，脉弦滑。

4）乳癖

（1）主症：乳部肿块，一个或多个。

（2）次症：包块皮色不变，经前疼痛。

（3）舌脉：舌红，苔薄黄，脉弦。

3. 辨病与辨证相结合用药

（1）瘿瘤：《中医外科学》指出“瘿瘤”相当于西医学的甲状腺肿、甲状腺瘤、甲状腺囊肿、甲状腺癌、甲状腺炎等，分为风热痰凝证、气滞痰凝证、肝郁化火证、阳虚痰凝证。

风热痰凝证常用夏枯草口服液（片）等；气滞痰凝证常用小金胶囊（丸）等；肝郁化火证常用丹栀逍遥丸、龙胆泻肝丸（胶囊、片）等；阳虚痰凝证常用阳和汤丸、金匮肾气丸、二陈丸等。

（2）瘰疬：《中成药临床应用指南·外科疾病分册》指出“瘰疬”相当于西医学的颈部的淋巴结结核病，分为气滞痰凝证、阴虚火旺证、气血两虚证。（证据级别：Ⅰa）

气滞痰凝证常用内消瘰疬丸、五海瘿瘤丸、小金胶囊（丸）、醒消丸、消瘿气瘰丸等；阴虚火旺证常用西黄丸、六味地黄丸等；气血两虚证常用十全大补丸、当归补血丸等。

（3）乳岩：《中成药临床应用指南·外科疾病分册》指出“乳岩”相当于西医学乳腺癌，分为肝郁痰凝证、冲任失调证、正虚毒炽证、气血两亏证、脾虚胃弱证、气阴两虚证、邪毒旁窜证。（证据级别：Ⅰa）

肝郁痰凝证常用小金胶囊（丸）等；冲任失调证常用丹鹿胶囊等；正虚毒炽证常用西黄丸等；气血两亏证常用参一胶囊等；脾虚胃弱证常用参丹散结胶囊等；气阴两虚证常用贞芪扶正胶囊等；邪毒旁窜证常用平消胶囊、槐耳颗粒、消癌平片等。

（4）乳癖：《中成药治疗乳腺增生症临床应用指南（2021年版）》将乳腺增生分为主证（肝郁气滞证、冲任失调证），主证兼夹痰凝证，主证兼夹脾虚证，主证兼夹血瘀证，主证兼夹肝火上炎证。（证据级别：Ⅰa）

肝郁气滞证常用乳癖散结胶囊、乳癖消片、舒肝颗粒等；冲任失调证常用丹鹿胶囊、岩鹿乳康胶囊等；主证兼夹痰凝证常用小金胶囊、红金消结胶囊（片、颗粒）、乳癖散结胶囊、金蓉颗粒等；主证兼夹脾虚证常用逍遥丸等；主证兼夹血瘀证常用平消片、红花逍遥片、红金消结胶囊等；主证兼夹肝火上炎证常用夏枯草口服液等。

4. 中西药联用

（1）武彦莉等的 Meta 分析（11 篇 RCT）显示小金胶囊联合左甲状腺素钠片治疗成人结节性甲状腺肿，在降低游离甲状腺激素 FT_3、FT_4 及升高总有效率、调节敏感性促甲状腺激素（sTSH）方面、降低不良反应发生率均优于对照组。（证据级别：Ⅰa）

（2）任意等的 RCT 显示采用小金胶囊联合左甲状腺素钠片治疗桥本甲状腺炎患者，能有效改善患者甲状腺抗体水平，调节自身炎症因子平衡。（证据级别：Ⅱa）

5. 内外同治：黎金凤等的 RCT 显示在推拿基础上，应用小金胶囊治疗乳腺增生症肝郁痰凝证 8 周，观察组乳腺疼痛、乳腺结节大小、乳腺肿块质地、全身症状的评分均低于对照组（$P < 0.05$）；促卵泡激素、促黄体生成素均高于对照组，而血清催乳素、雌二醇均低于对照组，差异具有统计学意义（$P < 0.05$）；焦虑自评量表评分、抑郁自评量表评分均低于对照组，组间差异有统计学意义（$P < 0.05$）。（证据级别：Ⅱa）

6. 超药品说明书用药

（1）李虎羽等的 RCT 显示小金胶囊联合依巴斯汀治疗湿疹，研究组患者的治疗有效率为 96.7%，对照组治疗有效率为 73.3%，研究组患者的治疗效果显著优于对照组（$P < 0.05$）；研究组不良反应发生率为 13.3%，对照组不良反应的发生率为 46.7%，研究组患者的不良反应发生率明显低于对照组患者（$P < 0.05$）。（证据级别：Ⅱa）

（2）吴李征等的网状 Meta 分析（44 篇 RCT）显示降低血清癌胚抗原 CA125 方面，小金胶囊 + 常规治疗＞少腹逐瘀颗粒 + 常规治疗＞丹莪妇康煎膏 + 常规治疗；降低基础雌二醇（E_2）方面，宫瘤消胶囊 + 常规治疗＞小金胶囊 + 常规治疗＞散结镇痛胶囊 + 常规治疗；综合比较，活血化瘀类口服中成药联合常规治疗在子宫内膜异位症的疗效方面优于单用常规治疗。（证据级别：Ⅰa）

【用药交代】

1. 本品含制草乌和醋五灵脂，要注意传统“十八反”“十九畏”配伍禁忌。

2. 孕妇禁用。

3. 脾胃虚弱者，疮疡阳证者慎用，不宜长期服用。

4. 运动员慎用。

5. 肝肾功能不全者慎用。

【药品属性】基药、处方药、医保乙类。

（张光玉）

复方皂矾丸

【成　　分】皂矾、西洋参、海马、肉桂、大枣（去核）、核桃仁。

【功能主治】温肾健髓，益气养阴，生血止血。用于再生障碍性贫血，白细胞减少症，血小板减少症，骨髓增生异常综合征及放疗和化疗引起的骨髓损伤，白细胞减少属肾阳不足，气血两虚证者。

【组方原理】本方为郝其军经验方。方中海马温肾壮阳，调气活血；西洋参益气养阴，生津止渴；同为君药。皂矾补血止血；肉桂温运阳气，鼓舞气血生长；核桃仁补肾健骨；同为臣药。大枣（去核）益气养血，缓和药性，为佐使药。诸药合用，共奏温肾健髓，益气养阴，生血止血之效。

【规　　格】每丸重 0.2 g。

【用法用量】口服。一次 7 ～ 9 丸，一日 3 次，饭后即服。

【不良反应】服用本品后可能出现恶心，腹泻，呕吐，腹痛等胃肠系统反应，减量服用可耐受。

【药理作用】复方皂矾丸能增加骨髓造血功能，对粒巨噬系祖细胞（CFU-GM）及红系祖细胞（CFU-E）的生成具有明显促进作用，从而加速干（祖）细胞的增殖、分化和成熟，使萎缩的骨髓组织重建和再生，同时还能提高免疫功能，对骨髓多个系统的造血均有促进作用。

【适应病证】再生障碍性贫血，白细胞减少症，血小板减少症，骨髓增生异常综合征等属肾阳不足，气血两虚证者；放疗和化疗引起的骨髓损伤，白细胞减少属肾阳不足，气血两虚证者。

【用药思路】

1. 辨证用药：肾阳不足，气血两虚证。

2. 辨症用药

（1）主症：畏寒怕冷，四肢不温，倦怠乏力。

（2）次症：少气懒言，纳呆。

（3）舌脉：舌淡，苔薄白，脉细弱。

3. 辨病与辨证相结合用药

（1）《肿瘤相关性贫血中医药防治专家共识》将肿瘤相关性贫血分为脾胃虚弱证、心脾两虚证、肝肾阴虚证、脾肾阳虚证、气血两虚证、脾胃虚弱兼气血两虚证、血虚证兼气血两虚证、肾阳不足兼气血两虚证、肝肾不足兼气血两虚证。（证据级别：V）

脾胃虚弱证常用补中益气丸等；心脾两虚证常用归脾丸等；肝肾阴虚证常用知柏地黄丸、当归补血丸等；脾肾阳虚证常用右归丸、小建中颗粒等；气血两虚证常用复方阿胶浆等；脾胃虚弱兼气血两虚证常用益中生血胶囊等；血虚证兼气血两虚证常用益气维血颗粒（胶囊、片）等；肾阳不足兼气血两虚证常用复方皂矾丸等；肝肾不足兼气血两虚证常用生血宝合剂等。

（2）《化疗后白细胞减少症中医药防治与评估专家共识》将化疗后白细胞减少症分为心脾两虚证、肝肾阴虚证、脾肾阳虚证、肾精亏虚证、气血两虚证、肝肾不足兼气血两虚证、气血两虚证兼阴虚津亏证。（证据级别：V）

心脾两虚证常用归脾丸等；肝肾阴虚证常用左归丸等；脾肾阳虚证常用右归丸等；

肾精亏虚证常用大补阴丸等；气血两虚证常用芪胶升白胶囊等；肝肾不足兼气血两虚证常用复方皂矾丸、生血宝合剂等；气血两虚证兼阴虚津亏证常用血复生胶囊等。

（3）《肿瘤化疗相关血小板减少症中医药防治专家共识》将血小板减少症分为气血亏损证、脾胃虚弱证、肝肾阴虚证、瘀血内阻证、阴虚血热证、肝肾阴虚兼瘀血内阻证、肝肾不足兼气血两虚证、脾肾两虚兼精血不足证、肾阳不足兼气血两虚证。（证据级别：Ⅴ）

气血亏损证常用八珍颗粒、血速升颗粒等；脾胃虚弱证常用归脾丸、六君子丸等；肝肾阴虚证常用左归丸等；瘀血内阻证常用升血小板胶囊等；阴虚血热证常用大补阴丸、知柏地黄丸等；肝肾阴虚兼瘀血内阻证常用升血小板胶囊等；肝肾不足兼气血两虚证常用再造生血胶囊等；脾肾两虚兼精血不足证常用益血生胶囊等；肾阳不足兼气血两虚证常用复方皂矾丸等。

4. 中成药联用：王海南等的 RCT 显示复方皂矾丸联合茵陈蒿合归脾汤辅助治疗阵发性睡眠性血红蛋白尿症能够加快恢复患者骨髓造血功能，补充造血物质。治疗后观察组总有效率为 96.88%（31/32）明显高于对照组的 81.25%（26/32），差异有统计学意义（$P < 0.05$）。治疗后观察组红细胞（RBC）、血红蛋白（HGB）水平、白蛋白（ALB）水平、转铁蛋白（Tf）、血清铁蛋白（SF）、血清铁（SI）、转铁蛋白饱和度（TSAT）水平均高于对照组，平均红细胞体积（MCV）、网织红细胞绝对值（Ret）水平、总胆红素（TBIL）、间接胆红素（IBIL）、乳酸脱氢酶（LDH）、促红细胞生成素（EPO）水平均低于对照组，差异有统计学意义（$P < 0.05$）。（证据级别：Ⅱa）

5. 中西药联用

（1）张稚淳等的 Meta 分析（15 篇 RCT）显示复方皂矾丸或联合西药（丙酸睾酮 / 康力龙 / 雄激素 / 安特尔 / 环孢素 A/ 全反式维甲酸 + 维生素 B_6 等 /CsA + 康力龙 / 维生素 B_6 + 沙利度胺等 /CsA + 沙利度胺 /CsA + 司坦唑醇 /CsA + 达那唑 /CsA + 十一酸睾酮 / 达那唑 / 泼尼松）治疗再生障碍性贫血、骨髓增生异常综合征疗效优于单纯西药治疗，具有良好的安全性。其中有 6 篇文献报道了治疗相关不良反应，主要为轻度消化道反应和轻度肝功能损害，但均发生在联合用药组，故不能确定为复方皂矾丸导致。（证据级别：Ⅰa）

（2）徐淑梅等的 Meta 分析（10 篇 RCT）显示复方皂矾丸能够提高慢性再生障碍性贫血治疗总有效率和完全缓解率。复方皂矾丸和雄激素联用组治疗总有效率、完全缓解率与雄激素单用组比较，差异有统计学意义。复方皂矾丸、环孢素和雄激素联用组治疗总有效率、完全缓解率与环孢素和雄激素联用组比较，差异有统计学意义。（证据级别：Ⅰa）

（3）桑媛媛等的 RCT 显示复方皂矾丸联合重组人粒细胞刺激因子治疗肿瘤化疗后白细胞减少症能有效提升白细胞数量，改善免疫功能，观察组患者的总有效率为 89.36%（42/47），明显高于对照组的 72.34%（34/47），差异有统计学意义（$P < 0.05$）。（证据级别：Ⅱa）

【用药交代】

1. 服药期间忌茶水。

2. 忌辛辣、油腻、生冷食物。

3. 本品含活血通经之品，孕妇慎用。

4. 热毒证禁用。

5. 本品含皂矾，多服能引起呕吐，腹痛，脾胃虚弱者慎用。

【药品属性】处方药、医保乙类。

（张光玉）

十一、代谢疾病常用中成药

糖脉康颗粒

【成　　分】黄芪、地黄、赤芍、丹参、牛膝、麦冬、葛根、桑叶、黄连、黄精、淫羊藿。

【功能主治】养阴清热，活血化瘀，益气固肾。用于糖尿病气阴两虚兼血瘀所致的倦怠乏力，气短懒言，自汗，盗汗，五心烦热，口渴喜饮，胸中闷痛，肢体麻木或刺痛，便秘，舌质红少津，舌体胖大，苔薄或花剥，或舌黯有瘀斑，脉弦细或细数，或沉涩等症及 2 型糖尿病并发症见上述证候者。

【组方原理】本方由《丹溪心法》消渴方、《景岳全书》玉女煎、《金匮要略》肾气丸加减化裁而来。方中黄芪健脾益气；地黄滋阴补肾，清热凉血；同为君药。黄精补肾养阴；麦冬、葛根养阴生津；赤芍、丹参活血化瘀；同为臣药。牛膝补肝肾活血；淫羊藿滋补肾阳；同为佐药。桑叶、黄连清热养阴；同为使药。全方共奏益气养阴，活血化瘀和补肾之功。

【规　　格】每袋装 5 g。

【用法用量】口服。一次 1 袋，一日 3 次。

【不良反应】恶心，呕吐，肠胃不适，头晕，皮疹及颜面潮红等。

【药理作用】本品对葡萄糖致大鼠血糖升高有一定的抑制作用，对四氧嘧啶和肾上腺素所致大鼠高血糖有显著降低作用，而对正常大鼠的血糖无明显影响。本品可显著降低四氧嘧啶所致糖尿病大鼠血浆黏度，还原黏度，红细胞聚集指数及红细胞刚性指数的升高，对高脂血症小鼠的血清甘油三酯及胆固醇均有降低作用，其中对胆固醇的降低尤为显著。

【适应病证】糖尿病属气阴两虚兼血瘀证者。

【用药思路】

1. 辨证用药：气阴两虚兼血瘀证。

2. 辨症用药

（1）主症：口渴喜饮，气短懒言，胸闷。

（2）次症：倦怠乏力，自汗，盗汗，五心烦热，肢体麻木或刺痛，便秘。

（3）舌脉：舌质红少津，舌体胖大，苔薄或花剥，或舌黯有瘀斑，脉弦细或细数，或沉涩。

3. 辨病与辨证相结合用药：《国家糖尿病基层中医防治管理指南（2022年）》将2型糖尿病分为肝郁气滞证、湿热蕴结证、脾虚痰湿证、热盛伤津证、肝郁脾虚证、痰浊中阻证、气阴两虚证。（证据级别：Ⅰa）

肝郁气滞证常用逍遥丸等；湿热蕴结证常用清热祛湿颗粒、甘露消毒丸、桑枝总生物碱片等；脾虚痰湿证常用参苓白术颗粒、香砂六君子丸等；热盛伤津证常用参精止渴丸等；肝郁脾虚证常用舒肝解郁胶囊合四君子颗粒、逍遥丸等；痰浊中阻证常用二陈丸、参苓白术颗粒等；气阴两虚证常用糖脉康颗粒、津力达颗粒、参芪降糖颗粒、芪蛭益肾胶囊等。

4. 中西药联用

（1）谢文莹等的Meta分析（19篇RCT）显示糖脉康颗粒能明显提高临床有效率，改善周围神经症状及血糖水平，提高神经传导速度。（证据级别：Ⅰa）

（2）孙陶利等的Meta分析（11篇RCT）显示糖脉康联合西药（胰岛素/二甲双胍/二甲双胍+瑞格列奈/二甲双胍+瑞格列奈+阿卡波糖）治疗2型糖尿病患者，空腹血糖、餐后2小时血糖和胰岛素抵抗指数较单独西药治疗均有明显的改善，具有协同增效的作用。（证据级别：Ⅰa）

（3）王彦方等的RCT显示糖脉康颗粒联合羟苯磺酸钙治疗糖尿病视网膜病变，能抑制炎症因子的分泌。治疗后，联合治疗组的总有效率（93.48%）高于对照组（78.26%），两组患者视野灰度值、出血斑面积、黄斑厚度较治疗前显著降低，联合治疗组这三项指标及C反应蛋白、白介素-6、肿瘤坏死因子α、白介素-2均低于对照组，差异均有统计学意义（$P < 0.05$）。（证据级别：Ⅱa）

（4）李怀山等的RCT显示罗格列酮联合糖脉康颗粒对糖尿病前期人群的干预治疗，治疗后，观察组显效率为83.9%，显著高于对照组的67.7%（$P < 0.05$）。与对照组相比，观察组空腹血糖、餐后2小时血糖、糖化血红蛋白水平显著降低，血脂总胆固醇、甘油三酯、低密度脂蛋白胆固醇水平显著降低，高密度脂蛋白胆固醇水平显著升高、血清ET-1水平显著降低，比较都有统计学差异（$P < 0.05$）。治疗过程中，低血糖发生率为8.1%，与对照组4.8%的发生率比较差异不显著。（证据级别：Ⅱa）

（5）章晶晶等的RCT显示糖脉康颗粒联合阿仑膦酸钠片治疗糖尿病合并骨质疏松症，不仅能显著改善患者中医症候，而且可以提高骨密度，控制血糖水平。（证据级别：Ⅱa）

【用药交代】

1. 孕妇慎服。

2. 经期妇女慎用，儿童不宜用。

3. 若见壮热烦躁，面红目赤，渴喜冷饮，咳吐黄痰，腹痛拒按，大便秘结，小便短赤等症状时，不宜服用。

4. 控制饮食，注意合理的饮食结构。

5. 服药期间，尤其是与西药降糖药联合用药时，要及时监测血糖，避免发生低血糖。

6. 忌烟酒及食肥甘辛辣之品。

7. 本品含丹参，不能与藜芦或含有藜芦的中药同用。

【药品属性】处方药、医保乙类。

（张光玉）

津力达颗粒

【成　　分】人参、黄精、麸炒苍术、苦参、麦冬、地黄、制何首乌、山茱萸、茯苓、佩兰、黄连、知母、炙甘草、淫羊藿、丹参、粉葛、荔枝核、地骨皮。

【功能主治】益气养阴，健脾运津。用于2型糖尿病气阴两虚证，症见口渴多饮，消谷易饥，尿多，形体渐瘦，倦怠乏力，自汗盗汗，五心烦热，便秘等。

【组方原理】本方以补益络气，健脾运津立法组方。方中人参大补元气，补脾益肺，生津养血，为君药。黄精补脾益气，滋肾填精；麸炒苍术燥湿运脾；苦参清热燥湿；三药养阴清热，运脾化湿，共为臣药。麦冬、地黄益胃生津；制何首乌、山茱萸补肝肾之阴；茯苓、佩兰醒脾利湿；黄连、知母、地骨皮清热燥湿，降火滋阴；丹参可活血通络；淫羊藿可温补脾阳；荔枝核行气散结；粉葛有助脾升清之功；共为佐药。炙甘草健脾益气，和中，为使药。诸药合用共奏益气养阴，健脾运津之功。

【规　　格】每袋装9 g。

【用法用量】开水冲服。一次1袋，一日3次。8周为1个疗程，或遵医嘱。对已经使用西药患者，可合并使用本品，并根据血糖情况，酌情调整西药用量。

【不良反应】腹泻，恶心，以及皮疹，瘙痒等过敏反应。

【药理作用】能降低四氧嘧啶所致糖尿病。降低链脲佐菌素所致糖尿病血糖和胰岛素水平，并能改善葡萄糖耐量，使胰岛素敏感指数（ISI）有所升高等。

【适应病证】2型糖尿病属气阴两虚证者。

【用药思路】

1. 辨证用药：气阴两虚证。

2. 辨症用药

（1）主症：口渴多饮，倦怠乏力，五心烦热。

（2）次症：消谷易饥，尿多，形体渐瘦，自汗盗汗，便秘等。

（3）舌脉：舌质红，舌苔薄白或少苔，脉细弱。

3. 辨病与辨证相结合用药

（1）同糖脉康颗粒。

（2）Pan Jiemin 等的 RCT 显示津力达颗粒在改善新诊断 2 型糖尿病（气阴两虚证）患者血糖变异性方面，4 组（对照组、津力达组、二甲双胍组、津力达颗粒 + 二甲双胍片组）患者治疗后的空腹血糖、餐后 2 小时血糖、糖化血红蛋白及中医症候评分均较基线有显著下降，且联合治疗组的下降幅度最为显著。在动态血糖监测参数方面，津力达组及二甲双胍组的血糖在目标范围内时间值在干预后较基线有显著改善（$P < 0.01$）。此外，津力达组的血糖标准差值在干预后较基线有明显下降（$P < 0.01$）。（证据级别：Ⅰb）

4. 中西药联用：郭梦竹等的 Meta 分析（6 篇 RCT）显示津力达颗粒联合二甲双胍治疗 2 型糖尿病患者疗效优于单用二甲双胍，试验组降低空腹血糖、餐后 2 小时血糖、糖化血红蛋白的效果高于对照组。（证据级别：Ⅰa）

5. 超药品说明书用药：代红沙等的 RCT 显示津力达颗粒联合厄贝沙坦治疗糖尿病肾病，总有效率高于对照组（90.9%vs74.5%，$P < 0.05$）。两组患者治疗后临床症状积分头身困，面浮肢肿，神疲乏力，脘腹胀满及总分均低于治疗前，且研究组临床症状积分低于对照组（$P < 0.05$），血糖指标空腹血糖、餐后 2 小时血糖、糖化血红蛋白低于治疗前（$P < 0.05$），两组患者治疗后肾小球滤过率高于治疗前，尿素氮、血肌酐、24 小时尿蛋白定量、肿瘤坏死因子 $-\alpha$、超敏 C 反应蛋白、$CD8^+$ T 淋巴细胞低于治疗前，且研究组低于对照组（$P < 0.05$），T 淋巴细胞亚群水平（$CD4^+$、$CD4^+/CD8^+$）高于治疗前，且研究组高于对照组（$P < 0.05$）。（证据级别：Ⅱa）

【用药交代】

1. 忌食肥甘厚味、油腻食物。

2. 孕妇慎用；定期复查血糖。

3. 本品含人参、苦参、丹参、炙甘草，要注意传统“十八反”配伍禁忌。

【药品属性】基药、处方药、医保乙类。

（张光玉）

十二、妇科常用中成药

丹莪妇康煎膏

【成　　分】紫丹参、莪术、滇柴胡、三七、赤芍、当归、三棱、香附、延胡索、甘草。

【功能主治】活血化瘀，疏肝理气，调经止痛，软坚化积。用于妇女瘀血阻滞所致月经不调，痛经，经期不适症，癥瘕积聚，以及盆腔子宫内膜异位症见上述症状者。

【组方原理】本方以紫丹参活血祛瘀，止痛调经，凉血消痈，为君药。滇柴胡和解表里，疏肝解郁，升阳举陷；三七散瘀止血，消肿定痛，赤芍清热凉血，散瘀止痛，当归活血养血，调经止痛；同为臣药。莪术、三棱破血消癥；香附、延胡索行气活血，止痛；同为佐药。甘草调和诸药，为使药。全方共奏活血化瘀，疏肝理气，调经止痛，软坚化积之功。

【规　　格】每袋装 15 g。

【用法用量】口服。一次 10 ～ 15 g，一日 2 次；自月经前第 10 ～ 15 天开始，连服 10 ～ 15 天为 1 个疗程，经期可不停药。单纯痛经、月经不调者，用量和服药时间可酌减；或遵医嘱。

【不良反应】恶心，呕吐，皮疹，瘙痒及潜在的过敏反应。

【药理作用】可改善 EMs 模型大鼠的子宫平滑肌血管功能，缓解盆腔疼痛，并可抑制炎性因子的分泌，减轻免疫与炎症反应，从而抑制异位子宫内膜组织黏附、种植、生长。

【适应病证】盆腔子宫内膜异位症，痛经，癥瘕积聚等属瘀血阻滞证者。

【用药思路】

1. 辨证用药：瘀血阻滞证。

2. 辨病用药：于坤等的 Meta 分析（12 篇 RCT）显示丹莪妇康煎膏治疗痛经，丹莪妇康煎膏与其他药物的治愈率比较差异有统计学意义，剔除三七与去氧孕烯炔雌醇片（妈富隆）后两者差异无统计学意义。（证据级别：Ⅰa）

3. 辨症用药

（1）主症：腹部包块，痛经。

（2）次症：胁肋、乳房胀痛，月经不调。

（3）舌脉：舌质黯，苔薄白，脉弦。

4. 辨病与辨证相结合用药

（1）《中成药治疗痛经临床应用指南（2021 年）》推荐单独使用丹莪妇康煎膏可改善原发性痛经，症见经期小腹胀痛，有血块，胁肋、乳房胀痛，或伴月经不调，舌质黯，苔薄白，脉弦（证属气滞血瘀证者）。（证据级别：Ⅰa）

（2）同元胡止痛滴丸（1）。

（3）王娜娜的 Meta 分析将盆腔子宫内膜异位症分为肾虚血瘀证、气虚血瘀证、气滞血瘀证、寒凝血瘀证、热灼血瘀证。（证据级别：Ⅰa）

肾虚血瘀证常用六味地黄丸等；气虚血瘀证常用丹黄祛瘀胶囊等；气滞血瘀证常用丹莪妇康煎膏、血府逐瘀口服液（颗粒）、桂枝茯苓胶囊、元胡止痛滴丸、舒尔经胶囊等；寒凝血瘀证常用少腹逐瘀丸、艾附暖宫丸、田七痛经胶囊、痛经宝颗粒等；热灼血瘀证常用宫血宁胶囊、化瘀散结灌肠液等。

5. 中成药联用：张岩雪的 RCT 显示丹莪妇康煎膏联合张锡纯之“理冲汤”口服，既补虚，又活血化瘀止痛，既强调治本，又不忽视标证，是治疗盆腔炎性疾病后遗症的良好方法。（证据级别：Ⅱa）

6. 中西药联用

（1）周思韵等的 Meta 分析（14 篇 RCT）显示丹莪妇康煎膏联合西药治疗子宫内膜

异位症可减少疾病复发，提高临床疗效，减轻盆腔疼痛，降低血清糖类抗原 125、血清卵泡刺激素，增加术后妊娠率。（证据级别：Ⅰa）

（2）吴李征等的网状 Meta 分析（44 篇 RCT）显示降低疼痛视觉模拟量表评分方面，丹莪妇康煎膏 + 常规治疗＞血府逐瘀胶囊 + 常规治疗＞宫瘤消胶囊 + 常规治疗；降低血清癌抗原 CA125 方面，小金胶囊 + 常规治疗＞少腹逐瘀颗粒 + 常规治疗＞丹莪妇康煎膏 + 常规治疗；降低基础雌二醇方面，宫瘤消胶囊 + 常规治疗＞小金胶囊 + 常规治疗＞散结镇痛胶囊 + 常规治疗；降低复发率方面，桂枝茯苓胶囊 + 常规治疗＞血府逐瘀胶囊 + 常规治疗＞丹莪妇康煎膏 + 常规治疗。综合比较，活血化瘀类口服中成药联合常规治疗在子宫内膜异位症方面的疗效优于单用常规治疗。（证据级别：Ⅰa）

【用药交代】

1. 孕妇禁用。

2. 糖尿病患者禁用。

3. 为避免胃部不适，宜饭后服用。

4. 不宜与芒硝、玄明粉、海藻、京大戟、红大戟、甘遂、芫花及藜芦同用。

【药品属性】处方药、医保乙类。

（张光玉）

妇科千金片

【成　　分】千斤拔、金樱根、穿心莲、功劳木、单面针、当归、鸡血藤、党参。

【功能主治】清热除湿，益气化瘀。用于湿热瘀阻所致的带下病，腹痛，症见带下量多，色黄质稠，臭秽，小腹疼痛，腰骶酸痛，神疲乏力；慢性盆腔炎，子宫内膜炎，慢性宫颈炎见上述证候者。

【组方原理】本方以千斤拔、功劳木清热解毒，燥湿止带，同为君药。穿心莲清热除湿；单面针消食助运，行气止痛；同为臣药。金樱根固精止带；鸡血藤补血，活血，通络；党参补中益气，生津养血；当归补血活血，调经止痛；同为佐药。诸药相合共奏清热除湿，益气化瘀之功。

【规　　格】每片重 0.32 g。

【用法用量】口服。一次 6 片，一日 3 次。

【不良反应】恶心，呕吐，腹痛，腹泻，腹胀，厌食，口干，便秘，嗳气等；皮疹，瘙痒等；头晕，头痛，眩晕等；胸痛，失眠，嗜睡，过敏反应，心悸，潮红，呼吸困难，水肿等。

【药理作用】改善机体血液高凝状态，同时能减少机体炎性因子释放，升高体内抗炎因子水平。

【适应病证】带下病属湿热瘀阻证者；慢性盆腔炎，子宫内膜炎，慢性宫颈炎属湿热瘀阻证者。

【用药思路】

1. 辨证用药：湿热瘀阻证。

2. 辨症用药

（1）主症：带下量多，色黄质稠，臭秽。

（2）次症：小腹疼痛，腰骶酸痛，神疲乏力。

（3）舌脉：舌质红或紫黯，苔黄腻，脉弦数。

3. 辨病与辨证相结合用药

（1）《中成药临床应用指南·妇科疾病分册》将带下病分为带下过多（湿毒蕴结证、湿热下注证、脾虚证、肾阳虚证、肾阴虚夹湿热证）和带下过少（肝肾亏虚证）两大类型 6 证候。（证据级别：Ⅰa）

湿毒蕴结证常用康妇炎胶囊、红核妇洁洗液等；湿热下注证常用妇科千金片（胶囊）、苦参软膏（凝胶）、康妇消炎栓等；脾虚证常用参苓白术散、千金止带丸等；肾阳虚证常用金匮肾气丸、千金止带丸等；肾阴虚夹湿热证常用知柏地黄丸等；肝肾亏虚证（带下过少）常用左归丸等。

（2）《中成药临床应用指南·妇科疾病分册》将慢性盆腔炎分为湿热瘀阻证、气滞血瘀证、气虚血瘀证、寒湿瘀阻证。（证据级别：Ⅰa）

湿热瘀阻证常用妇科千金片（胶囊）、妇炎消胶囊、金刚藤胶囊、康妇消炎栓等；气滞血瘀证常用桂枝茯苓胶囊（丸）、血府逐瘀口服液（颗粒）等；气虚血瘀证常用丹黄祛瘀胶囊、妇科回生丸、止痛化癥胶囊等；寒湿瘀阻证常用桂枝茯苓丸、散结镇痛胶囊、少腹逐瘀丸等。

（3）《中成药治疗盆腔炎性疾病后遗症临床应用指南（2020 年）》推荐妇科千金胶囊（片）治疗盆腔炎性疾病湿热瘀结证，可缓解盆腔炎性疾病慢性盆腔疼痛（下腹、腰部胀痛或刺痛），改善阴道分泌物量多、色黄有臭味及神疲乏力，可降低 C 反应蛋白水平，改善患者生活质量，减少复发率。（证据级别：Ⅰa）

（4）《中成药临床应用指南·妇科疾病分册》将慢性宫颈炎分为湿热内蕴证、湿毒瘀结证。（证据级别：Ⅰa）

湿热内蕴证常用抗宫炎颗粒、宫颈炎康栓等；湿毒瘀结证常用苦参凝胶、妇科千金片（胶囊）、保妇康栓等。

4. 中西药联用

（1）范美玲等的 Meta 分析（19 篇 RCT）显示妇科千金胶囊（片）较常规抗生素治疗子宫内膜炎可增加有效率，增加月经及月经量恢复情况，增加治疗后子宫内膜厚度，减少治疗期间阴道不规则出血情况，减少不良事件发生，降低显炎症图像发生。（证据级别：Ⅰa）

（2）全嘉南的 Meta 分析（15 篇 RCT）显示妇科千金片联合左氧氟沙星和甲硝唑治疗慢性盆腔炎患者，联合组的治疗有效率高于单独使用抗生素组，复发率和单独使用抗

生素组相近，不良反应发生率和单独使用抗生素相近。（证据级别：Ⅰa）

【用药交代】

1. 服药期间忌食辛辣、油腻、生冷食物。

2. 孕妇禁用。

3. 气滞血瘀证，寒凝血瘀证者慎用。

4. 带下清稀，无臭者不宜选用。

【药品属性】基药、OTC 甲、医保甲类。

（张光玉）

苦参凝胶

【成　　分】苦参总碱。

【功能主治】抗菌消炎。用于阴部瘙痒，白带异常，滴虫性阴道炎、阴道霉菌感染见上述症候者。

【组方原理】苦参为豆科植物苦参的干燥根。具有清热燥湿，杀虫，利尿的功效。用于热痢，便血，黄疸尿闭，赤白带下，阴肿阴痒，湿疹，湿疮，皮肤瘙痒，疥癣麻风；外治滴虫性阴道炎。

【规　　格】每支装 5 g（含苦参总碱以氧化苦参碱计为 100 mg）。

【用法用量】每晚 1 支，注入阴道深处。

【不良反应】局部用药部位有灼烧感、疼痛、肿胀、瘙痒，不适，阴道出血，皮肤瘙痒，皮疹，下腹痛等。

【药理作用】抑菌杀虫，抗炎，修复黏膜，恢复乳杆菌增殖，镇痛止痒，抗病毒。

【适应病证】滴虫性阴道炎，阴道霉菌感染等属湿毒蕴结证者。

【用药思路】

1. 辨证用药：湿毒蕴结证。

2. 辨症用药

（1）主症：带下量多，质稠如豆腐渣样或黄色泡沫样，其气腥臭。

（2）次症：阴道潮红、肿胀，外阴瘙痒，甚则痒痛，尿频急涩痛，口苦黏腻，大便秘结或溏而不爽，小便黄赤。

（3）舌脉：舌质红，苔黄腻，脉滑数。

3. 辨病与辨证相结合用药：《中成药临床应用指南·妇科疾病分册》将阴道炎分为湿热下注证、湿毒蕴结证、肝肾阴虚证。（证据级别：Ⅰa）

湿热下注证常用四妙丸、龙胆泻肝丸、妇科千金片（胶囊）、康妇消炎栓等；湿毒蕴结证常用苦参凝胶、康妇炎胶囊、妇肤康喷雾剂等；肝肾阴虚证常用知柏地黄丸等。

4. 中西药联用

（1）《中成药治疗阴道炎临床应用指南（2022 年）》推荐阴道炎满足湿毒蕴

结证且对单纯使用西医治疗后无显著疗效者优先考虑苦参凝胶联合双唑泰阴道凝胶阴道纳药。建议阴道用药：苦参凝胶 1 支（5 g），每晚 1 次；双唑泰阴道凝胶 1 支（5 g），每晚 1 次；连用 7 日，停药后第 1 次月经干净后再重复连用 7 日。（证据级别：Ⅰa）

（2）张居文等的 Meta 分析（19 篇 RCT）显示苦参凝胶联用抗生素治疗细菌性阴道病，苦参凝胶 + 硝基咪唑类抗生素与硝基咪唑类抗生素相对照能提高总有效率，降低白细胞酯酶，降低复发率；苦参凝胶 + 林可霉素类抗生素（克林霉素）与林可霉素类抗生素（克林霉素）相对照能提高总有效率，降低复发率，缩短灼热感恢复时间、阴道瘙痒恢复时间和白带异常恢复时间；苦参凝胶 + 硝基咪唑类抗生素 + 微生态制剂与硝基咪唑类抗生素 + 微生态制剂相对照能提高总有效率，降低复发率。（证据级别：Ⅰa）

（3）杜惠兰等的 Meta 分析（34 篇 RCT）显示与单用抗真菌药相比，苦参凝胶联用抗真菌药能显著提高外阴阴道假丝酵母菌病患者假丝酵母菌的转阴率，降低外阴阴道假丝酵母菌病患者的复发率，且在改善阴道瘙痒，阴道疼痛，白带异常，阴道黏膜充血等症状方面优于单用抗真菌药治疗。（证据级别：Ⅰa）

5. 超药品说明书用药

（1）熊杨等的药理实验研究显示苦参凝胶能够改善银屑病大鼠皮肤损伤组织病理学表现，降低白介素 -6、蛋白酶活化受体 -2 水平。

（2）殷彩苗等的 Meta 分析（5 篇 RCT）显示苦参凝胶治疗宫颈高危型人乳头瘤病毒（HR-HPV）感染可提高转阴率，降低 HPV-DNA 病毒载量，减少合并宫颈的鳞状上皮内瘤样病变（CIN）微波 / 利普刀（LEEP）术后并发症，疗效优于随访对照组或干扰素对照组。（证据级别：Ⅰa）

【用药交代】

1. 孕妇慎用。

2. 经期应当停用，待月经干净后可继续使用。

3. 使用后如出现用药部位有灼烧感，疼痛，阴道出血，皮肤瘙痒，皮疹等不适，停药，症状严重者应及时就医。

4. 本品含苦参总碱为苦参提取物，不宜与黎芦或含有藜芦的中药同用。

【药品属性】处方药、医保乙类。

（张光玉）

康妇消炎栓

【成　　分】苦参、穿心莲、紫草、败酱草、蒲公英、紫花地丁、芦荟、猪胆粉。

【功能主治】用于湿热，湿毒所致的带下病，阴痒，阴蚀，症见下腹胀痛或腰骶胀痛，带下量多，色黄，阴部瘙痒，或有低热，神疲乏力，便干或溏而不爽，小便黄；盆腔炎，附件炎，阴道炎见上述证候者。

【组方原理】本方源于王维昌的经典灌肠方。方中苦参清热燥湿，杀虫，利尿；败酱草清热解毒，消痈排脓，祛瘀止痛；紫花地丁清热解毒，凉血消肿；同为君药。猪胆粉清热解毒；穿心莲、蒲公英清热解毒，消肿散结；同为臣药。紫草凉血活血；芦荟清肝热，通便；同为佐药。全方诸药合用共奏清热解毒，凉血，杀虫止痒，利湿散结之功。

【规　　格】每粒重 2.0 g。

【用法用量】直肠给药，一次 1 粒，一月 1 ～ 2 次。

【不良反应】有腹泻，腹痛，腹胀，恶心，呕吐，皮疹，发热，寒战，头晕，以及用药部位有瘙痒，疼痛，灼烧感等不良反应报告。

【药理作用】杀菌消炎，解热镇痛，促进组织修复的功能。

【适应病证】带下病，阴痒，阴蚀属湿热下注证者；盆腔炎，附件炎，阴道炎属湿热下注证者。

【用药思路】

1. 辨证用药：湿热下注证。

2. 辨症用药

（1）主症：下腹胀痛或腰骶胀痛，带下量多，色黄，阴部瘙痒。

（2）次症：低热，神疲乏力，便干或溏而不爽，小便黄。

（3）舌脉：舌质红，苔黄腻，脉滑数。

3. 辨病与辨证相结合用药

（1）同妇科千金片（1）。

（2）《中医妇科学》指出外阴瘙痒症，外阴炎，阴道炎等属中医“阴痒”的范畴。分为肝肾阴虚证、湿热下注证、湿虫滋生证。

肝肾阴虚证常用知柏地黄丸等；湿热下注证常用康妇消炎栓、四妙丸、妇科千金片（胶囊）等；湿虫滋生证常用妇肤康喷雾剂、红核妇洁洗液等。

（3）《中医妇科学》指出“阴蚀”又称“阴疮”，相当于西医学的外阴溃疡、前庭大腺炎和前庭大腺囊肿等疾病。分为热毒证、寒湿证。

热毒证常用康妇消炎栓、妇肤康喷雾剂、复方黄柏洗液等；寒湿证常用阳和解凝膏等。

（4）同妇科千金片（2）。

（5）同苦参凝胶。

4. 中成药联用：张霞晖等的 RCT 显示桂枝茯苓胶囊联合康妇消炎栓治疗湿热瘀结证慢性盆腔炎，总有效率治疗组为 95.12%，对照组为 76.92%，2 组比较，差异有统计学意义（$P < 0.05$）。治疗后，治疗组各中医症状评分均较治疗前及对照组治疗后明显下降（$P < 0.01$）；对照组各中医症状评分治疗前后变化不大（$P > 0.05$）。治疗后，2 组血浆黏度及高切、中切、低切全血黏度均较治疗前下降（$P < 0.01$）；且治疗组上述指标改善优于对照组（$P < 0.01$）。（证据级别：Ⅱa）

5. 中西药联用：赵红玉等的 Meta 分析（44 篇 RCT）显示康妇消炎栓联合抗生素治

疗慢性盆腔炎在提高总有效率，缩短腹痛持续时间、腹部坠胀时间及白带异常持续时间，降低不良反应发生率等方面优于单独使用抗生素。（证据级别：Ⅰa）

【用药交代】

1. 孕妇禁用。

2. 月经期、哺乳期妇女慎用。

3. 本品为直肠外用给药，禁止内服。

4. 肛肠疾病者慎用。

5. 严重高血压、心脏病、肾脏病等患者慎用，应在医生指导下使用。

6. 便溏或带下清稀者慎用。

7. 本品含苦参，不宜与藜芦或含藜芦的中药同用。

8. 本品在放置过程中有时栓体表面会析出白霜，系基质所致，属正常现象，不影响疗效。

9. 本品宜存放在阴凉干燥处，防止受热变形。如遇高温软化，可浸入冷水或放入冰箱中，数分钟取出再用，不影响疗效。

【药品属性】处方药、医保乙类。

（张光玉）

滋肾育胎丸

【成　　分】菟丝子（盐水制）、砂仁、熟地黄、人参，桑寄生、阿胶珠、制何首乌、艾叶、盐巴戟天、白术、党参、鹿角霜、枸杞子、续断、杜仲。

【功能主治】补肾健脾，益气培元，养血安胎，强壮身体。用于脾肾两虚，冲任不固所致的滑胎（防治习惯性流产和先兆性流产）。

【组方原理】本方为罗元恺教授经验方，由补阳药、补气药和补血药组成。菟丝子（盐水制）补肾益精，固胎元；人参补益元气，同为君药。鹿角霜温肾助阳生精；桑寄生、续断、杜仲、盐巴戟天补肝肾，固冲任；党参、白术补气健脾；同为臣药。熟地黄、制何首乌、阿胶珠、枸杞子滋阴养血，同为佐药。艾叶温经止血，散寒止痛；砂仁温中和胃理气以调和诸药，同为使药。诸药合用共奏补肾健脾，益气培元，养血安胎，强壮身体之功。

【规　　格】每袋装 5 g。

【用法用量】口服，淡盐水或蜂蜜水送服。一次 5 g（1 袋），一日 3 次。

【不良反应】恶心，呕吐，便秘，腹泻，口干，胃不适，少数患者出现腹胀，口苦；皮疹，瘙痒。

【药理作用】促进黄体酮分泌，增加优质胚胎数，改善卵子质量及子宫内膜容受性，提高胚胎移植的种植率和妊娠率。

【适应病证】习惯性流产、先兆性流产等属脾肾两虚证者。

【用药思路】

1. 辨证用药：脾肾两虚证。

2. 辨症用药

（1）主症：屡次堕胎或小产。

（2）次症：妊娠腹痛，妊娠后阴道流血，妊娠后腰痛，月经后期，月经稀发，闭经，月经量少，畏寒肢冷，口淡纳呆，下腹坠胀，大便溏薄。

（3）舌脉：舌淡胖苔薄边有齿痕，脉细缓。

3. 辨病与辨证相结合用药

（1）《中成药临床应用指南·妇科疾病分册》将习惯性流产分为肾虚证、脾虚证、气血虚弱证、血热证。（证据级别：Ⅰa）

肾虚证常用滋肾育胎丸、保胎灵片等；脾虚证常用乐孕宁口服液等；气血虚弱证常用孕康口服液（颗粒）等；血热证常用固肾安胎丸等。

（2）《中成药临床应用指南·妇科疾病分册》将先兆性流产分为肾虚证、脾肾两虚证、气血虚弱证、血热证、血瘀证。（证据级别：Ⅰa）

肾虚证常用保胎灵、滋肾育胎丸等；脾肾两虚证常用滋肾育胎丸、孕康口服液（颗粒）、乐孕宁口服液等；气血虚弱证常用孕康口服液（颗粒）、阿胶补血颗粒、安胎丸等；血热证常用固肾安胎丸等；血瘀证常用保胎无忧片、嗣育保胎丸、保胎丸等。

4. 中西药联用

（1）苏旭晗等的 Meta 分析（9 篇 RCT）显示滋肾育胎丸联合西药治疗复发性流产与单独使用西药相比，可提高临床分娩率、保胎成功率及降低孕期阴道流血率。（证据级别：Ⅰa）

（2）马丹丽等的 Meta 分析（18 篇 RCT）显示滋肾育胎丸联合孕激素治疗先兆流产的临床疗效高于单用孕激素组，可提高 14% 的临床总有效率和提高 11% 的保胎成功率；滋肾育胎丸单用治疗先兆流产的临床疗效高于单用孕激素组，可提高 16% 的临床有效率。（证据级别：Ⅰa）

5. 超药品说明书用药

（1）罗佳琪等的 Meta 分析（9 篇 RCT）显示滋肾育胎丸联合戊酸雌二醇或联合克龄蒙或联合戊酸雌二醇 + 黄体酮或联合妈富隆在治疗卵巢早衰及卵巢储备功能减退疾病中有效率、对性激素调节作用及对卵巢体积、窦卵泡计数（AFC）、子宫内膜厚度改善作用上均优于单纯西药治疗。（证据级别：Ⅰa）

（2）谢红亮等的 RCT 显示针刺配合滋肾育胎丸治疗多囊卵巢综合征，治疗后临床症状普遍改善，基础体温连续测定双相率由 0 提高到 60%，黄体生成素、睾酮（T）、黄体生成素 / 卵泡刺激素的值均有明显改变（$P < 0.01$）。（证据级别：Ⅱa）

【用药交代】

1. 孕妇禁房事。

2. 血热证者慎用。

3. 服药期间饮食宜清淡。

4. 感冒发热勿服。服药时忌食萝卜、薏苡仁、绿豆芽。

5. 按说明书用法用量给药，若出现口干，口苦，恶心症状，可予以淡盐水或蜂蜜水送服。

6. 服药时间长短不一，有的服 2 ～ 4 盒见效，有的滑胎患者需服药 1 ～ 3 个月，以服药后临床症状消除为原则，但滑胎者一般均服至 3 个月后渐停药。

7. 严重肝肾功能不全者禁用。

8. 本品含人参，不宜与黎芦、五灵脂或含有藜芦、五灵脂的中药同用。

【药品属性】基药、处方药、医保乙类。

（张光玉）

新生化颗粒

【成　　分】当归、川芎、桃仁、炙甘草、干姜（炭）、益母草、红花。

【功能主治】活血，祛瘀，止痛。用于产后恶露不尽，少腹疼痛，也可试用于上节育环后引起的阴道流血，月经过多。

【组方原理】本方出自《傅青主女科》生化汤。本方当归补血活血，化瘀生新，为君药。川芎活血行气，祛风止痛；益母草活血调经；红花活血通经，散瘀止痛；桃仁善泻血滞，活血祛瘀；同为臣药。干姜（炭）温阳通脉，止血，为佐药。炙甘草缓急止痛，补虚扶脾，调和诸药，为使药。诸药合用共奏全方活血，祛瘀，止痛之功。

【规　　格】每袋装 9 g（相当于原药材 18 g）。

【用法用量】开水冲服。一次 1 袋，一日 2 ～ 3 次。

【药理作用】本品有促子宫收缩，止痛，抗炎，镇痛的作用。

【适应病证】产后恶露不尽，产后腹痛属寒凝血瘀者；上节育环后引起的阴道流血，月经过多属寒凝血瘀者。

【用药思路】

1. 辨证用药：寒凝血瘀证。

2. 辨症用药

（1）主症：恶露不尽或不绝，少腹疼痛。

（2）次症：产后恶露淋漓量少，产后恶露过期不止，滞涩不畅，色紫黯有血块，小腹冷痛拒按，形寒肢冷。

（3）舌脉：舌质黯，苔白滑，脉沉紧。

3. 辨病与辨证相结合用药

（1）《中成药临床应用指南·妇科疾病分册》将晚期产后出血及流产或引产后恶露淋漓不尽，称为产后恶露不绝，分为气虚证、血热证、血瘀证。（证据级别：Ⅰa）

气虚证常用补中益气丸（颗粒、片、合剂、口服液）、妇康宝口服液等；血热证常用宫血宁胶囊、断血流颗粒（片、胶囊、口服液）等；血瘀证常用新生化颗粒（片）、生化丸、益母草颗粒（膏、胶囊、片）、桂枝茯苓丸（片、胶囊）等。

（2）《中成药临床应用指南·妇科疾病分册》将“产后子宫收缩痛”称为产后腹痛，分为气血两虚证、瘀滞子宫证。（证据级别：Ⅰa）

气血两虚证常用补血益母丸（颗粒）等；瘀滞子宫证常用新生化颗粒（片）、生化丸、产后逐瘀胶囊等。

4. 中成药联用：王嗣丹等的 RCT 显示新生化颗粒配伍葆宫止血颗粒治疗子宫内膜复旧不良，观察组于服药后 1 ~ 14 天血性恶露停止，平均（5.17 ± 2.26）天，服药 7 天内血性恶露停止者占 89.12%，停药 7 天复查血性恶露无复发，超声提示宫腔积液消失，无继发盆腔感染者，且观察组血性恶露停止时间短于对照组、继发盆腔感染者少于对照组，两组间相比较差异均具有显著性（$P < 0.05$）。（证据级别：Ⅱa）

【用药交代】

1. 本品含活血化瘀类中药，孕妇忌服。

2. 血热有瘀者忌用。

3. 本品含炙甘草，要注意传统“十八反”配伍禁忌。

【药品属性】处方药、医保乙类。

（张光玉）

定坤丹

【成　　分】红参、鹿茸、西红花、鸡血藤膏、三七、白芍、熟地黄、当归、白术、枸杞子、黄芩、香附、茺蔚子、川芎、鹿角霜、阿胶、延胡索、红花、益母草、五灵脂、茯苓、柴胡、乌药、砂仁、杜仲、干姜、细辛、川牛膝、肉桂、炙甘草。

【功能主治】滋补气血，调经舒郁。用于气血两虚，气滞血瘀所致的月经不调，行经腹痛。

【组方原理】本方来源于《竹林女科证治》补经汤。方中熟地黄、当归、白芍、阿胶滋养阴血，同为君药。红参、白术、茯苓益气健脾；鹿茸、鹿角霜、枸杞子、杜仲、肉桂温阳益肾，填精补髓；同为臣药。砂仁、干姜、细辛行气散寒；红花、五灵脂、西红花、鸡血藤膏、三七、川芎、茺蔚子、川牛膝活血化瘀；香附、延胡索、柴胡、乌药疏肝行气，活血止痛；益母草、黄芩清泻郁热；同为佐药。炙甘草调和诸药，为使药。诸药合用共奏滋补气血，调经舒郁之功。

【规　　格】每丸重 10.8 g。

【用法用量】口服。一次半丸至 1 丸，一日 2 次。

【不良反应】部分患者可出现口燥咽喉干，头面部生红疹，大便偏干等上火现象。

【药理作用】抗休克，调节免疫和抗炎，雌激素样舒张子宫平滑肌，镇痛，提高吞噬细胞功能等药理作用。

【适应病证】月经过少，行经腹痛属气血两虚，气滞血瘀证者。

【用药思路】

1. 辨证用药：气血两虚，气滞血瘀证。

2. 辨症用药

（1）主症：月经过少，行经腹痛。

（2）次症：经色淡红或色暗夹血块，体虚，腰膝酸软，闭经，不孕等。

（3）舌脉：舌质淡，苔白或瘀暗，脉细弱或弦涩。

3. 辨病与辨证相结合用药

（1）《中成药临床应用指南·妇科疾病分册》将月经过少分为肾虚证、血虚证、血瘀证、血寒证。（证据级别：Ⅰa）

肾虚证常用六味地黄丸（颗粒、胶囊）、麒麟丸、安坤赞育丸、滋肾育胎丸等；血虚证常用定坤丹（丸）、复方阿胶浆、乌鸡白凤丸、女金胶囊、四物片（胶囊、颗粒）、八珍益母丸（胶囊）等；血瘀证常用血府逐瘀丸（口服液、胶囊）、调经活血胶囊（片）、止痛化癥片（胶囊、颗粒）、红花逍遥片（胶囊、颗粒）等；血寒证常用艾附暖宫丸等。

（2）同元胡止痛滴丸（1）。

4. 中成药联用：李海香等的 RCT 显示补肾活血汤联合定坤丹序贯治疗育龄期肾虚血瘀型多囊卵巢综合征患者，可有效改善性激素水平，有助于改善促排卵效应，可促进卵泡发育至成熟，并促进成熟卵泡排出。（证据级别：Ⅱa）

5. 中西药联用

（1）郑雅等的 Meta 分析（7 篇 RCT）显示性激素相关药物联合定坤丹治疗多囊卵巢综合征，实验组患者在排卵率、妊娠率、子宫内膜厚度方面均显著高于对照组；而黄体生成素、睾酮水平明显低于对照组；两组患者不良反应发生率比较，差异无统计学意义，主要来源于性激素相关药物。（证据级别：Ⅰa）

（2）李嘉慧等的 RCT 显示定坤丹结合激素治疗肾虚肝郁证月经过少患者，2 组患者同时予雌孕激素周期治疗，观察组在此基础上予定坤丹治疗，连续治疗 2 个月经周期为 1 个疗程，共服 2 个疗程。治疗后 2 组月经量、子宫内膜厚度、血清促黄体生成素、雌二醇及孕酮水平与治疗前相比显著增加，行经时间显著延长（$P < 0.05$）；且观察组变化幅度均显著大于对照组（$P < 0.05$）；治疗后观察组总有效率为 90.43%，显著高于对照组的 64.57%（$P < 0.05$）。（证据级别：Ⅱa）

6. 超药品说明书用药

（1）徐思敏等的 Meta 分析（21 篇 RCT）显示定坤丹联合促排卵西药在提高妊娠率，升高孕酮水平方面优于单用促排卵西药；定坤丹联合改善子宫内膜西药在提高妊娠率方面优于单用改善子宫内膜西药；定坤丹联合克罗米芬比单用克罗米芬更能有效调节子宫内膜厚度、降低卵泡刺激素水平和雌二醇水平；定坤丹联合来曲唑对比来曲唑更能

升高卵泡刺激素水平和降低雌二醇水平。（证据级别：Ⅰa）

（2）郭林的药理实验研究显示定坤丹可改善动物模型机体激素内分泌紊乱情况，增强动物模型的抗氧化能力，调节模型动物前列腺细胞凋亡 / 增殖平衡，说明定坤丹对前列腺增生具有较好的治疗作用。

（3）陈静的 RCT 显示暖宫孕子胶囊联合定坤丹治疗子宫内膜发育不良不孕，研究组治疗后子宫内膜厚度及排卵后一周孕酮值均高于对照组，差异均有统计学意义（均 $P < 0.05$）；研究组妊娠率为 93.33%，对照组妊娠率为 73.33%，研究组优于对照组，差异有统计学意义（$P < 0.05$）。（证据级别：Ⅰa）

【用药交代】

1. 伤风感冒时停服。

2. 孕妇禁用。

3. 阴虚火旺者慎用。

4. 有严重高血压、心脏病、肝病、糖尿病、肾病等慢性病者应在医生指导下服用。

5. 平素月经正常，突然出现月经过少，或经期错后，或阴道不规则出血者应去医院就诊。

6. 本品含红参、白芍、五灵脂、细辛、炙甘草，要注意传统“十八反”“十九畏”配伍禁忌。

7. 服药期间忌食萝卜、辛辣、油腻、生冷等刺激性食物。

【药品属性】基药、处方药、医保乙类。

（张光玉）

十三、神经系统常用中成药

舒肝解郁胶囊

【成　　分】贯叶金丝桃、刺五加。

【功能主治】舒肝解郁，健脾安神。用于轻、中度单相抑郁症属肝郁脾虚证者，症见情绪低落，兴趣下降，迟滞，失眠，多梦，紧张不安，急躁易怒，食少纳呆，胸闷，乏力，多汗，疼痛，舌苔白或腻，脉弦或细。

【组方原理】方中贯叶金丝桃疏肝解郁，清热解毒；刺五加益气健脾，补气安神。二药合用，共奏疏肝解郁，健脾安神之功。

【规　　格】每粒装 0.36 g。

【用法用量】口服。一次 2 粒，一日 2 次，早晚各 1 次。疗程为 6 周。

【不良反应】偶见恶心，呕吐，口干，头痛，头昏或晕厥，失眠，食欲减退或厌食，腹泻，便秘，视物模糊，皮疹，心慌，ALT 轻度升高。

【药理作用】能缩短大鼠强迫性游泳不动时间和小鼠悬尾不动时间；能增强小鼠 5-羟色氨酸诱导的甩头行为；能增强阿扑吗啡的降温作用；能减少利血平致小鼠眼睑下垂的动物数，降低小鼠脑组织 5-羟色胺及其代谢物 5-羟吲哚乙酸（5-HIAA）的含量。

【适应病证】轻、中度单相抑郁症等属肝郁脾虚证者。

【用药思路】

1. 辨证用药：肝郁脾虚证。

2. 辨症用药

（1）主症：情绪低落，兴趣下降，迟滞，失眠，多梦。

（2）次症：紧张不安，急躁易怒，食少纳呆，胸闷，乏力，多汗，疼痛。

（3）舌脉：舌苔白或腻，脉弦或细。

3. 辨病与辨证相结合用药

（1）《抑郁症中西医结合诊疗指南》将抑郁症分为肝郁气滞证、肝郁化火证、肝郁脾虚证、痰气郁结证、心脾两虚证、肾虚肝郁证等。辨证分型较为复杂，临床多以复合证型出现。（证据级别：Ⅴ）

肝郁气滞证常用柴胡舒肝丸、逍遥丸、解郁丸、舒肝颗粒等；肝郁化火证常用龙胆泻肝丸等；肝郁脾虚证常加用参苓白术颗粒、舒肝解郁胶囊等；痰气郁结证常用解郁除烦胶囊、安神温胆丸等；心脾两虚证常用归脾丸等；肾虚肝郁证常用巴戟天寡糖胶囊等。

另有气阴两虚证常用振源胶囊、参郁宁神片等；气阴两虚兼肾气不足证常用参葛补肾胶囊等。

（2）《舒肝解郁胶囊治疗轻中度抑郁障碍临床应用专家共识》推荐舒肝解郁胶囊可用于轻中度抑郁障碍肝郁脾虚证及肝气郁结证 。（证据级别：Ⅴ）

（3）孙新宇等的 RCT 显示舒肝解郁胶囊治疗轻中度抑郁症（肝郁脾虚证），基于汉密尔顿抑郁量表评估，舒肝解郁胶囊组总有效率为 68.0%，安慰剂组为 29.0%（组间比较 $P < 0.01$）；基于中医证候评估舒肝解郁胶囊组有效率为 59.0%，安慰剂胶囊组有效率为 23.7%（组间比较 $P < 0.01$）；总的不良事件及不良反应发生率两组比较均无统计学意义。（证据级别：Ⅰb）

4. 中西药联用：易峰等的 Meta 分析（19 篇 RCT）显示舒肝解郁胶囊联用抗抑郁药与其他抗抑郁药比较，有效率及痊愈率的差异均有统计学意义；单用舒肝解郁胶囊的不良事件发生率少于其他抗抑郁药，舒肝解郁胶囊联用抗抑郁药的不良事件发生率与其他抗抑郁药相当。（证据级别：Ⅰa）

5. 内外同治

（1）申儒霞的 RCT 显示奇恒妇科针刺疗法结合舒肝解郁胶囊和单独口服舒肝解郁胶囊在改善围绝经期抑郁症状和围绝经期综合征方面，两组均有疗效。前者的总有效率高于后者，评分下降幅度更为明显，其在改善中医证候方面的疗效更明显。（证据级别：Ⅱa）

（2）肖岩等的 RCT 显示舒肝解郁胶囊联合针灸治疗慢性失眠伴焦虑抑郁障碍可提

高睡眠质量，改善焦虑，抑郁，睡眠状态。治疗后，治疗组总有效率显著高于对照组（$P < 0.05$），两组各项匹兹堡睡眠质量指数（PSQI）得分下降，治疗组各项PSQI得分、汉密尔顿焦虑量表（HAMA）和汉密尔顿抑郁量表（HAMD）得分少于对照组（$P < 0.05$）；两组快动眼睡眠时间和慢波睡眠时间S3、S4延长，且治疗组长于对照组（$P < 0.05$）。（证据级别：Ⅱa）

【用药交代】

1. 肝功能不全的患者慎用。

2. 舒肝解郁胶囊的主要成分为贯叶金丝桃，即贯叶连翘（圣约翰草）。研究报道，阿托伐他汀通过细胞色素P450酶代谢，而圣约翰草中的成分是细胞色素P450酶的诱导剂，联合使用可能会出现影响药效的相互作用，故本品不宜与阿托伐他汀联用。

【药品属性】处方药、医保乙类。

（张光玉）

头痛宁胶囊

【成　　分】土茯苓、天麻、制何首乌、当归、防风、全蝎。

【功能主治】息风涤痰，逐瘀止痛。用于偏头痛，紧张性头痛属痰瘀阻络证，症见痛势甚剧，或攻冲作痛，或痛如锥刺，或连及目齿，伴目眩畏光，胸闷脘胀，恶心，呕吐，急躁易怒，反复发作。

【组方原理】本方由孟文瑞《春脚集》立愈汤加减化裁而来。方中天麻息风止痉，为治风之圣药；全蝎息风镇痉，通络止痛；同为君药。当归补血活血；制何首乌补肝肾之阴，益精血；共为臣药。土茯苓除湿解毒，通利关节；防风解表祛风，胜湿止痛，止痉；为佐药。诸药合用共奏息风涤痰，逐瘀止痛之功。

【规　　格】每粒装0.4 g。

【用法用量】口服。一次3粒，一日3次。

【不良反应】胸闷，头晕，胃肠反应，胃部不适，头昏及口干。

【药理作用】具有镇痛，镇静，耐缺氧，改善血液流变学，增加脑供血等作用，可显著提高患者痛阈。

【适应病证】偏头痛，紧张性头痛等属痰瘀阻络证者。

【用药思路】

1. 辨证用药：痰瘀阻络证。

2. 辨病用药：刘凤莲的Meta分析（24篇RCT）其中23项RCT显示头痛宁胶囊治疗偏头痛的总有效率优于氟桂利嗪。其中2项RCT显示在改善头痛发作次数、VAS疼痛评分方面头痛宁胶囊优于氟桂利嗪。2项RCT报道了偏头痛的血液流变学变化情况，提示头痛宁胶囊在改变血液流变学指标方面优于氟桂利嗪。头痛宁可有效降低血小板的聚集，降低血浆黏度，促进脑循环而起到镇痛作用。1项RCT显示在治疗机制研究方

面，降低血浆甲硫脑啡肽头痛宁胶囊优于氟桂利嗪。（证据级别Ⅰa）

3. 辨症用药

（1）主症：头痛。

（2）次症：或攻冲作痛，或痛如锥刺，或连及目齿，伴目眩畏光，胸闷脘胀，恶心，呕吐，急躁易怒，反复发作。

（3）舌脉：舌暗红，苔白，脉弦涩。

4. 辨病与辨证相结合用药

（1）《中国偏头痛中西医结合防治指南（2022年）》将偏头痛分为风瘀阻络证、肝阳上亢证、风痰上扰证、瘀血阻络证。（证据级别：Ⅰa）

风瘀阻络证常用川芎茶调散、都梁软胶囊、正天丸等；肝阳上亢证常用天舒胶囊、丹珍头痛胶囊、养血清脑颗粒等；风痰上扰证常用头痛宁胶囊等；瘀血阻络证常用血府逐瘀片等。

（2）同元胡止痛滴丸（3）。

5. 中成药联用：肖卫等的RCT显示头痛宁胶囊联合麻黄附子细辛汤治疗偏头痛，在改善患者头痛发生情况的同时，其头痛持续时间以及头痛疼痛感均呈现好转；并且能够使患者的睡眠质量得到显著提高，使患者的病情持续呈好转现象，稳定患者血清指标。（证据级别：Ⅱa）

6. 中西药联用

（1）谭华威等的Meta分析（10篇RCT）显示头痛宁胶囊治疗偏头痛，在临床总有效率中能显著改善症状，差异有统计学意义，而且其在治愈率方面也有显著差异，其有效率及治愈率均优于氟桂利嗪。（证据级别：Ⅰa）

（2）陈欢等的Meta分析（9篇RCT）显示基于现有数据和方法，头痛宁胶囊单用或联合常规治疗对慢性头痛的头痛评分、头痛发作次数、头痛持续时间、显效率方面均优于常规治疗。（证据级别：Ⅰa）

（3）苏鑫鑫等的Meta分析（9篇RCT）显示头痛宁胶囊联合常规治疗在慢性头痛的头痛程度评分、慢性头痛持续时间、慢性头痛的显效率方面均优于单用常规治疗；安全性方面，头痛宁胶囊的不良反应包括胸闷，头晕，胃肠反应，胃部不适，头昏及口干，试验组与对照组不良反应发生率无统计学差异。（证据级别：Ⅰa）

7. 内外同治：赖吉珍等的RCT显示头痛宁胶囊联合耳穴压豆预防性治疗偏头痛，2组治疗前头痛指数、头痛程度、持续时间比较差异均无统计学意义（$P > 0.05$），2组治疗后头痛指数、持续时间、头痛程度均有明显改善（$P < 0.05$），且治疗组改善情况明显优于对照组（$P < 0.05$）；第1个月末、第6个月末随访，治疗组总有效率均明显高于对照组（$P < 0.05$）。（证据级别：Ⅱa）

【用药交代】

1. 孕妇慎用。

2. 忌辛辣、厚味食品及茶水。

【药品属性】处方药、医保乙类。

（张光玉）

养血清脑颗粒

【成　　分】当归、川芎、白芍、熟地黄、钩藤、鸡血藤、夏枯草、决明子、珍珠母、延胡索、细辛。

【功能主治】养血平肝，活血通络。用于血虚肝旺所致头痛，眩晕眼花，心烦易怒，失眠多梦。

【组方原理】本方由四物汤、天麻钩藤饮加减化裁而来。方中当归补血养血，调经止痛；熟地黄补血滋阴，益精填髓；同为君药。白芍平肝柔肝，养血敛阴，为臣药。钩藤、珍珠母平肝潜阳；决明子、夏枯草主清肝经郁火，且能明目；同为佐药。川芎、细辛上行头目，能散风通窍止痛；且川芎、鸡血藤、延胡索活血通络；同为使药。诸药相合，标本兼治，共奏养血平肝，活血通络之功。

【规　　格】每袋 4 g。

【用法用量】口服。一次 4 g，一日 3 次。

【不良反应】皮疹，瘙痒，恶心，呕吐，腹胀，腹泻，腹痛，胃烧灼感，口干，头晕，头痛，头胀，耳鸣，心慌，心悸，血压降低，肝生化指标异常等。

【药理作用】具有抗脑缺血，降血压，改善微循环和镇痛等作用。

【适应病证】头痛属血虚肝旺证者。

【用药思路】

1. 辨证用药：血虚肝旺证。

2. 辨症用药

（1）主症：头痛。

（2）次症：眩晕眼花，心烦易怒，失眠多梦。

（3）舌脉：舌质红，苔厚腻，脉弦细或细涩。

3. 辨病与辨证相结合用药：同元胡止痛滴丸（3）。

4. 中西药联用

（1）陈明清等的 Meta 分析（42 篇 RCT）显示养血清脑颗粒联合钙离子拮抗剂治疗偏头痛疗效优于单用钙离子拮抗剂组。（证据级别：Ⅰa）

（2）陈富超等的 Meta 分析（14 篇 RCT）显示养血清脑颗粒联合盐酸氟桂利嗪治疗偏头痛，联合用药组与单用盐酸氟桂利嗪组、养血清脑颗粒、麦角胺咖啡因组比较，有效率的危险比（RR）及其 95% 可信区间（95% CI）分别为 3.72（2. 47，5.60），2.11（0.97，4.59）和 3.40（1.55，7.47）。（证据级别：Ⅰa）

5. 超药品说明书用药

（1）王楠等的网状 Meta 分析（25 篇 RCT）显示西药联用口服中成药治疗脑卒中

后认知障碍，在提高临床总有效率方面，在改善简易智力状态检查量表评分方面，在改善蒙特利尔认知评估量表评分方面，在改善日常生活活动能力评分方面，在降低美国国立卫生研究院卒中量表评分方面，养血清脑颗粒联合西药排名皆居前3位。（证据级别：Ⅰa）

（2）王淑雅等的Meta分析（10篇RCT）显示养血清脑颗粒联合抗抑郁药治疗中风后抑郁≥ 28天后，有效率、降低汉密尔顿焦虑量表评分及美国国立卫生院卒中量表评分的疗效均高于对照组（单独应用抗抑郁药）（$P < 0.05$）。（证据级别：Ⅰa）

【用药交代】

1. 孕妇禁用。

2. 本品有平缓的降压作用，低血压者慎用。

3. 本品含白芍、细辛，注意“十八反”配伍禁忌。

【药品属性】基药、OTC甲类、医保甲类。

（张光玉）

天智颗粒

【成　　分】天麻、钩藤、石决明、杜仲、桑寄生、茯神、首乌藤、槐花、栀子、黄芩、川牛膝、益母草。

【功能主治】平肝潜阳，补益肝肾，益智安神。用于肝阳上亢的中风引起的头晕目眩，头痛失眠，烦躁易怒，口苦咽干，腰膝酸软，智能减退，思维迟缓，定向性差；轻中度血管性痴呆属上述证候者。

【组方原理】本方由天麻钩藤饮加减化裁而来。方中天麻潜阳息风，益智安神；钩藤平肝息风清热；同为君药。石决明平肝潜阳，为臣药。杜仲、桑寄生补肝肾，强筋骨，又可平肝；槐花清热凉血，善能清泄血分之热；栀子、黄芩泻火除烦，清内生之阳热；茯神、首乌藤养心安神，通络祛风；同为佐药。川牛膝补肝肾，强筋骨，活血化瘀；益母草活血化瘀，二药合用引血下行；同为使药。诸药合用共奏平肝潜阳，补益肝肾，益智安神之功。

【规　　格】每袋装5 g。

【用法用量】口服。一次1袋，一日3次。

【不良反应】个别患者服药期间可出现腹泻，腹痛，恶心，心慌等症状。

【药理作用】可降低实验性血瘀模型大鼠的血浆黏度、全血黏度、还原黏度，可增强缺血再灌注损伤小鼠的记忆获得能力。避暗法表明本品对东莨菪碱所致大鼠记忆获得障碍有一定的改善作用。本品还可降低大鼠心、肝组织过氧化脂质（LPO）含量，并对血清超氧化物歧化酶（SOD）水平有一定的提高作用。

【适应病证】轻、中度血管性痴呆属肝阳上亢证者。

【用药思路】

1. 辨证用药：肝阳上亢证。

2. 辨症用药

（1）主症：头晕目眩，头痛，失眠。

（2）次症：烦躁易怒，口苦咽干，腰膝酸软，智能减退，思维迟缓，定向性差。

（3）舌脉：舌质红或红绛，舌苔薄黄或舌苔干燥或薄白，脉弦数。

3. 辨病与辨证相结合用药

（1）《中成药治疗血管性痴呆临床应用指南（2020年）》推荐天智颗粒治疗血管性痴呆24周，可缓解轻、中度血管性痴呆患者精神行为症状或肝阳上亢证，同时改善认知功能，联合多奈哌齐对认知有协同作用。（证据级别：Ⅰa）

（2）蒋玙姝等的队列研究显示天智颗粒治疗轻、中度血管性痴呆肝阳上亢证患者，治疗后轻度和中度血管性痴呆组简易状态量表（MMSE）评分均增高，肝阳上亢证量表（GYSK）评分均降低，与治疗前比较有显著性差异（$P<0.01$）。临床医生访谈时对病情变化的临床印象变化量表（CIBIC-plus）显示符合方案集轻度血管性痴呆组总有效率为81.71%，中度血管性痴呆组总有效率为84.99%。不良反应主要以腹泻，恶心，呕吐，失眠等轻微症状为主。（证据级别Ⅱa）

4. 中西药联用

（1）林伟龙等的Meta分析（12篇RCT）显示天智颗粒治疗血管性痴呆，天智颗粒治疗组能升高简易智力状态检查量表评分，对于日常生活活动能力量表（ADL）评分两组疗效相当，治疗组总有效率优于对照组。（证据级别：Ⅰa）

（2）沈长波等的Meta分析（22篇RCT）显示天智颗粒治疗血管性痴呆，试验组的治疗总有效率高于对照组和空白对照；天智颗粒联合奥拉西坦/多奈哌齐的治疗总有效率高于单用西药组；天智颗粒的治疗总有效率高于吡拉西坦及其他促智药。（证据级别：Ⅰa）

5. 内外同治

（1）莫俊等的RCT显示天智颗粒联合推拿、针灸在改善患者的睡眠障碍、脑源性神经营养因子、神经功能相关因子及生活能力方面疗效更具优势。观察组匹兹堡睡眠质量指数量表评分总得分优于对照组；两组阿森斯失眠量表指标在睡眠时间、总睡眠时间和睡眠质量方面，治疗后观察组在脑源性神经营养因子（BDNF）、神经功能相关因子S100B、髓鞘碱性蛋白（MBP）、神经元特异性烯醇化酶（NSE）水平指标，治疗后生活能力均优于对照组。（证据级别：Ⅱa）

（2）张亚莉等的RCT显示天智颗粒联合针灸治疗轻、中度血管性痴呆观察组总有效率为82.5%，明显高于对照组（$P<0.05$）；2组均有效改善了患者的智能状态，2组简易智能状态检查评分表及日常生活能力量表（ADL）积分比较，差异具有统计学意义（$P<0.05$）；治疗后两侧大脑中动脉（MCA）血流速度较治疗前均有所改善（$P<0.05$），组间比较差异具有统计学意义（$P<0.05$）。（证据级别：Ⅱa）

【用药交代】

1. 低血压患者忌服。

2. 孕妇忌服。

【药品属性】处方药、医保乙类。

（张光玉）

第二节　中药新药的合理应用

丹龙口服液

【成　　分】丹参、炙麻黄、地龙、浙贝母、黄芩、姜半夏、白芍、防风、甘草。

【功能主治】清热平喘，豁痰散瘀。用于中医热哮证，症见喘息，咳嗽，咯痰黏白或黄稠，时恶风，口渴喜饮，尿黄，舌质红，苔黄腻，脉滑数。

【组方原理】《金匮要略》说："肺胀，咳而上气，烦躁而喘，脉浮者，心下有水，小青龙加石膏汤主之"，本方由小青龙汤加减化裁而来。"久哮当祛痰化瘀"，方中重用丹参为君药。丹参活血化瘀，瘀化则气机通畅，痰液易出，喘咳得平。炙麻黄、地龙、浙贝母、黄芩、姜半夏为臣药。炙麻黄、地龙可解痉平喘，丹参得之则化瘀平喘更效；浙贝母、黄芩、姜半夏可清热化痰，丹参得之则消痰更捷。防风、白芍为佐药。防风、白芍祛邪外散，祛风解痉，助丹参化瘀，宣畅气道。甘草润肺解毒，为使药。诸药合用，共达化瘀平喘，清热化痰之效。

【规　　格】每支装 10 ml（相当于饮片 10 g）。

【用法用量】口服。一次 10 ml，一日 3 次。疗程 7 天。

【不良反应】恶心，皮疹，腹泻，头晕，头痛。

【药理作用】本品对组胺和乙酰胆碱混合液引喘豚鼠的引喘潜伏期有延长作用；能抑制大鼠被动皮肤过敏反应和抑制大鼠腹腔肥大细胞脱颗粒，对小鼠碳粒廓清能力有一定增强作用；能减少氨水引咳小鼠的咳嗽次数，增加小鼠气管酚红排泌量。

【适应病证】哮病属热哮证者；支气管哮喘、咳嗽变异性哮喘、胸闷变异性哮喘、隐匿性哮喘、运动性哮喘等属热哮证者；急性咳嗽、亚急性咳嗽、慢性咳嗽等属风热犯肺证者。

【用药思路】

1. 辨证用药：热哮证。

2. 辨症用药

（1）主症：喘息，哮鸣音（喉中痰鸣如吼），或咳嗽。

（2）次症：咯痰，痰黏白或黄稠，汗出，口渴喜饮，尿黄，发热，恶风。

（3）舌脉：舌质红，苔薄黄或黄腻，脉滑数。

《中医药治疗新型冠状病毒感染核酸/抗原转阴后常见症专家共识》推荐新型冠状病毒感染核酸/抗原转阴后咳嗽伴气喘者，可选用止嗽定喘丸（片）、咳喘宁、消炎止咳片、咳速停糖浆、润肺膏、丹龙口服液、复元止咳颗粒等。（证据级别：Ⅴ）

3. 辨病与辨证相结合用药

（1）同苏黄止咳胶囊（1）。

（2）何成诗等的RCT显示丹龙口服液治疗支气管哮喘（热哮证）对近期疗效、肺功能［呼气高峰流量（PEFR）、第1秒用力呼气容积/用力肺活量（FEV_1/FVC）］改善优于对照组，主症疗效（喘息，哮鸣，咳嗽，咯痰等）与对照组相当。（证据级别：Ⅰb）

（3）刘小凡等的RCT显示丹龙口服液治疗儿童支气管哮喘急性发作期（热哮证）7天的近期疗效总有效率为87.25%，中医证候疗效总有效率为88.23%，喘息、哮鸣音、尿黄、异常脉象消失率高，并且可提高肺功能各项指标［增加第1秒用力呼气容积（FEV_1）、最大呼气流量（PEF）］，能较好地缓解气道阻塞症状，试验组报告临床不良事件（皮疹）1例次，经研究者判断，与试验用药无关。（证据级别：Ⅰb）

4. 中西药联用：刘旻等的RCT显示丹龙口服液联合西药：①糖皮质激素（吸入/口服）、长效β_2受体激动剂、缓释茶碱、白三烯受体拮抗剂等；②速效β_2受体激动剂（沙丁胺醇、特布他林、非诺特罗等）和（或）抗胆碱能药物（溴化异丙托品等）；③抗生素（若合并细菌感染者可使用）。治疗轻、中度支气管哮喘急性发作期（热哮证）可明显改善哮喘症状（疗效控显率为77.36%）和肺功能（疗效控显率为74.28%），提高肺功能各项指标（增加FEV_1、晨间PEF，减少PEF日间变异率），改善中医热哮证证候计分和减少（-11.26 ± 4.70）分，主症计分和减少（-6.58 ± 3.08）分，各项比较均优于对照药，除肺功能指标外，差异均有统计学意义（$P < 0.01$），不良反应发生率低（1.73%）。（证据级别：Ⅰb）

5. 超药品说明书用药

（1）《中成药治疗慢性阻塞性肺疾病临床应用指南（2021年）》显示慢性阻塞性肺疾病分为稳定期和急性加重期，有时伴有合并症。急性加重期证见咳嗽喘息，痰黄，口渴喜饮，舌红苔黄（痰热壅肺证），可使用丹龙口服液联合西医基础治疗，可能改善患者咳嗽，咯痰，痰多色黄或白黏，咯痰不爽等症状。（证据级别：Ⅴ）

（2）廖玥等的队列研究显示丹龙口服液联合西医常规疗法：①短效β_2受体激动剂（SABA）、祛痰药等；②吸入型糖皮质激素（ICS）；③长效β_2受体激动剂（LABA）；④长效抗胆碱能受体拮抗剂（LAMA）等。治疗轻、中度慢性阻塞性肺疾病急性加重期能缓解临床症状和疾病状况，尤其是与三联药物（ICS+LABA+LAMA）联合使用效果更好。（证据级别：Ⅱa）

【用药交代】

1. 本品含麻黄，运动员，高血压、心脏病患者慎用。

2. 肝肾功能不全者慎用。

3. 尚无研究数据支持本品可用于孕妇、哺乳期妇女。

4. 本品含浙贝母、姜半夏，注意“十八反”配伍禁忌。

5. 恶寒怕冷，无汗而喘，咳痰清稀，口不渴或渴而喜热饮，苔白滑属寒哮证的患者慎用。

【药品属性】处方药、医保乙类。

（常鲜）

银翘清热片

【成　　分】金银花、葛根、连翘、知母、板蓝根、牛蒡子、薄荷、升麻、蝉蜕。

【功能主治】辛凉解表，清热解毒。用于外感风热型普通感冒，症见发热，咽痛，恶风，鼻塞，流涕，头痛，全身酸痛，汗出，咳嗽，口干，舌红，脉数。

【组方原理】本方在沈汉卿《温热经解》银翘败毒汤的基础上加减化裁而来，着重增强透表解肌之力，适用于治疗以肺肾伏燥，复感风热，风火瘟毒灼伤肺络为核心病机的外感风热型感冒。方以金银花、葛根二味为君药。葛根润燥升津，入脾胃，与金银花合用有利营卫升降。连翘、知母二味作臣药。易原方主阳明之生石膏为知母，泻火存阴，疏风透邪，取其坚阴之效以应伏燥。加升麻、薄荷、板蓝根、牛蒡子、蝉蜕共为佐使药。升阳疏散，以调气机升降，有助于疏解金盛克木，肝肾同郁之象。诸药合用，共奏辛凉解表，清热解毒之功。

【规　　格】每片重 0.36 g（相当于饮片 1.22 g）。

【用法用量】口服。一次 4 片，一日 3 次。疗程 3 天。

【不良反应】血小板升高、肝生化指标异常升高、血红蛋白降低、血红细胞降低等。

【药理作用】具有一定的抗炎，解热作用。黄佳奇等的研究显示银翘清热片对上呼吸道感染的治疗与细胞增殖和代谢、磷酸化调节、免疫系统、激酶活性、信号受体结合等生物过程及分子功能相关，且涉及 C 型凝集素受体信号通路、TLR 信号通路、甲型流感、新型冠状病毒感染、人类巨细胞病毒感染等通路，有潜力应用于流感、新型冠状病毒感染第 1 阶段、人类巨细胞病毒感染的治疗。

【适应病证】急性上呼吸道感染等属风热证者。

【用药思路】

1. 辨证用药：风热证。

2. 辨症用药

（1）主症：发热，咽痛，恶风，鼻塞，流涕。

（2）次症：头痛，汗出，口渴，身痛，咳嗽。

（3）舌脉：舌质红，苔白或薄黄，脉浮数或数。

3. 辨病与辨证相结合用药

（1）同荆防颗粒（1）。

（2）吴圣贤等的 RCT 显示银翘清热片治疗外感风热型感冒，主要症状，如发热，咽痛，恶风，鼻塞，流涕的消失率为 62.12%，中医证候有效率为 94.99%，平均退热起效时间为 8 小时，平均体温复常时间为 20 小时，3 天疗程退热率为 94.15%，咽痛消失率为 74.93%。（证据级别：Ⅰb）

【用药交代】

1. 服药期间忌烟、酒及辛辣、生冷、油腻食物。

2. 脾虚便溏者慎用。

3. 用药期间关注心率 / 心律、血糖变化情况。

4. 对于体温≥ 39.1℃、血白细胞＞ 11.0×10^9/L 或中性粒细胞＞ 75%，尚无临床试验数据者慎用。

5. 本品尚无孕妇、哺乳期妇女、儿童及老年人的有效性和安全性数据。

6. 恶寒重，发热轻，无汗，头痛，流清涕，咳痰清稀色白，口不渴或喜热饮，苔薄白而润，脉浮或浮紧属风寒感冒者慎用。

【药品属性】处方药、医保乙类。

（常鲜）

清肺排毒颗粒

【成　　分】麻黄、炙甘草、杏仁、生石膏（先煎）、桂枝、泽泻、猪苓、白术、茯苓、柴胡、黄芩、姜半夏、生姜、紫菀、款冬花、射干、细辛、山药、枳实、陈皮、藿香。

【功能主治】散寒祛湿，理肺排毒。用于感受寒湿疫毒所致的疫病（包括新型冠状病毒感染）。症见发热恶寒，周身酸痛，困乏肢重；或咳嗽少痰，喘憋气促；或口淡无味，食欲缺乏，恶心，呕吐，大便不爽；舌淡或胖，苔腻，脉滑或濡。

【组方原理】本方由宣肺的麻杏石甘汤，调中的小柴胡汤，利湿的五苓散，平喘的射干麻黄汤，顾护脾胃的橘枳姜汤等加减化裁而成。五苓散通调三焦水道，利水除湿，配伍麻黄宣肺利尿，增强功效，同时五苓散调节防止麻黄桂枝发汗太过，针对新型冠状病毒感染表现肺闭不宣时，合射干麻黄汤利咽祛痰，宣通气机，最后用小柴胡汤合橘枳姜汤通利三焦，固护脾胃，并防止疫毒入里，截断病情深入发展，加藿香为芳香化湿，用石膏防郁而化热。方中麻黄、细辛升降相因，宣肃肺气，为君药。茯苓、猪苓、泽泻、山药、藿香、杏仁、桂枝、白术温阳化气，利水祛湿，为臣药。生姜、姜半夏、陈皮、枳实、射干、紫菀、款冬花、柴胡和胃降逆，利气祛痰，为佐助；生石膏、黄芩清肺化痰，降逆止咳，为反佐。甘草调和诸药，为使药。诸剂合用，共奏疏通三焦，清肺排毒，平喘止咳之效。

【规　　格】15 g（相当于饮片 49 g）。

【用法用量】开水冲服。一次 2 袋，一日 2 次。疗程 3 ～ 6 天。

【不良反应】常见腹泻，偶见胃脘不适，恶心，大便次数增多，肝生化指标异常。

【药理作用】具有免疫调节，抗感染，抗炎，抗菌，抗病毒，促进痰液排出，改善肺通气功能等作用。

【适应病证】疫病（新型冠状病毒感染等）属寒湿疫毒证者；发热，咳嗽等属寒湿证者。

【用药思路】

1. 辨证用药：寒湿疫毒证。

2. 辨病用药

（1）《新型冠状病毒肺炎诊疗方案（试行第九版）》提示清肺排毒汤适用于治疗新型冠状病毒感染各个阶段的确诊患者。（证据级别：Ⅰa）

（2）葛又文等的研究显示新型冠状病毒奥密克戎变异毒株无症状感染者越早开始服用清肺排毒颗粒治疗，核酸转阴时间越短，每延迟 1 天用药，核酸转阴天数增加 0.885 天。（证据级别：Ⅱa）。

3. 辨症用药

（1）主症：发热，咳嗽，气喘，乏力。

（2）次症：咽痛，口淡无味，食欲缺乏，恶心，呕吐，大便不爽。

（3）舌脉：舌淡或胖，苔腻，脉滑或濡。

4. 辨病与辨证相结合用药

（1）同金花清感颗粒（3）。

（2）胡刚明等的研究显示清肺排毒汤治疗新型冠状病毒感染（寒湿证）5、10、15 天后，其中医证候总积分显著下降，发热，咳嗽，喘气，厌食，乏力等主症积分明显下降；面色灰白，腹胀，失眠，多汗，小便情况等次症积分显著下降；实验室指标淋巴细胞百分率上升，逐渐恢复正常，差异具有统计学意义（$P < 0.01$）；丙氨酸氨基转移酶、D- 二聚体、C 反应蛋白和血沉下降，逐渐恢复正常，差异具有统计学意义（$P < 0.01$）；核酸转阴及 CT 好转率为 92.10%；不良反应发生率为 5.3%。不良反应症状较轻微，无特殊治疗即自行缓解消失，未影响疗程治疗。（证据级别：Ⅲb）

5. 中西药联用

（1）王倩飞等的 Meta 分析（13 篇 RCT，共 1 039 例患者，中西医结合治疗组 559 例，单纯西医治疗组 480 例）显示与单纯西医治疗组比较，西医常规治疗联合中药清肺排毒汤类、连花清瘟颗粒、疏风解毒胶囊、血必净注射液或热炎宁合剂等治疗新型冠状病毒感染可明显提高总有效率、退热率、胸部 CT 恢复率、增加淋巴细胞计数水平、降低 C 反应蛋白含量，改善患者实验室指标和临床症状。（证据级别：Ⅰa）

（2）Wang Qi 等的 Meta 分析（16 篇 RCT）显示清肺排毒汤联合常规西医治疗可缩短新型冠状病毒核酸转阴时间，住院时间与发热，咳嗽，胸部 CT 等恢复时间，改善中医症状的总体评分，并改变实验室指标 C 反应蛋白、天冬氨酸氨基转移酶、肌酸激酶、乳酸脱氢酶等水平，使患者体内循环的白细胞以及总淋巴细胞数量急剧增多，从而进一步改善肺部炎症吸收，减轻多器官的损伤，使病情尽早地趋于平稳并得到有效控制，避免转为危重型，显著提高临床治愈率。（证据级别：Ⅰa）

【用药交代】

1. 孕妇、哺乳期妇女、婴幼儿禁用。

2. 本品含麻黄，运动员，高血压、心脏病患者慎用。

3. 本品含细辛、苦杏仁、姜半夏等，不宜长期反复使用。

4. 本品含姜半夏，注意“十八反”配伍禁忌。

【药品属性】处方药、医保乙类。

（常鲜）

化湿败毒颗粒

【成　　分】麻黄、广藿香、石膏、炒苦杏仁、法半夏、厚朴、麸炒苍术、炒草果仁、茯苓、黄芪、赤芍、葶苈子、大黄、甘草。

【功能主治】化湿解毒，宣肺泄热。用于湿毒侵肺所致的疫病，症见发热，咳嗽，乏力，胸闷，恶心，肌肉酸痛，咽干咽痛，食欲减退，口中黏腻不爽等。

【组方原理】本方由藿香正气散、麻杏石甘汤、宣白承气汤、达原饮加减化裁而来。以麻黄、广藿香、石膏为君，解表散寒，芳香化湿，清热平喘。以炒苦杏仁、法半夏、厚朴、麸炒苍术、炒草果仁、茯苓为臣，助君药燥湿健脾，且能行气通窍，疏泄腠理，逐邪外出。以黄芪、赤芍、葶苈子、大黄为佐，泻热凉血，活血化瘀，并能顾护正气。甘草调和诸药为使。诸药相合，共奏化湿解毒，宣肺泄热之效。

【规　　格】每袋装 5 g（相当于饮片 17.13 g）。

【用法用量】开水冲服。一次 2 袋，一日 2 次；或遵医嘱。

【不良反应】偶见胃部不适，纳食减少等。

【药理作用】高洁等通过总结多项药理研究结果显示化湿败毒方具有抗炎、抗病毒和调节免疫的药理作用，可降低 IL-6、TNF-α 在细胞中的表达水平，并调节炎性细胞因子的产生。

【适应病证】疫病（新型冠状病毒感染等）属湿毒侵肺证者；发热，咳嗽等属湿热证者。

【用药思路】

1. 辨证用药：湿毒侵肺证。

2. 辨症用药

（1）主症：发热，咳嗽。

（2）次症：乏力，胸闷，恶心，肌肉酸痛，咽干咽痛，食欲减退，口中黏腻不爽等。

（3）舌脉：舌淡或胖，苔厚腻，脉滑或濡。

3. 辨病与辨证相结合用药：同金花清感颗粒（3）。

4. 中成药联用：Huang Luqi 的回顾性病例系列研究显示化湿败毒方与喜炎平注射液、血必净注射液和参麦注射液联合治疗，可以显著降低 CRP 和血清铁蛋白的含量，并且改善患者的肺部病变阴影的吸收和核酸转阴率。（证据级别：Ⅲa）

5. 中西药联用

（1）Shi Nannan 等的 RCT 显示化湿败毒方不仅可以单独使用，也可以联合西药或中药注射剂增强治疗新型冠状病毒感染的疗效，减少炎症反应，显著缩短临床症状恢复时间。（证据级别：Ⅱa）

（2）童欢等回顾性分析化湿败毒方联合西医营养支持、呼吸支持、抗病毒药物（奥司他韦、阿比多尔、洛匹那韦／利托那韦等）、抗菌药物（莫西沙星、碳青霉烯类）治疗重型新型冠状病毒感染疫毒闭肺证患者 23 例，结果显示联合治疗可改善重型患者反复发热，呼吸困难，乏力，咳嗽，头昏，食欲缺乏，失眠等症状，促进患者肺部感染吸收，血常规、CRP、PCT 等炎症指标显著改善，可提高重型新型冠状病毒感染患者的治愈率。（证据级别：Ⅲa）

6. 超药品说明书用药

（1）单中超等根据流感病毒感染亦属于“疫病”的范畴，新型冠状病毒与流感病毒引发的病毒性肺炎存在共性的机制，基于“异病同治”理论，探讨化湿败毒方对流感病毒性肺炎的治疗作用及可能的作用机制，认为化湿败毒方对流感病毒性肺炎具有治疗作用，能延长甲型流感病毒感染小鼠的生存时间，降低小鼠肺指数值，降低肺组织病毒载量，减轻小鼠肺组织炎症、瘀血、肿胀等病变，可能通过抑制 NF-κB 信号通路关键节点 TRAF6、NFKBIA 表达，抑制趋化因子 CCL7、CXCL2、CCL2 的表达，减少炎症细胞的募集，发挥抗流感病毒肺炎的作用。

（2）《慢性阻塞性肺疾病中西医结合管理专家共识（2023 版）》提示慢性阻塞性肺疾病急性加重期（痰热壅肺证）夹有湿邪咳嗽，喘憋，胸闷可以选用化湿败毒颗粒等。（证据级别：Ⅴ）

【用药交代】

1. 脾胃虚寒者慎用。

2. 本品与抗病毒药或抗菌药物联合使用期间须密切监测肝功能。

3. 本品含法半夏，注意“十八反”配伍禁忌。

4. 不得超剂量、长时间、反复使用本品。

5. 孕妇、哺乳期妇女、婴幼儿禁用。

6. 肝肾功能不全者禁用。

【药品属性】处方药、医保乙类。

（常鲜）

宣肺败毒颗粒

【成　　分】麻黄、石膏、麸炒苍术、广藿香、青蒿、虎杖、马鞭草、薏苡仁、芦根、葶苈子、烊苦杏仁、化橘红、甘草。

【功能主治】宣肺化湿，清热透邪，泻肺解毒。用于湿毒郁肺所致的疫病。症见发热，咳嗽，咽部不适，喘促气短，乏力，纳呆，大便不畅；舌质暗红，苔黄腻或黄燥，脉滑数或弦滑。

【组方原理】本方由麻杏石甘汤、麻杏薏甘汤、葶苈大枣泻肺汤、苇茎汤等加减化裁而来。方中麻黄宣肺平喘；石膏清泄肺热；共为君药，透散在肺卫之湿毒。麸炒苍术、广藿香辟秽燥湿，青蒿清香透散，三药相合，不仅增强君药功效，且可畅中焦气机升降之职；虎杖化痰散瘀，马鞭草活血解毒，二药相伍，使毒解络通，以利排出湿毒；薏苡仁清肺热而排湿浊；芦根善清肺热，专于透邪排痰；葶苈子泻肺平喘，以助通腑；三药相伍，可清肺宣壅，涤痰排毒；共为臣药。烊苦杏仁降肺气而平喘咳，与麻黄合用，宣降肺气，止咳平喘；化橘红燥湿醒脾，理气和胃，助麸炒苍术、广藿香宣畅气机，共为佐药。甘草止咳化痰，清热解毒，调和诸药，是为佐使药。诸药相伍，辛开苦降，清透于上，降渗于下，辅以散瘀通络，以利湿热痰毒外透降泄，共奏宣肺化湿，清热透邪，泻肺解毒之效。

【规　　格】每袋装 10 g（相当于饮片 113 g）。

【用法用量】开水冲服。一次 1 袋，一日 2 次。疗程 7 ～ 14 天，或遵医嘱。

【不良反应】临床实践中，偶见胃脘不适，心悸。

【药理作用】王汉等通过网络药理学研究推测宣肺败毒方可能是通过木樨草素、β－谷甾醇等主要活性成分与病毒受体结合来抑制病毒的复制与侵入，并通过调节白介素 -6（IL- 6）、白介素 -1β（IL-1β）、趋化因子 CC 基元配体（CCL2）、表皮生长因子受体（EGFR）、诱导型一氧化氮合酶（NOS_2）、丝裂原活化蛋白激酶 1（MAPK1）、丝裂原活化蛋白激酶 3（MAPK3）等核心靶点来发挥抗炎、抗氧化以及调节免疫作用。张立兴的研究显示宣肺败毒颗粒能以肠道菌群为靶点改变肠道菌群结构和重塑肠道微生态，发挥对急性肺损伤的治疗效果。

【适应病证】疫病（新型冠状病毒感染等）属湿毒郁肺证者；发热，咳嗽等属湿热证者。

【用药思路】

1. 辨证用药：湿毒郁肺证。

2. 辨症用药

（1）主症：发热，咳嗽，咽部不适。

（2）次症：喘促气短，乏力，纳呆，大便不畅等。

（3）舌脉：舌质暗红，苔黄腻或黄燥，脉滑数或弦滑。

3. 辨病与辨证相结合用药

（1）同金花清感颗粒（3）。

（2）冯利民等对40例新型冠状病毒奥密克戎变种确诊患者（湿毒郁肺证）使用宣肺败毒颗粒的回顾性研究显示治愈率100%，治疗期间无转为重型或危重型的患者；核酸转阴率100%；最短转阴时间为3天，最长转阴时间为18天，平均转阴时间为10.2天，中位转阴时间为10天；平均住院时间为11.2天，最短住院时间为4天，最长住院时间为18天。治疗后淋巴细胞百分率、淋巴细胞绝对值和血氧饱和度均升高；C反应蛋白、白介素-6、降钙素原均较前减低；同时患者IgG数值显著升高；治疗前后D-二聚体无显著差异，肝肾功能异常比例无显著变化；胸部CT好转率为72.5%；出院时的中医证候评分均显著降低。（证据级别：Ⅲa）

4. 中西药联用：庞稳泰等的队列研究显示宣肺败毒颗粒联合常规治疗（卧床休息，加强支持治疗，保证充分热量，注意水、电解质平衡，维持内环境稳定，密切监测生命体征、血氧饱和度等，抗生素、吸氧或其他对症中西医干预）治疗14天，能够缩短新型冠状病毒奥密克戎毒株感染患者的病毒核酸转阴时间和住院时间。在治疗7天时，咯痰、咽喉不适，口干消失率均优于对照组（咯痰38.78% vs 0，咽喉不适55.29% vs 19.30%，口干64.10% vs 28.57%）；试验组的咳嗽消失率亦高于对照组（31.94% vs 18.92%），两组发热消失率均接近100%，组间差异无统计学意义。（证据级别：Ⅱa）

5. 超药品说明书用药：《宣肺败毒颗粒临床应用专家共识》显示宣肺败毒颗粒可用于治疗流感等其他常见上呼吸道感染性疾病；急性气管支气管炎及社区获得性下呼吸道感染性疾病等属湿毒郁肺者；可缓解慢性阻塞性肺疾病急性加重所引发的咳嗽、咯痰等症状。（证据级别：Ⅴ）

【用药交代】

1. 肝肾阴虚证不宜使用。

2. 肝肾功能不全者慎用。

3. 心动过速者慎用。

4. 不得超剂量、长时间、反复使用本品。

5. 本品含有甘草，不宜和含海藻、大戟、甘遂、芫花的中药方剂或中成药同时服用，注意“十九畏”配伍禁忌。

6. 忌生冷油腻等。

7. 处方中含麻黄，运动员，高血压、心脏病患者慎用。

8. 肝功能异常者应在医生指导下使用，用药期间应监测肝功能。

9. 用药期间出现大便超过每日3次者，应在医生指导下使用。

10. 孕妇、哺乳期妇女、婴幼儿禁用。

【药品属性】处方药、医保乙类。

（常鲜）

散寒化湿颗粒

【成　　分】厚朴、焦槟榔、煨草果、麻黄、苦杏仁、羌活、生姜、广藿香、佩兰、苍术、白术、茯苓、焦山楂、焦六神曲、焦麦芽、绵马贯众、徐长卿、地龙、石膏、葶苈子。

【功能主治】散寒化湿，宣肺透邪，辟秽化浊，解毒通络。用于寒湿郁肺所致疫病，症见发热，乏力，周身酸痛，咳嗽，咯痰，胸闷憋气，纳呆，恶心，呕吐，腹泻，大便黏腻不爽；舌质淡胖边有齿痕或淡红，舌苔白厚腻或腐腻，脉滑或濡。

【组方原理】本方来源于协定方寒湿疫方，由《伤寒论》麻杏石甘汤、《太平惠民和剂局方》神术散、《瘟疫论》达原饮、《医原》藿朴夏苓汤、《金匮要略》葶苈大枣泻肺汤等加减化裁而来。厚朴、焦槟榔、煨草果，散寒化湿，避秽化浊，透达膜原，为君药。麻黄、苦杏仁、羌活、生姜相配，功在宣肺散寒；广藿香、佩兰、苍术、白术、茯苓相配，功在健脾祛湿；焦三仙、生姜相配，功在消食和中；多药相伍，助君药恢复肌表、肺及脾胃之功能，并祛除寒湿和戾气，为臣药。绵马贯众、徐长卿、地龙，解毒，活血，通络，为佐药。石膏、葶苈子，清热泻肺平喘，利水消肿，为使药。全方共奏散寒化湿，宣肺透邪，辟秽化浊，解毒通络之功。

【规　　格】每袋装 10 g（相当于饮片 48 g）。

【用法用量】开水冲服。一次 2 袋，一日 3 次。疗程 7 ~ 14 天，或遵医嘱。

【不良反应】偶见恶心，呕吐，腹泻，腹胀，饮食难化等。

【药理研究】杜帅琳等的网络药理学研究显示散寒化湿宣肺方可能通过 TLR 信号通路、PI3K-Akt 信号通路等起到治疗新型冠状病毒感染的作用。

【适应病证】疫病（新型冠状病毒感染等）属寒湿郁肺证者；发热，咳嗽，腹泻等属寒湿证者。

【用药思路】

1. 辨证用药：寒湿郁肺证。

2. 辨症用药

（1）主症：发热，咳嗽，乏力，腹泻。

（2）次症：周身酸痛，咯痰，胸闷憋气，纳呆，恶心，呕吐，大便黏腻不爽。

（3）舌脉：舌质淡胖边有齿痕或淡红，舌苔白厚腻或腐腻，脉滑或濡。

3. 辨病与辨证相结合用药

（1）同金花清感颗粒（3）。

（2）Tian Jiaxing 等的队列研究显示散寒化湿颗粒能显著降低新型冠状病毒感染轻型和普通型患者转为重型的比例，散寒化湿颗粒组转重率为 0，优于对照组的 6.5%。（证据级别：Ⅱa）

【用药交代】

1. 少食生冷寒凉，厚腻之品。

2. 本品含麻黄，运动员，高血压、心脏病患者慎用。

3. 肝肾功能不全、严重基础疾病者、老年患者应在医生指导下服用。

4. 不得超剂量、长时间、反复使用本品。

5. 孕妇、哺乳期妇女、婴幼儿禁用。

【药品属性】处方药、医保乙类。

（常鲜）

益气通窍丸

【成　　分】黄芪、防风、蜜麻黄、辛夷、白芷、白术、茯苓、柴胡、当归、牡丹皮、五味子、乌梅、黄芩、甘草。

【功能主治】益气固表，散风通窍。用于季节性过敏性鼻炎中医辨证属肺脾气虚证，症见鼻痒，喷嚏，流清涕，鼻塞，乏力，纳差，恶风，怕冷，舌淡，苔白，脉弱。

【组方原理】本方以玉屏风散、苍耳子散为基础，以益气固表，散风通窍为治则组方，曾用名芪丹鼻敏丸。方中黄芪、防风为君，二药相配，黄芪得防风固表而不留邪，防风得黄芪祛邪而不伤正。辛夷、白芷、蜜麻黄、当归、牡丹皮、柴胡、白术为臣，补益气血，解表散寒，疏肝解郁，健脾除湿，滋阴养阳，顾护脾肾气血表里，改善患者体质以治本，助君药益气固表疏风，散寒除湿。五味子、乌梅、黄芩为佐，三药共佐主药敛肺止涕，清热燥湿。甘草为使，调和诸药。诸药合力，共奏益气固表，健脾除湿，滋阴养阳，散风通窍，标本兼治之功。

【规　　格】每 20 丸重 3 g（相当于饮片 9.12 g）。

【用法用量】口服。一次 20 丸，一日 3 次。疗程 2 周。

【不良反应】肝生化指标轻度升高、尿潜血阳性、尿蛋白阳性、荨麻疹等。

【药理作用】本品经预防性灌胃给药，可抑制卵白蛋白引起的小鼠以及豚鼠鼻黏膜毛细血管通透性增加，减少卵白蛋白诱导的豚鼠过敏性支气管痉挛持续时间。

【适应病证】季节性过敏性鼻炎、过敏性鼻炎等属肺脾气虚证者。

【用药思路】

1. 辨证用药：肺脾气虚证。

2. 辨症用药

（1）主症：鼻痒，鼻塞，喷嚏较多，流清涕。

（2）次症：乏力，纳差，恶风，怕冷。

（3）舌脉：舌淡，苔白，脉弱。

3. 辨病与辨证相结合用药

（1）同香菊胶囊（1）。

（2）Ⅲ期临床试验表明益气通窍丸治疗季节性过敏性鼻炎（肺脾气虚证），能有效地缓解鼻痒，喷嚏，流涕，鼻塞等临床症状，改善受试者生活质量，且安全性良好。

（证据级别：Ⅱa）

【用药交代】

1. 本品含有麻黄，运动员，高血压、心脏病患者慎用。

2. 肝肾功能不全者应慎用，用药期间，应定期检测肝肾功能指标，出现异常者应及时停药并就医。

3. 本品尚无用于孕妇、哺乳期妇女、儿童人群用药的有效性和安全性数据。

4. 本品临床试验尚无超出说明书用法用量的有效性和安全性数据。

【药品属性】处方药、非医保。

（常鲜）

桑枝总生物碱片

【成　　分】桑枝总生物碱。

【功能主治】配合饮食控制及运动，用于2型糖尿病。

【组方原理】桑枝总生物碱是从桑枝中提取分离纯化获得的一组多羟基生物碱。桑枝具有祛风湿，利关节的功效，用于风湿痹病，肩臂、关节酸痛麻木，具有抗炎，镇痛，降血糖，降血脂及增强免疫等药理作用。

【规　　格】每片含桑枝总生物碱50 mg。

【用法用量】嚼碎后与第一口或前几口食物一起服用。起始剂量每次1片，一日3次，4周后递加至每次2片，一日3次。疗程24周。

【不良反应】常见肠胃胀气，腹泻，肝生化学指标升高、血尿酸升高；偶见腹痛，胃肠鸣音异常，恶心，呕吐，腹部不适，头晕，血脂升高，水肿，血肌酐升高，尿路感染。

【药理作用】桑枝总生物碱具有 α－葡萄糖苷酶抑制活性，体外对 α－蔗糖酶和麦芽糖酶具有抑制作用，对 α－淀粉酶无抑制作用，在体内试验中可降低正常小鼠和四氧嘧啶模型小鼠糖负荷后的血糖水平。在离体条件下，桑枝总生物对蔗糖酶的抑制作用强于阿卡波糖，对麦芽糖酶的抑制作用与阿卡波糖相当，而对淀粉酶的抑制作用低于阿卡波糖，还具有调节脂质代谢、降低体重、改善肠—胰岛轴功能和机体炎症等作用。

【适应病证】2型糖尿病。

【用药思路】

1. 辨证用药：阴虚热盛证，湿热困脾证。

刘玉玲等的研究显示桑枝总生物碱综合效果与阿卡波糖相当，且对新诊断患者效果更佳，控制餐后血糖的平稳性更好，总体不良反应及胃肠胀气等不良反应的发生率降低约50%，还有调节脂代谢、控制体重的效果，对阴虚热盛证和湿热困脾证的中医证候评分有显著改善作用。

2. 辨症用药

1）阴虚热盛证

（1）主症：咽干口渴，心烦易怒。

（2）次症：多食易饥，口渴喜冷饮，溲赤便秘。

（3）舌脉：舌红苔黄，脉细数。

2）湿热困脾证

（1）主症：脘腹胀满，头身困重。

（2）次症：体形肥胖，四肢倦怠，食欲缺乏，大便不爽，小便黄赤。

（3）舌脉：舌体胖大，苔黄腻，脉滑而数。

3. 辨病与辨证相结合用药

（1）同糖脉康颗粒。

（2）陈依键的 RCT 显示桑枝总生物碱片治疗 2 型糖尿病（湿热困脾证）有效率为 75%（对照组有效率为 28.57%），对中医症状总积分及胸院腹胀，食后饱满，头身困重，心胸烦闷，四肢倦怠等单项积分，对糖化血红蛋白、空腹血糖、餐后 1 小时、餐后 2 小时血糖、血脂有明显改善作用。（证据级别：Ⅱa）

4. 中西药联用

（1）申竹芳、刘率男、杨海波等的 3 篇 RCT 显示桑枝总生物碱片用于 2 型糖尿病二甲双胍控制不佳的联合治疗具有良好的降糖化血红蛋白效果，可更及时地改善患者的餐后 1 小时血糖，还显示出降低体重、调节糖脂代谢、改善胰岛功能及肠道微生态、糖尿病微血管及大血管并发症及中医症状积分等的优势，不良反应低于阿卡波糖。（证据级别：Ⅱb）

（2）黄瀚涛等的 RCT 显示桑枝总生物碱片与西格列汀联用治疗 2 型糖尿病，可发挥协同作用，能够较好地起到降糖的效果，改善机体血脂代谢，减轻炎性反应。（证据级别：Ⅱa）

（3）员富圆等的 RCT 显示联合达格列净片治疗 2 型糖尿病具有较好的临床疗效，能改善患者生活质量，显著降低血糖水平，降低氧化应激反应。（证据级别：Ⅱa）

（4）黄哲等的 RCT 显示桑枝总生物碱联合胰岛素泵（赖脯胰岛素）治疗老年 2 型糖尿病患者，可明显改善血糖，有效降低血糖波动，减少胰岛素用量，缩短住院时间。（证据级别：Ⅱa）

5. 内外同治：袁丽等的队列研究显示桑枝总生物碱联合高压氧治疗可有效改善老年 2 型糖尿病患者的空腹血糖、餐后 2 小时血糖、稳态模型胰岛素抵抗指数、稳态模型胰岛 β 细胞功能指数等指标，提高治疗效果，与高压氧具有改善组织内脂肪和氨基酸代谢的作用，使靶细胞膜上胰岛素受体数量、受体缺陷得到增加和纠正，有效抑制和缓解高血糖状态。（证据级别：Ⅱb）

6. 超药品说明书用药

（1）张明子等的研究显示桑枝总生物碱片可以显著减轻肥胖多囊卵巢综合征模型

大鼠的体重，同时具有显著地降低甘油三酯的作用。

（2）一项专利表明有 2 型糖尿病合并肥胖型多囊卵巢综合征患者在服用桑枝总生物碱片后，不仅血糖得到有效控制，还伴有体重减轻，血清甘油三酯水平也恢复正常，同时激素水平和月经也恢复正常。

（3）方朝晖等的 RCT 显示桑枝总生物碱片（SZ-A）治疗痰浊瘀阻证餐后高血糖 12 周，治疗组的中医临床疗效为 75%，显著优于对照组（阿卡波糖）的 40%。在血液指标方面，两组患者治疗后的血糖、胰岛素、胆固醇等指标均有明显改善。尤其在甘油三酯（TG）的改善程度上，SZ-A 组明显优于对照组。此外，两组患者的体重指数在治疗后都有所下降。（证据级别：Ⅱa）

【用药交代】

1. 本品临床试验尚无用于有严重糖尿病并发症症状者、服用降脂药物不规律或剂量不稳定的高脂血症患者、服用或未服用降压药血压控制不佳者、其他内分泌疾病患者如皮质醇增多症、肢端肥大症等人群的有效性和安全性数据。

2. 用药期间应定期监测肝肾功能及血尿酸水平。严重肝脏、肾脏功能损害的患者禁用。

3. 用药期间如果发生急性低血糖，不宜使用蔗糖和麦芽糖，而应该使用葡萄糖纠正低血糖反应。

4. 合并使用影响糖代谢药物（如糖皮质激素等）者慎用。

5. 对本品及本品所含成分过敏者、既往接受过 α－糖苷酶抑制剂类药物治疗过敏者禁用。

6. 有明显消化和吸收障碍的慢性胃肠功能紊乱患者禁用。

7. 患有因为肠胀气而可能恶化的疾患（如胃心综合征、严重的疝气、肠梗阻、肠道术后和肠溃疡）的患者禁用。

8. 妊娠期妇女禁用。

9. 服用本品治疗期间，由于结肠内碳水化合物酵解增加，蔗糖或含有蔗糖的食物常会引起腹部不适，甚至导致腹泻。

10. 服用本品期间，避免同时服用考来酰胺、肠道吸附剂和消化酶类制剂，以免影响本品的疗效。

11. 本品已完成的临床试验尚无儿童和青春期少年的有效性和安全性数据，本品不应使用于 18 岁以下的患者。

12. 本品已完成的临床试验尚无 70 岁以上老年患者的有效性和安全性数据。

【药品属性】处方药、医保乙类。

（常鲜）

通络明目胶囊

【成　　分】赤芍、黄芪、女贞子、墨旱莲、地黄、粉葛、银杏叶、蒲黄、大黄、决明子、三七、地龙。

【功能主治】化瘀通络，益气养阴，止血明目。用于2型糖尿病引起的中度非增殖性糖尿病视网膜病变血瘀络阻，气阴两虚证所致的眼底点片状出血，目睛干涩，面色晦暗，倦怠乏力，舌质淡，或舌暗红少津，或有瘀斑、瘀点，脉细，或脉细数，或脉涩。

【组方原理】本方根据中医络病理论研发，曾用名为芪黄明目胶囊。方中赤芍化瘀通络，散瘀行滞，为君药。以黄芪、女贞子、墨旱莲共为臣药，益脾气，滋养肝肾。银杏叶化瘀通络；蒲黄、三七化瘀止血；大黄祛瘀止血；共同发挥改善目络瘀阻，减少目络出血的功效；配伍粉葛益脾气，地黄滋养肝肾之阴；决明子泻热明目；共为佐药。以地龙为使药，搜风解痉，有效缓解目络绌急状态，同时引诸药入络。全方配伍，共奏散瘀止血，化瘀通络，益气养阴，止血明目之功。

【规　　格】每粒装0.4 g（相当于饮片2.21 g）。

【用法用量】口服。一次4粒，一日3次。疗程12周。

【不良反应】轻度尿蛋白，尿红细胞等。

【药理作用】具有抗炎，抗氧化，免疫调节等作用。

【适应病证】中度非增殖性糖尿病视网膜病变属血瘀络阻，气阴两虚证者。

【用药思路】

1. 辨证用药：血瘀络阻，气阴两虚证。

2. 辨症用药

（1）主症：视物昏花，眼睛干涩。

（2）次症：面色晦暗，肢体麻木，倦怠乏力，气短懒言，五心烦热，口干咽燥，大便干结。

（3）舌脉：舌质淡，或舌暗红少津，或有瘀斑、瘀点，脉细，或脉细数，或脉涩。

3. 辨病与辨证相结合用药

（1）同复方丹参滴丸（3）。

（2）张喜芬等的RCT显示通络明目胶囊能改善非增殖期糖尿病视网膜病变属血瘀络阻，气阴两虚证患者的眼底微血管病变程度及黄斑水肿程度，提高视力，疗效与羟苯磺酸钙胶囊疗效相当，但在中医证候疗效方面优于羟苯磺酸钙胶囊，而且试验组的不良反应明显少于对照组。（证据级别：Ⅰb）

（3）任君霞等的RCT显示通络明目胶囊可以提高糖尿病视网膜病变血瘀络阻，气阴两虚证的综合疗效，改善中医证候疗效、视力、眼底改变和眼底荧光血管造影。（证据级别：Ⅰb）

【用药交代】

1. 眼底片状出血面积较大者不宜使用。

2. 服用本药期间仍需服用基础降糖药物，使血糖控制在较为正常或基本正常的水平并相对稳定。

3. 脾胃虚寒、脾肾阳虚伴有便溏，泄泻者慎用。

4. 忌食肥甘厚味，油腻食物。

5. 本品临床试验尚无超出说明书用法用量的有效性和安全性数据。

6. 本品尚无用于孕妇、哺乳期妇女的有效性和安全性数据。

【药品属性】处方药、非医保。

（常鲜）

芪蛭益肾胶囊

【成　　分】黄芪、地黄、女贞子、水蛭、炒僵蚕、土鳖虫、熟大黄、匙羹藤叶、青风藤、车前子。

【功能主治】益气养阴，化瘀通络。用于早期糖尿病肾病气阴两虚证，症见倦怠乏力，口干咽燥，五心烦热，食少纳呆，面色无华，肢体麻木。舌质淡，或舌质暗红或有瘀斑、瘀点，或少苔；脉细或细涩。

【组方原理】糖尿病以肾虚为本，发病初期以气阴两虚为主，日久则五脏功能受损，兼夹热、郁、痰、瘀而致病糖尿病肾病，治宜益气养阴活血，早期治疗主要以减少或延缓大量蛋白尿的发生为主。本方以补气养阴，活血化瘀立法，曾用名为芪黄胶囊。方中黄芪补气升阳，益卫固表，为君药。地黄养阴清热、生津止渴；女贞子补肝肾阴；共为臣药。水蛭、炒僵蚕、土鳖虫、熟大黄、匙羹藤叶、青风藤，破血逐瘀以利水道，祛风通络，活血泄浊，共为佐药。车前子清热利湿，淡渗利水，为使药。诸药合用，攻补兼施，共奏益气养阴，活血化瘀之功效。

【规　　格】每粒装 0.38 g（相当于饮片 2.86 g）。

【用法用量】口服。一次 5 粒，一日 3 次。疗程为 24 周。

【不良反应】皮疹，瘙痒，过敏性皮炎，肝生化指标异常升高。

【药理作用】芪蛭益肾胶囊能够显著降低大鼠的空腹血糖、尿量、糖化血红蛋白、肌酐、尿素氮，能改善大鼠心、肾等脏器的病理学改变。

【适应病证】消渴病肾病属气阴两虚证或兼血瘀证者；早期糖尿病肾病属气阴两虚证或兼血瘀证者。

【用药思路】

1. 辨证用药：气阴两虚证或兼血瘀证。

2. 辨症用药

（1）主症：口燥咽干，乏力倦怠。

（2）次症：五心烦热，口渴喜饮，多食易饥或食少纳呆，面色无华，肢体麻木。

（3）舌脉：舌质淡，或舌质暗红或有瘀斑、瘀点，或少苔；脉细或细涩。

3. 辨病与辨证相结合用药

（1）同糖脉康颗粒。

（2）《中成药治疗糖尿病肾脏病临床应用专家共识》将糖尿病肾脏病归属于中医

消渴肾病、水肿、虚劳、关格等范畴。分为气阴两虚证、气阴两虚兼血瘀证、肾气亏虚证、肺肾两虚证、肝肾阴虚证、脾肾阳虚证、湿热证、气滞血瘀证、气虚血瘀证、脾虚浊瘀证。（证据级别：Ⅴ）

气阴两虚证常用肾炎康复片等；气阴两虚兼血瘀证常用渴络欣胶囊、糖脉康颗粒、芪蛭益肾胶囊等；肾气亏虚证常用苁蓉益肾颗粒等；肺肾两虚证常用百令胶囊、金水宝片等；肝肾阴虚证常用六味地黄丸等；脾肾阳虚证常用肾炎舒胶囊等；湿热证常用黄葵胶囊、肾炎片等；气滞血瘀证常用复方丹参滴丸等；气虚血瘀证常用通心络胶囊等；脾虚浊瘀证常用尿毒清颗粒、肾衰宁胶囊等。

（3）临床研究结果显示芪蛭益肾胶囊治疗糖尿病肾病属气阴两虚证者，用药 24 周后，24 小时尿白蛋白排泄率（UAER）较基线下降大于 50% 的比率：试验组 38.55%，安慰剂组 26.67%，两组率差值及其 95% CI 为 11.88%（2.50，21.26）。24 小时尿白蛋白排泄率（UAER）下降率：试验组（35.72 ± 40.43）%，安慰剂组（14.25 ± 71.84）%，两组率差值及其 95% CI 为 21.46%（10.99，31.92）。可以达到试验组优于安慰剂组的优效性假设。次要疗效指标，中医证候单项症状倦怠乏力，口干咽燥，五心烦热，食少纳呆，面色无华，肢体麻木等的显效率，试验组好于安慰剂组。（证据级别：Ⅰb）

4. 中西药联用：翟晓玲的 RCT 显示芪蛭益肾胶囊配合氯沙坦治疗糖尿病肾病Ⅳ期（气阴两虚证），治疗组总有效率为 85.00%；芪蛭益肾胶囊模拟剂合氯沙坦（对照组）总有效率为 60.00%，两组疗效存在显著性差异（$P < 0.01$）。有关中医临床症状改善上，治疗组疗效优于对照组。治疗组能够有效改善糖尿病患者的 24 小时尿蛋白定量、尿白蛋白 / 肌酐、保护肾功能。且治疗组优于对照组（$P < 0.05$）。（证据级别：Ⅱa）

5. 超药品说明书用药：一项专利成果显示芪蛭益肾胶囊用于缺血性脑卒中，能够明显改善大脑缺血再灌注后引起的神经行为功能障碍，脑梗死率及萎缩程度，保护海马及皮质神经元细胞，对缺血性脑卒中（包括急性期和恢复期）具有改善作用。

【用药交代】

1. 忌食生冷辛辣之品。
2. 过敏体质者慎用。用药期间如果发生过敏反应，应立即停药。
3. 肝功能异常者慎用，用药期间应监测肝功能。
4. 有妊娠计划者慎用。
5. 有出血倾向者慎用。
6. 孕妇及哺乳期妇女禁用。

【药品属性】处方药、医保乙类。

（常鲜）

七蕊胃舒胶囊

【成　　分】三七、枯矾、煅花蕊石、酒大黄。

【功能主治】活血化瘀，燥湿止痛。用于轻、中度慢性非萎缩性胃炎伴糜烂湿热瘀阻证所致的胃脘疼痛，舌质紫黯或瘀斑、瘀点，舌苔黄腻，脉弦涩或弦滑。

【组方原理】本品由医疗机构制剂转化而来，以“活血化瘀，燥湿止痛”为法，曾用名为利胃胶囊。方中三七甘缓温通，苦降下泄，能散瘀止血，消肿定痛，用于瘀血阻滞之胃痛，为君药。枯矾助三七燥湿生肌，消肿定痛，为臣药。煅花蕊石化瘀止血，并能制酸止痛，为佐药。酒大黄调气止痛，引药上行，驱热下达，清血分热，为使药。诸药相合，共奏活血化瘀，燥湿止痛之功。

【规　　格】每粒装 0.5 g（相当于饮片 0.5 g）。

【用法用量】口服。一次 4 粒，一日 2 次，早晚餐前半小时服用。疗程 4 周。

【不良反应】月经量增多或减少，肝生化指标升高，腹痛，腰痛，肠鸣亢进，大便次数增多，便溏，凝血功能异常，皮疹，瘙痒，尿蛋白异常等。

【药理作用】辛茜的研究显示七蕊胃舒胶囊对酒精诱发的大鼠胃黏膜损伤有保护作用，同时对胃黏膜急性渗出性炎症有治疗作用，体外胃黏膜培养实验结果显示其有抑制幽门螺杆菌生长的作用。

【适应病证】轻、中度慢性非萎缩性胃炎伴糜烂属湿热瘀阻证者；胃脘痛属湿热瘀阻证者。

【用药思路】

1. 辨证用药：湿热瘀阻证。

2. 辨症用药

（1）主症：胃脘疼痛，胃脘痞胀。

（2）次症：口苦，口臭或口黏，纳呆少食，嗳气，嘈杂，泛酸。

（3）舌脉：舌质紫暗或有瘀斑、瘀点，苔黄腻，脉弦涩或弦滑。

3. 辨病与辨证相结合用药

（1）同荜铃胃痛颗粒（1）。

（2）韩树堂等的 RCT 显示七蕊胃舒胶囊在治疗慢性浅表性胃炎伴糜烂湿热瘀滞证方面临床疗效显著，胃脘疼痛消失率为 78.9%，胃黏膜糜烂痊愈率为 65.3%，证候疗效痊愈率为 27.37%，幽门螺杆菌根除率为 52.7%，均高于观察组与安慰剂组。胃脘痞胀消失率为 65.3%，略低于对照组（68.9%），差异无统计学意义（$P > 0.05$）。（证据级别：Ⅰb）

【用药交代】

1. 幽门螺杆菌感染者应行根除治疗。

2. 服药期间饮食宜清淡，忌辛辣刺激性食物。

3. 脾胃虚寒或平素容易腹泻者慎用。

4. 肝肾功能不全者慎用。

5. 妇女月经期慎用。

6. 不得长期反复用药，不得超说明书疗程剂量用药。

7. 本品尚无用于儿童人群的有效性和安全性数据。

8. 孕妇及哺乳期妇女禁用。

9. 正在接受透析治疗者禁用。

【药品属性】处方药、医保乙类。

（肖萍）

苓桂术甘颗粒

【成　　分】茯苓、桂枝、白术、甘草。

【功能主治】温阳化饮，健脾利湿。用于中阳不足之痰饮。症见胸胁支满，目眩心悸，短气而咳，舌苔白滑，脉弦滑。

【组方原理】本方来源于《金匮要略》，“心下有痰饮，胸胁支满，目眩，苓桂术甘汤主之”“夫短气有微饮，当从小便去之，苓桂术甘汤主之”。茯苓为君药，甘补淡渗，健脾除湿，利水化饮。桂枝为臣药，辛散温通，温达阳气，化湿蠲饮。君臣相伍，一利一温，无虑水饮不化。复恐健脾化痰之力不及，故佐白术，燥湿运脾，助茯苓以培土制水，相须为用。甘草药性甘平，可兼佐使两职；配桂枝以辛甘化阳、温补中焦，配白术以益气培土，健脾制水，俱充佐药用；而其又擅调和诸药，兼以为使药。四药合用，温而不燥，利而不峻，标本兼顾，温阳化饮，健脾利湿，直令中阳复而痰饮除，则所病胸胁支满，目眩心悸，短气而咳等症可平矣。

【规　　格】每袋装 16 g（相当于饮片 55.2 g）。

【用法用量】开水冲服。一次 1 袋，一日 3 次。

【药理作用】目前对其药理活性报道较多，主要集中在其对心血管系统、泌尿系统、呼吸系统、神经系统、消化系统或其他组织器官的疾病治疗方面。具有抗炎，抗肿瘤，抗氧化，调节免疫等多种作用。

【适应病证】本方所治痰饮，乃中阳不足，脾失健运而致。中焦阳弱，气不化津则成饮；脾运失健，湿浊不化则生痰。痰饮停蓄，充斥膈间，故胸胁支满；饮阻于中，清阳不升，故头目眩晕；饮邪冲逆，上凌心肺，故心悸、短气而咳。苔白滑，脉弦滑，皆痰饮内停之象，治宜温阳化饮，健脾利湿。

心力衰竭，心律失常，心脏病，心绞痛，心悸，病毒性心肌炎，慢性支气管炎，慢性阻塞性肺疾病，痰饮，咳喘，非酒精性脂肪肝，肝硬化腹水，水肿，积水，尿路结石，眩晕，内耳眩晕，肥胖，胸腔积液，代谢综合征，胸痹，脑卒中偏瘫等属中阳不足证者。

【用药思路】

1. 辨证用药：中阳不足证。

2. 辨症用药

（1）主症：胸胁支满，目眩，心悸，短气。

（2）次症：咳嗽，小便不利而频数，水肿，腹软。

（3）舌脉：舌苔白滑，脉弦滑或沉紧。

3. 中西药联用：杨闯的 Meta 分析（20 项 RCT）显示苓桂术甘汤加减方合用西医常规（利尿剂、血管紧张素转换酶抑制剂或血管紧张素Ⅱ受体拮抗剂、洋地黄制剂、β 受体阻滞剂、醛固酮拮抗剂、血管扩张剂等）治疗慢性心力衰竭，治疗时间＞2 周。在临床疗效上以及中医证候积分均有更加显著的改善，6 分钟步行试验也显著提高，氨基末端脑钠肽前体水平明显降低，左室舒张末期内径和收缩末期内径等心脏超声方面的指标也均有更加明显的改善，差异有统计学意义（$P < 0.05$）。（证据级别：Ⅰa）

【用药交代】

1. 忌服冷饮及滋腻食品。

2. 痰饮而兼见阴虚火旺者，慎用本品。

3. 临床中，本品常和其他中成药或中药汤剂等联用。

【药品属性】处方药、医保乙类。

（常鲜）

益肾养心安神片

【成　　分】炒酸枣仁、制何首乌、桑椹、百合、丹参、灵芝、茯苓、知母、合欢花、菊花。

【功能主治】益肾，养心，安神。用于失眠症中医辨证属心血亏虚，肾精不足证，症见失眠，多梦，心悸，神疲乏力，健忘，头晕，腰膝酸软等，舌淡红苔薄白，脉沉细或细弱。

【组方原理】本方由酸枣仁汤和百合知母汤加减化裁而来，曾用名为益智安神片、百灵安神片。方中制何首乌补肾填精，炒酸枣仁补血养心，共为君药，精化血、血养神。桑椹固精养血，百合养阴清心，丹参活血通络，为臣药。伍以灵芝补益精气，精化气，气生神；茯苓健脾益精，养后天助先天；知母滋阴润燥，清心安神；为佐药。同时以合欢花解郁安神引药入心，菊花引诸药上行至巅顶，发挥引阳入阴，清利头目的作用，为使药。诸药合用以益肾健脑，养心安神。

【规　　格】每片重 0.4 g（相当于饮片 1.4 g）。

【用法用量】口服。一次 4 片，一日 3 次。疗程 4 周。

【不良反应】肝生化指标轻度升高。

【药理作用】具有镇静、催眠，增进记忆及抗疲劳的作用。

【适应病证】失眠症（睡眠障碍、不寐等）属心血亏虚，肾精不足证者。

【用药思路】

1. 辨证用药：心血亏虚，肾精不足证。

2. 辨症用药

（1）主症：入睡困难，睡而易醒，早醒（醒后不能再睡），睡眠时间短，多梦。

（2）次症：心悸不安，健忘，头晕，神疲乏力，腰膝酸软。

（3）舌脉：舌淡红，苔薄白，脉沉细或细弱。

3. 辨病与辨证相结合用药

（1）《失眠症中医临床实践指南（WHO/WPO）（2016版）》将失眠分为心理生理性失眠、调节性失眠（急性失眠）、异常性失眠、原发性失眠等，根据临床特点分为入睡困难型、睡眠易醒型和睡眠短暂型，中医辨证分型为肝郁化火证、痰热内扰证、阴虚火旺证、胃气失和证、瘀血内阻证、心火炽盛证、心脾两虚证、心胆气虚证、心肾不交证等。（证据级别：Ⅰa）

肝郁化火证常用龙胆泻肝胶囊（丸、片）等；痰热内扰证常用礞石滚痰丸、安神温胆丸等；阴虚火旺证常用知柏地黄丸、百乐眠胶囊等；胃气失和证常用保和颗粒（丸）、归脾丸等；瘀血内阻证常用血府逐瘀片（胶囊、丸）等；心火炽盛证常用酸枣仁合剂、朱砂安神丸等；心脾两虚证常用柏子养心丸、人参归脾丸等；心胆气虚证常用安神定志丸、交泰丸等；心肾不交证常用养心安神丸、朱砂安神丸等。

（2）王伟等的RCT显示，对于失眠症属心血亏虚，肾精不足证患者，益肾养心安神片具有良好的临床疗效和安全性，治疗前后睡眠障碍评定量表、匹兹堡睡眠质量指数总分下降率明显；中医症候总有效率88.25%，对照组33.33%，差异具有统计学意义（$P < 0.01$）；入睡困难，睡而易醒，早醒，睡眠时间短，多梦，心悸不安，头晕，神疲乏力等各单项指标消失例数及消失率明显升高，差异均具有统计意义（$P < 0.01$）；觉醒次数（AT）降低、总睡眠时间（TST）增加、觉醒比（ATA/TST）降低、睡眠效率（%）提高。（证据级别：Ⅰb）

【用药交代】

1. 有肝脏疾病或肝功能异常者慎用；本品不宜与其他引起肝损伤的药物同时使用；用药期间，应关注肝功能指标，出现异常者应及时停药并就医。

2. 本品尚无用于孕妇、哺乳期妇女、儿童人群用药的有效性和安全性数据。

3. 本品临床试验尚无超出说明书用法用量的有效性和安全性数据。

【药品属性】处方药、医保乙类。

（常鲜）

解郁除烦胶囊

【成　　分】栀子、姜厚朴、姜半夏、连翘、茯苓、紫苏梗、枳壳、甘草。

【功能主治】解郁化痰，清热除烦。适用于轻、中度抑郁症中医辨证属气郁痰阻，郁火内扰证，症见情绪低落，心绪不宁，咽中如有异物，胸脘痞闷，食欲缺乏，易叹气，失眠多梦，头晕耳鸣，口苦咽干，大便秘结，舌红苔腻，脉弦滑等。

【组方原理】本品以解郁化痰，清热除烦为法，由《金匮要略》半夏厚朴汤和《伤寒论》栀子厚朴汤加减化裁而来，曾用名为苏夏解郁除烦胶囊。栀子清热除烦，为君药。姜厚朴、姜半夏解郁化痰，降气除满，共为臣药。连翘轻宣郁火；紫苏梗、枳壳顺气宽中，散结消痞；茯苓渗湿宁神，为佐药。甘草益心宁神，为使药。诸药合用，气机得疏，郁火得消，痰浊得化，脏腑得和，心神得安，标本兼顾，共奏解郁化痰，清热除烦之功效。

【规　　格】每粒装 0.4 g（相当于饮片 1.55 g）。

【用法用量】口服。一次 4 粒，一日 3 次。疗程 6 周。

【不良反应】恶心，头痛，胸部不适，尿白细胞增加，血白细胞计数降低等。

【药理作用】本品经口给药，可改善腹腔注射利血平诱导的抑郁症模型小鼠体温降低及眼睑下垂，活动减少等，可提高捣毁嗅球雄性大鼠糖水偏爱系数，缩短新奇环境摄食潜伏期，延长旷场试验总路程和活动时间，缩短休息时间等。

【适应病证】轻、中度抑郁症属气郁痰阻，郁火内扰证者。

【用药思路】

1. 辨证用药：气郁痰阻，郁火内扰证。

2. 辨症用药

（1）主症：精神抑郁，心绪不宁。

（2）次症：胸脘痞闷，食欲缺乏，善太息，失眠多梦，头晕耳鸣，咽堵，口苦咽干，大便秘结。

（3）舌脉：舌红苔腻，脉弦滑。

3. 辨病与辨证相结合用药

（1）同舒肝解郁胶囊（1）。

（2）谷春华等的 RCT 将 560 例抑郁症中医辨证属气郁痰阻，郁火内扰证受试者随机分为治疗组 336 例，对照组 112 例和安慰剂组 112 例，疗程 42 天，结果显示解郁除烦胶囊能明显改善抑郁和焦虑症状，实验组疾病疗效总有效率 90.1%（对照组 84.5%、安慰剂组 38.7%），中医证候疗效总有效率 88.6%（对照组 75.5%，安慰剂组 34.2%），对临床总体印象量表的疗效评分（CGI-GI）有明显改善。（证据级别：Ⅰb）

【用药交代】

1. 本品临床试验尚无超出说明书用法用量的有效性和安全性数据。

2. 本品尚无用于治疗抑郁症重度抑郁、难治性抑郁或双向障碍者的有效性和安全性数据。病情进展，或伴有自杀倾向、严重焦虑者需前往专科医院就诊。

3. 本品尚无用于孕妇、哺乳期妇女、儿童人群用药的有效性和安全性数据。

4. 本品不宜用于抑郁症虚证、寒证者。

5. 过敏体质者慎用。

6. 忌辛辣刺激、生冷、油腻食物。

【药品属性】处方药、医保乙类。

（常鲜）

参葛补肾胶囊

【成　　分】太子参、葛根、淫羊藿。

【功能主治】益气，养阴，补肾。适用于轻、中度抑郁症中医辨证属气阴两虚，肾气不足证，症见情绪低落，多思善虑，言语动作减少，目光迟滞，健忘，食少，心悸胆怯，少寐多梦，心烦，舌质淡红或偏红，舌苔白或花剥，脉细弱等。

【组方原理】本品以益气，养阴，补肾为法组方，曾用名为太子神悦胶囊。太子参益气，养阴，生津，为君药。葛根升阳生津；淫羊藿温阳，助君药升发阳气，使补而不滞；共为臣药。三药共奏益气，养阴，补肾之效。

【规　　格】每粒装 0.32 g（相当于饮片 3.6 g）。

【用法用量】口服。一次 4 粒，一日 2 次，早晚各 1 次。疗程 8 周。

【不良反应】丙氨酸氨基转移酶、天冬氨酸氨基转移酶、γ－谷氨酰转肽酶、碱性磷酸酶、血清总胆红素等肝生化指标单项或多项升高；便秘，恶心，食欲下降，口干，头痛，头晕，腰肋疼痛，肌痛，咳嗽，咳痰，口咽疼痛，上呼吸道感染，支气管炎，血红蛋白降低，白细胞升高，白细胞降低等。

【药理作用】本品可缩短皮下注射利血平抑郁模型小鼠在悬尾试验和强迫游泳试验中的不动时间，改善眼睑下垂、运动不能行为；可减少 5- 羟色氨酸诱导小鼠的甩头行为，升高脑内 5- 羟色胺、去甲肾上腺素水平。

【适应病证】轻、中度抑郁症属气阴两虚，肾气不足证。

【用药思路】

1. 辨证用药：气阴两虚，肾气不足证。

2. 辨症用药

（1）主症：情绪低落，多思善虑。

（2）次症：言语动作减少，目光迟滞，健忘，食少，心悸胆怯，少寐多梦，心烦。

（3）舌脉：舌质淡红或偏红，舌苔白或花剥，脉细弱等。

3. 辨病与辨证相结合用药

（1）同舒肝解郁胶囊（1）。

（2）一项 RCT 显示参葛补肾胶囊对于轻、中度抑郁患者呈现的抑郁情绪，有罪感，入睡困难，睡眠不深，早醒，工作和兴趣缺乏，精神性焦虑，躯体性焦虑，胃肠道症状的总有效率为 75.14%，对照药盐酸氟西汀胶囊为 73.55%，安慰剂为 38.52%。治疗停药后戒断症状率显著减少（不反弹），治疗组参葛补肾胶囊为 3.86%；对照阳性药组盐酸氟西汀胶囊为 18.84%。肝功能指标丙氨酸氨基转移酶异常发生率，治疗组参葛补肾胶囊异常发生率 0.62%，明显低于对照药的 5.36%。（证据级别：Ⅰb）

4. 内外同治：宋宇昕的 RCT 显示参葛补肾胶囊结合针刺（百会、上星、印堂、膻中、大陵、劳宫、足三里、三阴交、太冲穴）能明显改善心脾两虚型郁证患者的症状（以汉密顿抑郁量表、中医症候疗效为指标），其疗效明显优于单纯针刺组和药物组。

（证据级别：Ⅱa）

【用药交代】

1. 本品仅有用于急性发作期 8 周疗程的有效性和安全性数据。

2. 本品可能导致肝损伤，肝功能不全患者、有药物性肝损伤病史患者慎用，服药期间应定期复查肝脏生化指标。

3. 本品尚无用于治疗抑郁症重度抑郁发作、难治性抑郁症或双相障碍抑郁发作的有效性和安全性数据。病情进展，或伴有自杀倾向、严重焦虑者需前往专科医院就诊。

4. 本品尚无用于孕妇、哺乳期妇女、青少年、儿童人群的有效性和安全性数据。

5. 忌辛辣刺激、生冷、油腻食物。

【药品属性】处方药、医保乙类。

（常鲜）

参郁宁神片

【成　　分】西洋参、郁金、炒酸枣仁、五味子。

【功能主治】益气养阴，宁神解郁。用于轻、中度抑郁症中医辨证属气阴两虚证者，症见失眠多梦，多疑善惊，口咽干燥，舌淡红或红，苔薄白少津，脉细或沉细等。

【组方原理】本品以益气养阴，宁神解郁为法组方，在归脾汤的基础上加减化裁而来，曾用名为参味宁郁片。西洋参为君药，益心肝脾肾之元气，除气血痰瘀之互结。郁金破瘀养血，益气行气；炒酸枣仁补肝，宁心，敛汗，生津养阴；二药与君药配伍，行益气活血，化浊软坚之功，共为臣药。五味子辅助君臣，宁神养心，益气调血，益气生津，收敛肾精，为佐药。全方共奏益气养阴，宁神解郁之功效。

【规　　格】每片重 0.62 g（相当于饮片 3.76 g）。

【用法用量】口服。一次 4 片，一日 3 次。疗程 8 周。

【不良反应】尿白蛋白阳性、血尿酸升高、β–N–乙酰基–D–氨基葡糖苷酶升高，尿白细胞阳性，血肌酐升高、尿白蛋白 / 肌酐升高、尿潜血阳性、尿胆红素升高，尿路感染，丙氨酸氨基转移酶、天冬氨酸氨基转移酶、结合胆红素等肝生化指标异常；口干，腹痛，胃痛，便秘，腹泻，腹胀，恶心等胃肠道反应；口唇溃疡，口腔溃疡，饥饿，食欲减退；心悸，室性期前收缩、窦性心动过缓等心电图异常；头痛，头晕，头部不适，咽干，胸闷，咳嗽，血糖升高，高尿酸血症，水肿；瘙痒症，皮疹，湿疹，荨麻疹等过敏反应；痤疮，多汗，中性粒细胞计数降低，白细胞计数降低等。

【药理作用】本品可抑制慢性应激抑郁模型大鼠体重的降低，缩短行为绝望诱发抑郁模型小鼠悬尾不动时间，增加 5–羟色氨酸诱发的小鼠甩头次数，增强去甲肾上腺素对小鼠的毒性，抑制 5–羟色胺引起的惊厥大鼠额叶单胺神经递质含量降低，延长戊巴比妥钠诱导的小鼠睡眠时间。

【适应病证】轻、中度抑郁症属气阴两虚证者。

【用药思路】

1. 辨证用药：气阴两虚证。

2. 辨症用药

（1）主症：失眠多梦，多疑善惊，神疲乏力。

（2）次症：口咽干燥，食欲缺乏，头晕，汗出，健忘等。

（3）舌脉：舌淡红或红，苔薄白少津，脉细或沉细等。

3. 辨病与辨证相结合用药

（1）同舒肝解郁胶囊（1）。

（2）Ⅲ期临床研究显示参郁宁神片治疗轻、中度抑郁症（气阴两虚证），用药8周后，在汉密尔顿抑郁量表总有效率、总积分变化和各因子变化方面均优于安慰剂组。可以改善焦虑状态、焦虑/躯体障碍以及认知障碍，临床总体印象量表（CGI）的疾病明显改善和病情改善比例均优于安慰剂组。（证据级别：Ⅰb）

【用药交代】

1. 本品仅有用于急性发作期8周疗程的有效性和安全性数据。

2. 本品尚无用于治疗抑郁症重度抑郁发作、难治性抑郁症或双相障碍抑郁发作的有效性和安全性数据。病情进展，或伴有自杀倾向、严重焦虑者需前往专科医院就诊。

3. 本品尚无用于孕妇、哺乳期妇女、青少年、儿童人群用药的有效性和安全性数据。

4. 过敏体质者慎用。

【药品属性】处方药、非医保。

（常鲜）

芍麻止痉颗粒

【成　　分】白芍、天麻、蒺藜、钩藤、灵芝、首乌藤、酸枣仁、醋五味子、栀子、胆南星、黄芩。

【功能主治】平抑肝阳，息风止痉，清火豁痰。用于抽动—秽语综合征（Tourette综合征）及慢性抽动障碍中医辨证属肝亢风动，痰火内扰者，症见头面部、颈、肩、躯干及四肢肌肉不自主的抽动或伴有口鼻、咽喉部的异常发声，急躁易怒，手足心热，睡卧不宁，大便偏干，小便短黄，舌红苔薄黄或薄黄腻。

【组方原理】本方由天麻钩藤饮加减化裁而来，以平肝息风，清心豁痰为法进行组方，曾用名为止动颗粒、五灵止动颗粒、五灵颗粒。方中白芍、天麻平肝止痉，为君药。蒺藜、钩藤可辅助和加强君药平肝止痉之功；灵芝、首乌藤安神补虚；共为臣药。酸枣仁、醋五味子养心益肝安神，可增强臣药安神之效；栀子、黄芩清心除烦；胆南星清热化痰，息风定惊；共为佐药。诸药合用，共奏平肝息风，清热豁痰，养心安神，定志止抽之功。

【规　　格】每袋装2.5 g（相当于饮片9.4 g）；每袋装5 g（相当于饮片18.8 g）。

【用法用量】2.5 g 装：冲服。5 ~ 12 岁，一次 5 g（2 袋），一日 3 次；13 ~ 18 岁，一次 7.5 g（3 袋），一日 3 次。疗程 8 周。5 g 装：冲服。5 ~ 12 岁，一次 1 袋，一日 3 次；13 ~ 18 岁，一次 1 袋半，一日 3 次。疗程 8 周。

【不良反应】口干，恶心，呕吐，排便频率增加，便秘，口腔溃疡，腹胀，腹部不适，食欲下降，嗜睡，头晕，头痛，失眠，皮疹，丙氨酸氨基转移酶升高，尿红细胞升高，血尿素升高，尿蛋白阳性，肌肉痛等。

【药理作用】本品可使腹腔注射亚氨基二丙腈（IDPN）抽动症模型大鼠异常旋转及昂头行为减少，降低 IDPN 模型大鼠脑纹状体多巴胺代谢产物高香草酸含量及Ⅱ型多巴胺受体活性。

【适应病证】抽动—秽语综合征及慢性抽动障碍属肝亢风动，痰火内扰证者。

【用药思路】

1. 辨证用药：肝亢风动，痰火内扰证。

2. 辨症用药

（1）主症：皱眉眨眼，张口咧嘴，摇头耸肩，甩手踢腿，或口出异声秽语。

（2）次症：急躁易怒，手足心热，睡卧不宁，大便偏干，小便短黄。

（3）舌脉：舌质红，苔黄或薄黄腻，脉弦或弦数。

3. 辨病与辨证相结合用药

（1）《中医儿科临床诊疗指南・抽动障碍（修订）》将儿童抽动症辨证分为肝亢风动证、外风引动证、痰火扰神证、气郁化火证、脾虚痰聚证、阴虚风动证。（证据级别：Ⅰa）

肝亢风动证常用芍麻止痉颗粒、天麻钩藤饮等；外风引动证常用银翘散等；痰火扰神证常用黄连温胆汤片等；气郁化火证常用丹栀逍遥丸、龙胆泻肝丸等；脾虚痰聚证常用安神温胆丸等；阴虚风动证常用大定风珠等。另有肝亢风动夹痰证常用菖麻息风片、九味息风颗粒等。

（2）聂朝宏等的 RCT 显示芍麻止痉颗粒临床治疗抽动障碍肝亢风动，痰火内扰证有效，治疗组（33.33%）与泰必利组（58.33%）在第 2 周治疗结束时的总有效率相比，组间有统计显著性差异（$P < 0.01$），且均显著优于安慰剂组（25.00%，$P < 0.01$）；治疗组（47.22%）与泰必利组（50.00%）在第 8 周治疗结束时的总有效率未见组间统计显著性差异（$P > 0.05$），且均显著优于安慰剂组（23.15%，$P < 0.01$）；安全性与安慰剂组相比，泰必利组发生 1 例以上不良事件的发生率存在统计显著性差异（$P < 0.05$）；而在试验组与安慰剂组相比，未见统计显著性差异（$P > 0.05$）。发生率最高的不良反应为嗜睡。（证据级别：Ⅱa）

（3）陈玉燕等的 RCT 显示芍麻止痉颗粒对于抽动障碍肝亢风动，痰火内扰证具有明显疗效，疾病疗效试验组、安慰剂组、阳性组总有效率分别为 91.2%、36.4% 和 91.7%；中医症候疗效试验组、安慰剂组、阳性组总有效率分别为 97.1%、63.6% 和 83.3%。（证据级别：Ⅱa）

（4）凌子恒的RCT显示芍麻止痉颗粒对于抽动障碍肝亢风动，痰火内扰证具有明显疗效，在改善抽动症状方面较泰比利未见明显差异，治疗后芍麻止痉颗粒对改善中医症状较其他两组作用明显。（证据级别：Ⅰb）

4. 中西药联用

（1）赵艾红、孔东雯、张彦旭等的3篇RCT显示芍麻止痉颗粒联用硫必利治疗小儿抽动障碍较单用硫必利片具有明显优势，可取得较理想的疗效，明显改善患儿症状，有效降低炎症反应因子和神经递质水平。（证据级别：Ⅱa）

（2）庞尚一、刘国珍等的研究显示芍麻止痉颗粒联合氟哌啶醇片治疗儿童抽动症可有效改善患儿症状，促进患儿智力发育，提高自我意识，提高患儿的免疫功能，调节神经因子水平，改善机体神经递质水平，提高临床疗效、降低复发率。（证据级别：Ⅱb）

【用药交代】

1. 本品尚无用于难治性抽动障碍、尚未界定的其他类型抽动障碍及多种行为障碍共患病的有效性、安全性数据。

2. 本品尚无临床长期用药及用于5岁以下儿童的有效性、安全性数据。

3. 严重肝肾功能不全者慎用；用药期间定期监测肝肾功能指标及尿蛋白。

4. 合并有心、脑、肝肾或造血系统等严重疾病、肝肾功能异常、有临床意义的异常心电图的患儿禁用。

【药品属性】处方药、医保乙类。

（常鲜）

筋骨止痛凝胶

【成　　分】醋延胡索、川芎、威灵仙、伸筋草、东北透骨草、路路通、海桐皮、防风、花椒、牛膝、薄荷脑、冰片。

【功能主治】活血理气，祛风除湿，通络止痛。用于膝骨关节炎肾虚筋脉瘀滞证的症状改善，症见膝关节轻中度疼痛、僵硬、活动不利，腰膝酸软，舌质偏红或边有积斑，苔薄白，脉弦或滑。

【组方原理】本方源于孙树椿教授临床经验方，在清代御医方“骨伤滕药”的基础上加减化裁而来，曾用名为痛宁凝胶。方中醋延胡索活血，利气，止痛，为君药。川芎、威灵仙活血，祛风，止痛，与君药配伍可协同增效，为臣药。伸筋草、东北透骨草、路路通、海桐皮、防风祛风除湿，通络止痛；花椒温中止痛；牛膝逐瘀通经，补肾强骨，为佐药。薄荷脑、冰片止痛兼能促进药物渗透和吸收，为使药。诸药合用，共奏活血理气，祛风除湿，通络止痛之功。

【规　　格】每1g相当于饮片1g，含薄荷脑3.6mg。

【用法用量】外用。一次3g（一计量杯），一日2次，均匀涂抹，覆盖整个膝关节表面，腘窝处禁止涂抹。疗程 3 周。

【不良反应】个别患者用药后出现皮肤红肿、瘙痒，丙氨酸氨基转移酶轻度升高。

【药理作用】本品可降低运动负荷 C57 小鼠骨性关节炎模型的关节软骨病理积分；可改善佐剂性关节炎模型大鼠的原发性和继发性炎症，减轻巴豆油所致小鼠耳肿胀和角叉菜胶所致大鼠足跖肿胀；可提高热板法致小鼠疼痛的痛阈值。彭红玉等的药理研究显示筋骨止痛凝胶可能通过调控白介素 -1β、前列腺素 E_2、核苷酸结合寡聚化结构域样受体蛋白 3 炎症因子的表达，抑制滑膜炎进展，从而发挥抗膝骨性关节炎的作用。

【适应病证】膝骨关节炎属肾虚筋脉瘀滞证者。

【用药思路】

1. 辨证用药：肾虚筋脉瘀滞证。

2. 辨症用药

（1）主症：关节疼痛，腰膝酸软。

（2）次症：关节僵硬，活动不利。

（3）舌脉：舌质偏红或边有积斑，苔薄白，脉弦或滑。

3. 辨病与辨证相结合用药

（1）《膝骨关节炎中西医结合诊疗指南（2023 年版）》将膝骨关节炎临床分期分为前期、早期、中期、后期、晚期，中医辨证分型有湿热痹阻证、寒湿痹阻证、气滞血瘀证、肝肾阴虚证、气血虚弱证。（证据级别：Ⅰa）

中成药外用常用筋骨止痛凝胶、消痛贴膏、复方南星止痛膏等。内服，湿热痹阻证常用四妙散等；寒湿痹阻证常用尪痹片等；气滞血瘀证常用玄七健骨片、血府逐瘀片等；肝肾阴虚证常用独活寄生口服液、仙灵骨葆胶囊等；气血虚弱证常用八珍丸等。

（2）刘鑫的 RCT 显示筋骨止痛凝胶治疗膝关节骨性关节炎（肾虚筋脉瘀滞证）总有效率达 93.33%，能明显改善患者疼痛、僵硬、日常活动的程度，以及中医症状与体征。（证据级别：Ⅱa）

（3）郑昱新等的 RCT 显示筋骨止痛凝胶治疗轻、中度膝骨关节炎肾虚筋脉瘀滞证患者，能使膝关节疼痛和僵硬有所减轻，日常活动功能明显改善。在治疗开始后 2 周，与安慰剂组相比，筋骨止痛凝胶组患者的西安大略和麦克马斯特大学骨关节炎指数（WOMAC）疼痛评分、僵硬评分及日常活动功能评分已有明显改善，随着时间增加疗效逐步提高，总有效率为 79.59%，低于既往研究（2）的总有效率 93.33%，这可能与（2）未使用盲法有关。（证据级别：Ⅰb）

4. 中成药联用：陈天阳等的 RCT 显示骨通贴膏联合筋骨止痛凝胶治疗桡骨茎突腱鞘炎可明显减轻患者疼痛，有效地改善患者的关节功能，降低视觉模拟疼痛量表评分、提高 Cooney 评分。总有效率 94.44%，明显高于对照组的 77.78%，差异具有统计学意义（$P < 0.05$）。（证据级别：Ⅱa）

【用药交代】

1. 避免接触眼睛和其他黏膜部位（如口、鼻等）。

2. 使用过程中需关注药物的皮肤刺激性，用药部位如有红肿、瘙痒等情况应马上将局部药物洗净，并停药，必要时到医院就诊。

3. 严重肝肾功能不全者慎用。

4. 孕妇及哺乳期妇女禁用。

5. 本品为外用制剂，禁止内服。

6. 皮肤破溃或感染处禁用。

【药品属性】处方药、医保乙类。

（常鲜）

玄七健骨片

【成　　分】延胡索、全蝎、三七、菝葜、牛膝、熟地黄、黄芪、白芍、千斤拔、僵蚕、甘草。

【功能主治】活血舒筋，通脉止痛，补肾健骨。用于轻、中度膝骨关节炎中医辨证属筋脉瘀滞证的症状改善，症见膝关节局部疼痛，活动不利，局部肿胀、压痛。痛有定处，僵硬，活动受限，舌质暗红或有瘀斑，苔薄或薄白，脉滑或弦。

【组方原理】本品以活血舒筋，通脉止痛，补肾健骨为法立方，曾用名为金古乐片。延胡索、全蝎活血舒筋，通脉止痛，共为君药。三七、菝葜、牛膝活血祛瘀，消肿止痛，补益肝肾，共为臣药，其中牛膝引诸药下行，直达病处，增强本方的治疗力量。熟地黄、黄芪、白芍，助君药发挥活血舒筋，通脉止痛之功效；千斤拔、僵蚕祛风利湿，消瘀通络；共为佐药。甘草和中缓急，解毒，调和诸药，为使药。诸药合用，共奏活血舒筋，通脉止痛，补肾健骨之功。

【规　　格】每片重 0.45 g（相当于饮片 2.83 g）。

【用法用量】口服。一次 4 片，一日 3 次。疗程 4 周。

【不良反应】肝生化指标异常升高，血肌酐、尿蛋白、尿红细胞异常升高。

【药理作用】本品治疗给药可使骨性关节炎模型兔、预防给药可使骨性关节炎模型大鼠膝关节伸展至回缩的角度增大，关节滑膜厚度减小，关节滑膜中蛋白含量增多，滑膜液炎性细胞减少，病理组织学分级减轻。此外，本品抑制角叉菜胶致大鼠足肿胀和二甲苯所致小鼠耳肿胀等抗炎作用；抑制醋酸所致的扭体次数和增加小鼠板痛阈值等镇痛作用；降低大鼠全血黏度、血浆黏度和红细胞比容等，具有活血作用。

【适应病证】轻、中度膝骨关节炎属筋脉瘀滞证者。

【用药思路】

1. 辨证用药：筋脉瘀滞证。

2. 辨症用药

（1）主症：关节疼痛，痛有定处。

（2）次症：活动不利，肿胀，压痛，僵硬，活动受限。

（3）舌脉：舌质暗红或有瘀斑，苔薄或薄白，脉滑或弦。

3. 辨病与辨证相结合用药

（1）同筋骨止痛凝胶（1）。

（2）Ⅲ期临床研究显示玄七健骨片治疗膝骨关节炎筋脉瘀滞证，试验组总有效率为 89.60%（310/346），对照组总有效率为 29.17%（35/120）；试验组治疗后疼痛消失 107 例（30.92%）（107/346），对照组疼痛消失 1 例（0.83%）（1/120）；2 组治疗 7、14、28 天 WOMAC 总分及疼痛、僵硬、日常活动评分，中医症状积分均显著改善（$P < 0.05$）；2 组同时点比较，试验组治疗 7、14、28 天 WOMAC 总分及疼痛、僵硬、日常活动评分，中医症状积分均低于对照组（$P < 0.05$）。2 组治疗后各相关症状均有所改善，且试验组对疼痛、活动不利、局部肿胀、局部压痛、关节僵硬、日常活动的改善显著优于对照组（$P < 0.05$）。2 组不良反应发生率差异无统计学意义（$P > 0.05$）。（证据级别：Ⅰb）

【用药交代】

1. 本品为活血化瘀药物，心力衰竭者慎用。

2. 有肝肾基础疾病者、肝肾功能异常者慎用。服药期间应定期检查肝生化指标。

3. 过敏体质者慎用。

4. 孕妇及哺乳期妇女禁用。

5. 严重肝肾功能不全者禁用。

【药品属性】处方药、医保乙类。

（常鲜）

虎贞清风胶囊

【成　　分】虎杖、车前草、女贞子、蜂房。

【功能主治】清热利湿，化瘀利浊，滋补肝肾。用于轻、中度急性痛风性关节炎中医辨证属湿热蕴结证，症见关节疼痛，肿胀，发热，活动受限，口渴，烦闷不安，舌红，苔黄或黄腻，脉滑数。

【组方原理】本品来源于临床经验方，以清热利湿，化瘀利浊，滋补肝肾为法立方，曾用名为虎贞痛风胶囊。方中虎杖既能清热解毒，利湿化痰，又能祛除血瘀之邪，为君药。车前草助君药清热解毒，利湿化痰，祛除湿热痰邪，为臣药。女贞子补肝肾阴，且防君臣二药的苦寒伤阴太过，为佐药。蜂房祛风止痛，缓和药性，为佐使药。全方共奏清热利湿，化瘀利浊，滋补肝肾之功效。

【规　　格】每粒装 0.40 g（相当于饮片 2.33 g）。

【用量用法】口服。一次 4 粒，一日 3 次。疗程 3 天。

【不良反应】肝生化指标轻度升高，血肌酐、尿素氮、尿蛋白及尿红细胞轻度升高，腹泻，腹胀，腹部不适，心电图异常（下壁心肌缺血），发热，乏力。

【药理作用】本品可抑制微晶型尿酸钠（MSU）所致兔关节积液中白细胞的增高，减轻关节滑膜炎症反应；可抑制MSU和蛋清所致大鼠足趾肿胀和二甲苯所致小鼠耳肿胀，提示具有一定的抗炎作用。本品可降低醋酸致小鼠扭体反应次数、延长热刺激所致小鼠的痛阈值，抑制酒石酸锑钾所致小鼠疼痛反应，提示具有一定的镇痛作用。虎贞清风胶囊的高、中剂量（0.70 g/kg、0.35 g/kg）可明显抑制MSU所致的家兔急性关节炎，具有良好的抗炎作用，其效果优于痛风舒胶囊。

【适应病证】轻、中度急性痛风性关节炎属湿热蕴结证者。

【用药思路】

1. 辨证用药：湿热蕴结证。

2. 辨症用药

（1）主症：关节疼痛，关节肿胀，关节发热。

（2）次症：关节肌肤颜色改变，活动不便，关节压痛，发热，口渴，烦闷不安。

（3）舌脉：舌质红，苔黄或黄腻，脉滑数或濡数。

3. 辨病与辨证相结合用药

（1）《原发性痛风诊断和治疗指南》指出痛风的病程阶段分为无症状高尿酸血症、急性痛风性关节炎发作期、发作间歇期或慢性痛风石病变期。（证据级别：Ⅰa）

《痛风及高尿酸血症中西医结合诊疗指南（2023版）》将其分为湿浊内蕴证、湿热毒蕴证、寒湿痹阻证、痰瘀痹阻证、脾虚湿热证、脾肾亏虚证等，当患者处于痛风间歇期，血尿酸水平达到药物治疗起点但＜600 μmol/ L时推荐使用单纯中医药治疗，当血尿酸水平≥600 μmol/ L时推荐使用中西医结合治疗，若单纯中医药治疗3个月未达标，则需改为中西医结合治疗。（证据级别：Ⅰa）

湿浊内蕴证常用参苓白术散、五苓胶囊等；湿热毒蕴证常用虎贞清风胶囊、新癀片、通滞苏润江胶囊、四妙丸、湿热痹颗粒、滑膜炎颗粒、正清风痛宁缓释片、痛风定胶囊、风痛安胶囊、当归拈痛丸等；寒湿痹阻证常用附桂骨痛颗粒等；痰瘀痹阻证常用瘀血痹胶囊、益肾蠲痹丸等；脾虚湿热证常用防己黄芪汤等；脾肾亏虚证常用济生肾气丸联合参苓白术散、黄葵胶囊、萆薢分清丸等。

（2）刘宏潇等的RCT显示虎贞清风胶囊可在服用第3天明显改善湿热蕴结证患者中医证候积分，治疗总有效率为91.4%，显著高于安慰剂组的68.1%；改善关节疼痛、关节肿胀、关节发热、关节肌肤颜色，活动不便，关节压痛，口渴，烦躁不安等症状、体征明显，显著优于安慰剂组，而对于发热症状的改善尚不明显。（证据级别：Ⅰb）

【用药交代】

1. 忌烟酒、高嘌呤食物。

2. 有肝肾基础疾病者慎用。

3. 本品暂无孕妇、哺乳期妇女的安全性、有效性数据。

4. 过敏体质者慎用。

5. 严重肝肾功能不全者禁用。

6. 对蜂房、蜂毒过敏者禁用。

【药品属性】处方药、医保乙类。

（常鲜）

淫羊藿素软胶囊

【成　　分】淫羊藿素。

【功能主治】本品适用于不适合或患者拒绝接受标准治疗，且既往未接受过全身系统性治疗的、不可切除的肝细胞癌，患者外周血复合标志物满足以下检测指标的至少两项：AFP ≥ 400 ng/ml；TNF-α ＜ 2.5 pg/ml；IFN-γ ≥ 7.0 pg/ml。

【组方原理】淫羊藿素，又名阿可拉定，是从淫羊藿中提取、分离得到的淫羊藿苷水解产物。淫羊藿具有补肾壮阳，强筋骨，祛风湿的功效，现代药理作用包括增强免疫功能，抗炎，抗肿瘤等，其黄酮类成分淫羊藿苷具有诱导肿瘤细胞凋亡和分化的作用，对培养的鼻咽癌 KB 细胞、人白血病 K562 细胞和人急性早幼粒白血病细胞均具有显著抑制作用。

【规　　格】每粒装 0.4 g（含淫羊藿素 100 mg）。

【用法用量】本品必须在有肿瘤治疗经验的医疗机构中的专业技术人员指导下使用，服用本品前，必须获得经充分验证的检测方法证实的 AFP、TNF-α、IFN-γ 检测结果。本品的推荐剂量为一次 6 粒，口服，一日 2 次，于早、晚餐后 30 分钟温水吞服。如果患者漏服一次药物且无法在餐后 2 小时内服用，则应按计划进行下一次服药，无须补服。

【不良反应】腹泻，恶心，腹胀，呕吐，腹痛，便秘，口干，胃肠出血；食欲减退，低磷酸血症；蛋白尿，血尿症；乏力，发热，体重降低，盗汗，多汗；室上性期前收缩，室性期前收缩；贫血；瘙痒症，皮疹，湿疹；鼻衄；味觉障碍；天冬氨酸氨基转移酶升高、丙氨酸氨基转移酶升高，血胆红素升高、血碱性磷酸酶升高、γ-谷氨酰转移酶升高、血乳酸脱氢酶升高、血尿酸升高，血小板计数降低、淋巴细胞计数降低、白细胞计数降低、中性粒细胞计数降低，尿中尿胆原增加，心电图 T 波异常。≥ 3 级不良反应：天冬氨酸氨基转移酶升高、血胆红素升高、γ-谷氨酰转移酶升高，低磷酸血症、低钾血症、血小板计数降低、淋巴细胞计数降低，贫血，食欲减退，尿蛋白检出，尿中尿胆原增加，血压升高，上呼吸道感染。

【药理作用】淫羊藿素对肝癌原位肿瘤模型小鼠有一定的抑瘤作用，可抑制人肝癌细胞的体外增殖。淫羊藿素软胶囊可作用于免疫相关信号通路，通过抗炎、调节机体免疫功能、改善肿瘤微环境等途径发挥独特的抗肿瘤效应。多项药理研究表明，淫羊藿素不仅具备促骨骼修复和消炎作用等广泛的治疗能力，还可影响多种免疫细胞的活性，通过抑制脾髓外造血、抑制骨髓源细胞的生成，从而抑制肿瘤免疫逃逸，诱导抗肿瘤免疫应答，临床上可作为一种新的免疫调节剂以治疗肝癌。

【适应病证】肝细胞癌。

【用药思路】

1. 辨症用药：外周血复合标志物满足以下检测指标的至少两项：AFP ≥ 400 ng/ml；TNF-α ＜ 2.5 pg/ml；IFN-γ ≥ 7.0 pg/ml。

2. 辨病用药：肝细胞癌。

【用药交代】

1. 本品临床试验未纳入 Child-Pugh 肝功能评分＞ 7 分的肝细胞癌患者。对于肝功能不全的患者定期监测肝功能。若用药后发生肝功能异常，必要时调整剂量、暂停给药或永久停药。

2. 本品临床试验未纳入中、重度肾功能不全（肌酐清除率＜ 50 ml/min）的患者。蛋白尿是本品常见的不良反应，但程度均较轻（1 ~ 2 级），一般情况下无须调整剂量或停药。对于中、重度肾功能不全的患者定期监测肌酐清除率以及尿蛋白，必要时调整剂量、暂停给药或永久停药。

3. 腹泻，恶心，腹胀，呕吐等胃肠系统疾病是本品临床试验中常见的不良反应，通常发生在治疗早期，且程度均较轻（1 ~ 2 级），一般情况下无须调整剂量或停药。对于本身有严重胃肠系统疾病的患者，应密切监测胃肠道不良反应，并在必要时给予对症治疗，或调整剂量、暂停给药或永久停药。

4. 本品临床试验中常见不良反应包括血小板计数降低、贫血和低磷酸血症。因此，对于血小板计数偏低或凝血功能异常的患者、贫血、低磷酸血症的患者，应在医生指导下，定期监测相应指标的变化，并在必要时给予对症治疗，或调整剂量、暂停给药或永久停药。

5. 临床试验中未纳入心肌缺血或心肌梗死的患者，因此，对于这些患者应密切监测心电图的变化，必要时调整剂量、暂停给药或永久停药。

6. 建议对患有乳腺增生或子宫内膜增生的患者进行密切观察，必要时调整剂量、暂停给药或永久停药。

7. 本品Ⅲ期临床试验纳入患者的乙肝病毒载量（HBV-DNA）＜ 2 000 IU/ml，建议对于 HBV-DNA ≥ 2 000 IU/ml 的患者，服用本品前，先接受抗病毒治疗直至 HBV-DNA ＜ 2 000 IU/ml。服用本品期间，按照中国临床肿瘤学会发布的《原发性肝癌诊疗指南》对于具有 HBV 背景的肝细胞癌患者的常规临床建议：监测 HBV-DNA 以及肝炎活动。

8. 不建议妊娠期、哺乳期妇女使用本品。

9. 具有生育能力的妇女和男性，建议采取有效的避孕措施。18 岁以下患者不能使用本品。

【药品属性】处方药、医保乙类。

（常鲜）

广金钱草总黄酮胶囊

【成　　分】广金钱草总黄酮提取物。

【功能主治】清热祛湿，利尿排石。用于输尿管结石中医辨证属湿热蕴结证者。

【组方原理】结石属中医“石淋”范畴，湿热蕴结是其常见的病因病机，治疗以清热利湿，通淋排石为主。广金钱草总黄酮胶囊为从广金钱草中提取的广金钱草总黄酮提取物制成的制剂。《中国药典》载广金钱草利湿退黄，利尿通淋。用于黄疸尿赤，热淋，石淋，小便涩痛，水肿尿少。

【规　　格】每粒装 0.2 g（含广金钱草总黄酮提取物 133 mg）。

【用法用量】口服。一次 3 粒，一日 3 次。疗程 28 天。

【不良反应】口干，口渴，恶心，腹胀，腹泻，头痛，头晕，胸痛，过敏性皮炎；丙氨酸氨基转移酶、天冬氨酸氨基转移酶、γ－谷氨酰转移酶、总胆红素升高，血肌酐升高，尿蛋白阳性，血纤维蛋白原降低，凝血酶原时间延长，血红蛋白降低等。

【药理作用】具有抗氧化，防治肾脏草酸钙结石形成，利尿，保护心脑血管，抗炎，抗血栓等作用。

【适应病证】输尿管结石属湿热蕴结证者。

【用药思路】

1. 辨证用药：湿热蕴结证。

2. 辨症用药

（1）主症：尿道灼热，腰痛。

（2）次症：血尿，尿频，尿急，尿痛，少腹拘急。

（3）舌脉：舌质红，苔黄或黄腻，脉细数等。

3. 辨病与辨证相结合用药

（1）《石淋（尿石症）中医临床路径》《石淋（尿石症）中医诊疗方案》提示输尿管结石属于中医学“石淋”的范畴，中医辨证分型为湿热蕴结证、气血瘀滞证、肾气不足证、肾阴亏虚证等。中药排石治疗适用于结石直径＜ 10 mm、外形光滑、无尿路梗阻和感染且肾功能良好者。（证据级别：Ⅰa）。

湿热蕴结证常用广金钱草总黄酮胶囊、排石颗粒、尿石通丸、复方石淋通胶囊、金钱草颗粒、八正胶囊、石韦散等；气血瘀滞证常用肾石通颗粒、血府逐瘀软胶囊等；肾气不足证常用济生肾气丸等；肾阴亏虚证常用知柏地黄丸等。

（2）刘祺等的 RCT 显示广金钱草总黄酮胶囊治疗输尿管结石（湿热蕴结证）的结石（直径为 0.5 ～ 1 cm），给药周期为 28 天，若受试者中途结石排出，则停止服药。主要疗效（结石排出率）对照组结石排出 4 例，有效率为 22.22%，试验组结石排出 25 例，有效率为 52.08%，差异有统计学意义（$P < 0.05$）；次要疗效为可显著改善输尿管结石受试者腰痛，血尿，尿道灼热感等症状。（证据级别：Ⅰb）

4. 超药品说明书用药：钟鸣等报道广金钱草还可用于治疗尿路感染，肾炎水肿，胆

囊结石，黄疸，痞积，痈肿等。（证据级别：Ⅴ）

【用药交代】

1. 本品仅适用于符合药物排石治疗指征者。

2. 用药过程中应密切监测肾功能、肾积水及结石排出情况，警惕肾功能受损发生，出现肾功能下降，肾积水加重，无法缓解的肾绞痛，感染等应及时咨询专科医生。

3. 疗程结束若结石未排出，应适时选用其他治疗方法。

4. 有肝脏疾病或肝功能异常者慎用，本品不宜与其他引起肝损伤的药物同时使用；用药期间，应关注肝功能指标，出现异常者应及时停药并就医。

5. 脾胃虚寒者慎用。

6. 本品尚无用于孕妇、哺乳期妇女、儿童人群的有效性和安全性数据。

7. 本品尚无超出说明书用法用量的有效性和安全性数据。

【药品属性】处方药、医保乙类。

（常鲜）

黄蜀葵花总黄酮口腔贴片

【成　　分】黄蜀葵花总黄酮提取物。

【功能主治】清心泄热。用于心脾积热所致轻型复发性口腔溃疡（轻型复发性阿弗他溃疡），症见口腔黏膜溃疡局部红肿，灼热疼痛等。

【组方原理】本品是从黄蜀葵花中提取的黄蜀葵花总黄酮提取物制成的制剂，曾用名为侧金盏口腔溃疡贴片。《肘后方》说："小儿口疮，烧末敷之。"《中国药典》载：黄蜀葵花清利湿热，消肿解毒。用于湿热壅遏，淋浊水肿；外治痈疽肿毒，水火烫伤。

【规　　格】每片重 75 mg（含黄蜀葵花总黄酮提取物 20 mg）。

【用法用量】贴于口腔溃疡黏膜处。于餐后将棕褐色面贴于患部，用手指轻压 10 ~ 15 秒，待棕褐色面药物全部溶化，将黄色片吐出。一次 1 片，一日 3 次。疗程 5 天。

【不良反应】用药部位刺激，一过性疼痛，出血，肝生化指标轻度升高，恶心等。

【药理作用】具有明显的抗炎，抑菌，镇痛作用，可缩小家兔机械损伤性口腔溃疡及细菌性口腔溃疡模型的平均溃疡面积。

【适应病证】轻型复发性口腔溃疡（轻型复发性阿弗他溃疡）属心脾积热证者。

【用药思路】

1. 辨证用药：心脾积热证。

2. 辨症用药

（1）主症：口腔黏膜溃疡局部红肿，灼热疼痛。

（2）次证：心烦躁扰，口渴喜饮，大便干结，小便短赤。

（3）舌脉：舌质红，苔黄或薄黄，脉弦细数。

3. 辨病与辨证相结合用药：《口疮中医临床实践指南（2018）》，将口疮分为心脾积热证、胃火炽盛证、阴虚火旺证、脾虚阴火证和寒热错杂证等五个证型。（证据级

别：Ⅰa）

中成药局部涂敷常用黄蜀葵花总黄酮口腔贴片、养阴生肌散、冰硼散、西瓜霜、双料喉风散、锡类散等；含漱常用复方黄芩含漱液、银黄含漱液等；喷雾常用金喉健喷雾剂等；口服心脾积热证常用导赤丸等；胃火炽盛证常用清胃散、玉女煎等；阴虚火旺证常用六味地黄丸、知柏地黄丸等；脾虚阴火证常用补中益气丸等；寒热错杂证常用乌梅丸等。

【用药交代】

1. 本品黏性较大，请勿强行撕扯以免造成黏膜损伤。粘贴期间若想吐出药片，可用舌尖轻舔药片周围使棕褐色面与黏膜分离。若感觉粘贴效果不理想，可重新贴，并在贴后轻压 10 ~ 15 秒使其粘牢，再移开手指。

2. 本品黄色片为辅料，误吞服无安全性风险。

3. 用药期间勿食辛辣刺激食品。

4. 肝功能异常者慎用。

5. 为避免误吸贴片，不宜用于儿童，不宜睡前使用。

6. 本品尚无用于孕妇、哺乳期妇女、儿童人群的有效性和安全性数据。

【药品属性】处方药、医保乙类。

（常鲜）

枇杷清肺颗粒

【成　　分】蜜枇杷叶、桑白皮、黄连、黄柏、人参、甘草。

【功能主治】清肺经热。用于肺风酒刺，症见面鼻疙瘩，红赤肿痛，破出粉汁或结屑等。

【组方原理】《医宗金鉴》云："此证由肺经血热而成。每发于面鼻，起碎疙瘩，形如黍屑，色赤肿痛，破出白粉汁，日久皆成白屑，形如黍米白屑。宜内服枇杷清肺饮。"方中蜜枇杷叶清泻肺火，为君药；桑白皮专入肺经，可辅助蜜枇杷叶清泻肺火，为臣药。黄连、黄柏，清热泻火解毒，以治兼证，共为佐药。人参益气，补托透毒，又能佐制黄连、黄柏的苦寒，为佐药。甘草疗疮解毒，又可益气和中，调和诸药，为使药。六药相合，共奏清热泻肺之效。

【规　　格】每袋装 6 g（相当于饮片 24.62 g）。

【用法用量】餐前或餐后两小时，温开水冲服。一次 1 袋，一日 1 次。

【药理作用】韩晓晴的研究显示枇杷清肺饮具有明显的抗炎作用，其治疗痤疮的机制可能是通过作用于 IL-1β、IL-4、TNF-α、AKR1B1 等靶点，与调节 NF-κB 和 MAPK 信号通路有关。

【适应病证】痤疮，粉刺等属肺经风热证。

【用药思路】

1. 辨证用药：肺经风热证。

2. 辨症用药

（1）主症：面鼻疙瘩，红赤肿痛，破出粉汁或结屑等。

（2）次症：痒痛，脓疱，口渴喜饮，大便秘结，小便短赤。

（3）舌脉：舌红，苔薄黄，脉弦滑。

3. 辨病与辨证相结合用药

（1）《中西医结合痤疮诊治专家共识》将痤疮分为轻、中度和中、重度，轻、中度辨证大多为肺经风热证，中、重度大多为脾胃湿热证、痰瘀结聚证、冲任不调证。（证据级别：Ⅴ）

肺经风热证常用枇杷清肺颗粒、栀子金花丸等；脾胃湿热证常用芩连平胃散，便秘者用连翘败毒丸、防风通圣丸、润燥止痒胶囊，便溏者用香连丸、参苓白术散等；痰瘀结聚证常用丹参酮胶囊、大黄䗪虫丸、化瘀散结丸、当归苦参丸等；冲任不调证常用逍遥丸、知柏地黄丸、左归丸、六味地黄丸等。

（2）祁海文的 RCT 显示枇杷清肺颗粒治疗肺经风热型粉刺综合证候（皮损程度、数量、颜色、肿痛及中医症候口渴喜饮、大便秘结、小便短赤等）疗效率为 93.33%，高于对照组（80.00%）。治疗组有 1 例出现轻度恶心，上腹部不适的感觉，1 例大便略稀，将服药方法都改为饭后服用后症状自行消失。对照组有 2 例出现轻微腹胀，恶心等症状，但均未影响正常治疗。（证据级别：Ⅱa）

4. 中西药并用：谢新元的 RCT 显示甘草锌颗粒合加味枇杷清肺饮治疗女性迟发性痤疮，因锌元素能维持上皮细胞的正常生理功能，控制上皮细胞的增生，维持上皮组织的正常修复，可增强吞噬细胞的吞噬能力、趋化活力及杀菌功能，可使皮肤中锌含量增加，可以在局部起收敛作用，使皮脂分泌减少，发挥协同作用，实验组有效率为 90%，明显高于对照组（50%）。（证据级别：Ⅱa）

5. 内外同治

（1）郑欣月的 RCT 显示枇杷清肺饮加减方联合玫芦消痤膏外用治疗肺经风热型寻常型痤疮，总有效率为 70.1%，对照组总有效率为 36.7%；Ⅰ级痤疮的总有效率为 90.4%，Ⅱ级痤疮的总有效率为 22.2%。（证据级别：Ⅱa）

（2）李凤春等的 RCT 显示加减枇杷清肺饮内服及中药溻渍治疗寻常型痤疮（轻、中度，Ⅰ～Ⅲ级）肺经风热证临床疗效明显。（证据级别：Ⅱa）

（3）马腾飞等的 RCT 显示抗菌功能性敷料联合枇杷清肺饮加减治疗轻、中度寻常型痤疮有较好疗效。（证据级别：Ⅱa）

【用药交代】

1. 脾胃虚寒见大便溏泄者慎用。

2. 服药期间，忌烟酒及辛辣、糖类、油腻饮食。

3. 保持面部卫生，每日用温水清洁面部，不宜用碱性香皂或肥皂洗面。

4. 切忌以手挤压患处。

5. 本品含人参、甘草，注意“十八反”“十九畏”配伍禁忌。

【药品属性】处方药、非医保。

（常鲜）

关黄母颗粒

【成　　分】熟地黄、龟甲胶、盐关黄柏、盐知母、白芍。

【功能主治】补益肝肾，滋阴降火。用于女性更年期综合征（绝经前后诸证）中医辨证属肝肾阴虚证，症见烘热汗出，头晕，耳鸣，腰膝酸软或足跟痛，少寐多梦，急躁易怒等。

【组方原理】本方由《丹溪心法》大补阴丸加减化裁而成，在原方基础上易龟板为龟甲胶，加白芍，曾用名为更舒颗粒。方中熟地黄、龟甲胶滋阴补血，相须为用，补阴固本，滋水制火，共为君药；盐关黄柏苦寒降泄，“专泻肾与膀胱之火”（《药品化义》），盐知母味苦，性寒，质润，既能清泄肺、胃、肾三经之火，又能滋三经之阴，相须为用，共为臣药；白芍养血调经，柔肝止痛，敛阴，为佐药。全方甘咸苦寒合方，滋阴培本为主，降火清源为辅，为治疗肝肾阴虚证之常用方。

【规　　格】每袋装 9 g。

【用法用量】温开水冲服。一次 1 袋，一日 3 次。疗程 8 周。

【不良反应】轻度头痛。

【药理作用】宋微等基于网络药理学和分子对接的作用机制研究显示关黄母颗粒可能通过梓醇、5- 羟黄酮、芍药苷等成分影响 EGFR、TNF 及 CTNNB1 等关键靶点的表达来治疗围绝经期综合征。

【适应病证】女性更年期综合征属肝肾阴虚证者；绝经前后诸证属肝肾阴虚证者；更年期综合征常见症状及并发症睡眠障碍，情绪障碍，异常子宫出血，骨质疏松等属肝肾阴虚证者。

【用药思路】

1. 辨证用药：肝肾阴虚证。

2. 辨症用药

（1）主症：烘热汗出。

（2）次症：头晕，耳鸣，心悸，腰膝酸软或足跟痛，少寐多梦，急躁易怒，口干，阴部干涩，皮肤瘙痒等。

（3）舌脉：舌红少苔，脉弦、细、数。

3. 辨病与辨证相结合用药

（1）《更年期综合征中西医结合诊治指南（2023 年版）》显示更年期综合征主要中医辨证分型包括肾阴虚证、肾阳虚证、肾阴阳两虚证、心肾不交证、肾虚肝郁证、脾肾阳虚证等。（证据级别：Ⅰa）

肾阴虚证常用六味地黄丸、左归丸、归肾丸、坤泰胶囊、坤宝丸、地贞颗粒等；肾阳虚证、脾肾阳虚证常用右归丸、龙凤宝胶囊等；肾阴阳两虚证常用二仙汤、坤心宁颗粒等；心肾不交证常用黄连阿胶汤、坤泰胶囊、乌灵胶囊等；肾虚肝郁证常用六味地黄丸联用逍遥丸、加味逍遥丸、香芍颗粒等。另有肝肾阴虚证常用关黄母颗粒。

（2）赵珂等的 RCT 显示关黄母颗粒可较为有效地缓解肝肾阴虚导致的更年期综合征患者的临床症状，改善激素水平，减轻乳腺症状，舒缓患者焦虑情绪，在保证患者身心健康等方面具有明显优势。（证据级别：Ⅱa）

（3）闫颖等的 RCT 显示关黄母颗粒治疗绝经综合征肝肾阴虚证，8 周为 1 个疗程。疾病疗效的 FAS 分析结果，关黄母颗粒试验组总显效率为 58.1%、更年安片对照组为 38.7%；中医证候疗效的 FAS 分析结果，试验组临床痊愈率为 14.2%，总显效率为 52.5%，总有效率为 95.8%；对照组临床痊愈率为 1.7%，总显效率为 24.4%，总有效率为 84.0%。（证据级别：Ⅰb）

4. 超药品说明书用药：彭秘等的研究提到关黄母颗粒在临床上常应用于妇女更年期后抑郁症类疾病的治疗。

【用药交代】

1. 忌食生冷辛辣。

2. 子宫肌瘤直径大于 2 cm，或子宫息肉者慎用。

3. 服药期间注意监测雌二醇、卵泡刺激素、子宫内膜厚度、乳腺的变化。

4. 重度以上乳腺增生、乳腺恶性肿瘤者禁用。

【药品属性】处方药、医保乙类。

（常鲜）

坤心宁颗粒

【成　　分】地黄、黄芪、仙茅、淫羊藿、赤芍、石决明、合欢皮。

【功能主治】温阳养阴，益肾平肝。用于女性更年期综合征中医辨证属肾阴阳两虚证，症见潮热汗出，腰背冷痛，乍热乍寒，烦躁易激动，畏寒肢冷，阴道干涩，郁郁寡欢，眩晕，耳鸣，失眠多梦，舌淡苔薄白，脉沉细。

【组方原理】中医学认为“绝经前后诸证”的根本病机是“肾气虚衰、天癸竭”，治以调补肝肾，调理阴阳平衡，调和气血，使阴平阳秘，本方由两仙汤加减而来，曾用名为坤怡宁颗粒。方以地黄、黄芪共为君药，养血滋阴，补气健脾，以补气阴之不足。辅以仙茅、淫羊藿共为臣药，温补肾阳，与君药共用，达到肾阴阳双补之功。佐以赤芍、石决明，清肝热，敛肝阳。合欢皮安神解郁，为使药。共达温阳养阴，益肾平肝之功。

【规　　格】每袋装 6 g（相当于饮片 20 g）。

【用法用量】口服。一次 1 袋，一日 3 次。疗程 8 ~ 12 周。

【不良反应】尿微量白蛋白异常升高，丙氨酸氨基转移酶、γ－谷氨酰转肽酶异常升高。

【药理作用】本品在 2.5 g、5 g 和 10 g/kg 剂量下可以减少小鼠的自主活动，并可以增强阈下剂量戊巴比妥钠对小鼠的镇静作用；上述剂量下对去势雌性大鼠的子宫萎缩及老年雌性大鼠的性激素水平具有一定改善作用。坤心宁能增加去卵巢大鼠子宫和肾上腺系数，提高其降低的雌二醇、白介素 -2 和骨钙素，显著降低去卵巢大鼠升高的促卵泡激素、促黄体生成激素和泌乳素，对去卵巢大鼠神经内分泌—免疫紊乱有较好的调节作用。

【适应病证】女性更年期综合征属肾阴阳两虚证。

【用药思路】

1. 辨证用药：肾阴阳两虚证。

2. 辨症用药

（1）主症：月经紊乱或停闭，潮热汗出，烦躁易激动。

（2）次症：乍热乍寒，腰背冷痛，腰膝酸软，畏寒肢冷，阴道干涩，郁郁寡欢，眩晕，耳鸣，失眠多梦。

（3）舌脉：舌淡，苔薄白，脉沉细。

3. 辨病与辨证相结合用药

（1）同关黄母颗粒（1）。

（2）Ⅲ期临床试验结果显示坤心宁颗粒治疗女性更年期综合征肾阴阳两虚证，用药 12 周后，改良 Kupperman 总积分较基线减分值，试验组为 -18.54 ± 7.22，安慰剂组为 -7.91 ± 4.49；试验组与安慰剂组差值及其 95% CI 为 -10.63（-12.02，-9.24），可以达到试验组优于安慰剂组的优效性假设。中医证候单项症状潮热汗出，腰背冷痛，乍热乍寒，烦躁易激动，畏寒肢冷，阴道干涩，郁郁寡欢，眩晕，耳鸣，失眠多梦等症状消失率，试验组好于安慰剂组。（证据级别：Ⅰb）

【用药交代】

1. 阴虚内热者不宜使用。

2. 本品含赤芍，不宜和含“藜芦”的中药方剂或中成药同时服用。

3. 按照用法用量服用，不宜超疗程使用。

4. 服药期间应在医生指导下监测血清激素水平、子宫内膜、乳腺的变化，如出现阴道不规则出血，或阴道出血量多，或乳房肿块、疼痛及子宫内膜息肉，应立即停药并及时去医院就诊。

5. 有肝肾基础疾病者、肝肾功能异常者慎用。服药期间应定期检查肝生化指标。

6. 本品尚无与影响激素水平药物联合使用的安全性、有效性数据。

7. 有妊娠计划者、过敏体质者慎用。

8. 孕妇、哺乳期妇女禁用。

9. 重度乳腺增生、乳腺恶性肿瘤者禁用。

10. 异常子宫出血、子宫内膜息肉者禁用。

【药品属性】处方药、医保乙类。

（常鲜）

芪胶调经颗粒

【成　　分】黄芪、阿胶、党参、白芍、当归、仙鹤草、茜草、佛手、续断。

【功能主治】益气补血，止血调经。用于上避孕环所致经期延长中医辨证属气血两虚证，症见经血过期不净，月经色淡，神疲乏力，头晕眼花，少腹坠胀，舌淡苔薄白，脉细弱。

【组方原理】本品来源于临床经验方，由四物汤、四君子汤等加减化裁而来，曾用名为止血调经颗粒、葆妇欣颗粒。方中黄芪、阿胶益气，养血，止血，共为君药。党参补中益气养血，摄血止血；当归补血养血；白芍养血止痛；三者共为臣药。仙鹤草收敛止血，茜草活血止血，共为佐药。续断补肾固冲，调理血脉；佛手醒脾暖胃，宽肠理气；共为使药。全方标本兼治，补气而不壅，养血而不腻，止血而不留瘀；气血双补，止血调经。

【规　　格】每袋装 8 g（相当于饮片 14.08 g）。

【用法用量】开水冲服。一次 1 袋，一日 2 次。早、晚餐前服用，行经第一天开始服药，服用 10 天，连续用药 3 个月经周期。

【不良反应】血白细胞轻度升高、尿白细胞轻度升高等。

【药理作用】高尚等的研究表明止血调经颗粒对雌孕激素水平异常模型小鼠、大鼠有一定的双向调节作用，能促进下丘脑—垂体—卵巢轴及激素水平的动态平衡，这可能是止血调经颗粒预防和改善宫内节育器（IUD）所致异常子宫出血副反应的途径之一。

【适应病证】上避孕环所致经期延长，月经过多属气血两虚证者。

【用药思路】

1. 辨证用药：气血两虚证。

2. 辨症用药

（1）主症：经血过期不净或增多，月经色淡。

（2）次症：神疲乏力，头晕眼花，少腹坠胀，面色无华，口唇色淡，少寐多梦等。

（3）舌脉：舌淡苔薄白，脉细弱。

3. 辨病与辨证相结合用药：RCT 显示，芪胶调经颗粒用于上避孕环所致经期延长中医辨证属气血两虚证的痊愈率、愈显率，试验组分别为 31.82%、63.64%，对照组分别为 12.00%、38.00%，组间比较，差异均有统计学意义。（证据级别：Ⅰb）

【用药交代】

1. 忌食生冷辛辣之品。

2. 过敏体质者慎用。

3. 宫内节育器异常及带环妊娠引起的异常子宫出血者禁用。

【药品属性】处方药、医保乙类。

（常鲜）

金蓉颗粒

【成　　分】淫羊藿、肉苁蓉、郁金、丹参、莪术、益母草、女贞子、制何首乌、鳖甲、牡蛎。

【功能主治】补肾活血，化痰散结，调摄冲任。用于乳腺增生症痰瘀互结，冲任失调证，症见乳房疼痛，触痛，胸胁胀痛，善郁易怒，失眠多梦，神疲乏力，腰膝酸软，舌淡红或青紫或舌边尖有瘀斑，苔白，脉弦细或滑。

【组方原理】本方源自广东省中医院院内制剂消癖口服液，曾用名为消癖颗粒。方中淫羊藿和肉苁蓉补肾助阳；郁金疏肝活血，散结止痛；三药合用共奏补肾助阳，疏肝活血，调摄冲任之功，共为君药以治本。丹参、益母草、莪术三者疏肝活血，养血调经止痛，增强君药补肾活血调摄冲任之功，共为臣药。女贞子、制何首乌、鳖甲养血滋阴润燥，共为佐药，其性属阴，君药性属阳，有阳无阴则阳无以生，此乃阴中求阳之义，阳得阴助则生化无穷，并防肝郁化火，耗竭阴津之弊。辅以牡蛎、鳖甲软坚散结以治标，共为佐使药。诸药合用，共奏疏肝活血，补肾助阳，调摄冲任，标本兼治之功效。

【规　　格】每袋装 8.5 g（相当于饮片 42.5 g）。

【用法用量】饭后温开水冲服。一次 1 袋，一日 3 次，经期停用，连续用药 3 个月经周期。

【不良反应】个别患者用药后出现肝功能轻度异常、尿红细胞轻度异常。

【药理作用】陈静等的药理研究显示，金蓉颗粒对乳腺增生家兔乳头高度、血清雌激素和乳腺组织病理变化有明显改善作用；孟宪波等的药理研究显示，金蓉颗粒对乳腺增生大鼠血清雌激素、血液黏度和乳腺组织病理变化有明显改善作用；曾弦等的研究表明金蓉颗粒能通过调节机体性激素水平，改善乳腺组织病理症状，发挥抗乳腺增生的作用；其抗乳腺癌活性主要是通过作用于肿瘤相关巨噬细胞（TAMs）/ 趋化因子配体 1（CXCL1）靶点及其相关通路，抑制肿瘤细胞的增殖、迁移、侵袭、自噬及干细胞（CSCs）的自我更新，抑制乳腺癌转移前微环境（PMN）的形成和癌症部位的转移，促进胆汁酸代谢。

【适应病证】乳腺增生症属痰瘀互结，冲任失调证者。

【用药思路】

1. 辨证用药：痰瘀互结，冲任失调证。

2. 辨症用药

（1）主症：乳房疼痛，胸胁胀痛。

（2）次症：善郁易怒，失眠多梦，神疲乏力，腰膝酸软，月经不调等。

（3）舌脉：舌淡红或青紫或舌边尖有瘀斑，苔白，脉弦细或滑。

3. 辨病与辨证相结合用药

（1）邹建东等的 RCT 显示金蓉颗粒治疗乳腺增生症痰瘀互结，冲任失调证具有较好的临床疗效和安全性，在治疗乳房疼痛，触痛，改善乳腺质地、中医症候疗效等方面优势明显。（证据级别：Ⅰb）

（2）同小金胶囊（4）。

4. 超药品说明书用药

（1）曾弦的研究显示金蓉颗粒具有抗乳腺癌作用；王志宇等的研究显示金蓉颗粒能阻断与逆转乳腺癌前病变、预防乳腺癌；李东梅等的研究显示金蓉颗粒可抑制小鼠乳腺癌生长及肺转移，其机制可能与激活雌二醇 / 活性氧簇 / 核转录因子，E_2 相关因子 2 通路有关；洪宋贞、陈前军等的研究显示金蓉颗粒能诱导 SD 大鼠乳腺癌细胞凋亡，预防或减少乳腺癌的发生；韦任雄等的研究显示金蓉颗粒联合他莫昔芬能协同发挥乳腺癌细胞增殖抑制和促凋亡，显著抑制乳腺癌细胞 MCF-7 和 T47D 球囊形成、克隆及迁移能力，且能促进细胞内 8-OHdG 生成增多，导致细胞内 DNA 氧化损伤，最后诱导乳腺癌细胞凋亡，且联合用药组细胞凋亡率和疗效均明显高于单药组。

（2）韦晓庆的研究进一步显示金蓉颗粒一定程度上可改善三阴性乳腺癌巩固期患者的生存质量、焦虑状态、抑郁状态、失眠状态，且能降低血清中 CXCL1 浓度。（证据级别：Ⅱa）

【用药交代】

1. 忌生冷辛辣之品。

2. 本品临床试验期间个别患者出现肝功能轻度异常，建议服药期间加强肝生化指标监测。

3. 肝生化指标异常或有肝病史者慎用。

4. 应避免与易致肝损伤的药物联合使用。

5. 既往有何首乌或含何首乌制剂引起肝损伤家族史者慎用。

6. 孕妇和哺乳期妇女禁用。

7. 有妊娠计划者慎用。

8. 本品尚无连续用药 3 个月经周期以上的人用安全性研究数据。

【药品属性】处方药、非医保。

（常鲜）

小儿荆杏止咳颗粒

【成　　分】荆芥、矮地茶、蜜麻黄、苦杏仁、黄芩、前胡、法半夏、海浮石、蝉蜕、陈皮、紫草、甘草。

【功能主治】疏风散寒，宣肺清热，祛痰止咳。用于小儿外感风寒化热的轻度急性支气管炎引起的咳嗽，咯痰，痰黄，咽部红肿等症。

【组方原理】本方由麻杏石甘汤、二陈汤、止嗽散等加减化裁而来。方中荆芥微温不燥，祛风散寒而不伤津，正适合小儿稚阴稚阳之体；矮地茶止咳祛痰，并有消风散寒之功，两药相须为用；共为君药。蜜麻黄辛温疏散风寒，宣开郁热；苦杏仁，宣降肺气，止咳化痰；证兼肺经郁热，故辅以苦寒清泄之黄芩，然小儿脾常不足，苦寒之品易伤脾胃，故黄芩用量较轻；三药共为臣药。再以前胡、蝉蜕、紫草佐助君臣药散风透邪；法半夏、海浮石、陈皮佐助矮地茶、蜜麻黄、苦杏仁宣降肺气，止咳化痰；海浮石、紫草佐助黄芩清解肺经郁热；共为佐药。以甘草调和诸药，止咳祛痰，为佐使药。诸药共奏疏风散寒，宣肺清热，祛痰止咳之功。

【规　　格】每袋装 5 g（相当于饮片 18.33 g）。

【用法用量】温开水冲服。3 ~ 5 岁，一次 1/2 袋；6 ~ 14 岁，一次 1 袋；一日 3 次。疗程为 5 天。

【不良反应】少数患儿用药后出现皮疹等过敏反应。

【药理作用】顾国祥的药理研究显示小儿荆杏止咳颗粒具有改善急性支气管炎症状及抗炎，止咳，祛痰，平喘，抗病毒，抗菌，增强免疫，解热作用；吴萍等的研究显示其在体外对 6 种病毒有抑制作用，其中对副流感病毒Ⅰ型（HVT）、呼吸道合胞病毒、柯萨奇 B 族病毒 4 型（CoxB4）及鼻病毒 14 型有显著抑制作用。

【适应病证】感冒（小儿外感）、咳嗽（急性气管支气管炎）、上呼吸道感染（普通感冒，流行性感冒，急性咽炎，急性喉炎，疱疹性咽峡炎，咽结膜炎，扁桃体炎等）属风寒化热证者。

【用药思路】

1. 辨证用药：风寒化热证。

2. 辨症用药

（1）主症：恶寒发热，咳嗽，咯痰，咽部红肿。

（2）次症：痰质黏稠或稀薄，痰色白或黄，鼻塞，流清涕或浊涕，口渴或不渴，头痛等。

（3）舌脉：舌淡红或红，苔薄白或薄黄，脉浮或浮数。

3. 辨病与辨证相结合用药

（1）同小儿柴桂退热口服液。

（2）同小儿消积止咳口服液（1）。

（3）顾国祥的 RCT 显示小儿荆杏止咳颗粒治疗急性支气管炎风寒化热证，极低剂量组总有效率为 26.70%，中剂量组总有效率为 83.30%，高剂量组总有效率为 90.00%，极低剂量组痊愈显效率为 6.67%，中剂量组痊愈显效率为 60.00%，高剂量组痊愈显效率为 73.30%。（证据级别：Ⅰb）

（4）王安锋的 RCT 显示小儿荆杏止咳颗粒治疗小儿外感咳嗽风寒化热证，该药高、中剂量组临床总有效率达 97.35%，疗效明显优于极低剂量组（31.25%），能改善咳嗽、肺部听诊、咯痰等主要症候积分及症候总积分，起效时间与药物剂量存在一定的

量效关系，治疗前后三组血、尿、粪常规、心电图、肝功能、肾功能均未出现异常。（证据级别：Ⅱa）

（5）韩新民等的RCT显示小儿荆杏止咳颗粒治疗小儿急性支气管炎风寒化热证5天，疾病疗效总有效率方面，中剂量组（88.46%）和高剂量组（83.33%）均优于极低剂量组（29.87%）（$P < 0.05$）。发生1例不良事件，确定为高剂量组受试者的不良反应，其发生率为1.28%。（证据级别：Ⅰb）

4. 中西药联用

（1）崔利萍的RCT显示小儿荆杏止咳颗粒联合氨溴特罗口服液治疗小儿支气管炎，观察组总有效率为91.67%，明显高于对照组（单用氨溴特罗口服液）的83.33%；咳嗽、咯痰等临床症状的缓解时间更短，差异显著（$P < 0.05$）；且对肺功能指标PEF、FEV_1及FEV_1/FVC改善效果明显。治疗期间，除了对照组出现1例不良反应（皮疹）外，尚无其他不良反应发生。（证据级别：Ⅱa）

（2）尹晓炜的RCT显示小儿荆杏止咳颗粒联合头孢他啶治疗小儿支气管炎，治疗5天，证候积分均低于治疗前，且观察组低于对照组，差异有统计学意义（$P < 0.05$），观察组CRP、IL-6水平均低于对照组，IgA、IgG水平均高于对照组，差异有统计学意义（$P < 0.05$），能抑制炎症反应，提高患儿免疫力。头孢他啶能抑制细菌细胞壁合成，杀灭细菌，减轻炎症反应。二者合用可发挥协同效果。（证据级别：Ⅱa）

5. 内外同治：刘振峰等的RCT显示使用小儿荆杏止咳颗粒联合穴位贴敷对小儿急性支气管炎进行治疗，能够缓解肺功能，抑制人半胱氨酰白三烯（CysLTs）、人单核细胞趋化蛋白4（MCP-4）水平。（证据级别：Ⅱa）

6. 超药品说明书用药：吴志坚等的RCT显示小儿荆杏止咳颗粒联合孟鲁司特钠治疗小儿支气管肺炎总有效率为93.33%，疗程7天，可缩短患儿咳嗽及肺部阳性体征消失时间，改善患儿炎症反应及肺功能，提高患儿免疫力。（证据级别：Ⅱa）

【用药交代】

1. 本品中含蜜麻黄，运动员，高血压、心脏病患者慎用。

2. 本品尚无3岁以下儿童使用的安全性和有效性证据。

3. 临床使用中出现细菌感染指征者应及时加用抗生素等治疗手段。

4. 因为儿童急性支气管炎病情变化较快，服用本品期间需密切关注患儿的病情变化，根据需要可及时调整治疗方案。

5. 本品临床试验期间有少数患者出现轻度的ALT和BUN异常，与药物的关系无法确定，建议肝肾功能异常者慎用。

6. 本品现临床试验仅支持5天的用药安全性，超出5天的用药安全性无安全性研究结果支持。

7. 以咽痒而咳，痰质稀薄，无黄黏痰，流清涕等为特点的风寒咳嗽者慎用，以发热恶风，咳嗽不爽，痰黄黏稠，不易咳出为特点的风热咳嗽者慎用。

【药品属性】处方药、医保乙类。

（常鲜）

小儿紫贝宣肺糖浆

【成　　分】牛蒡子、桑叶、薄荷、荆芥穗、川贝母、前胡、紫菀、麸炒枳壳、板蓝根、甘草。

【功能主治】疏散风热，宣肺止咳。用于小儿急性支气管炎风热犯肺证的咳嗽，伴咳痰，汗出，咽痛，口渴，舌苔薄黄，脉浮数。

【组方原理】本方为全国名老中医张珍玉治疗小儿外感咳嗽的经验方，曾用名为小儿紫贝止咳糖浆、小儿宣肺止咳糖浆。由桑菊饮加减化裁而来，以疏散风热，宣肺止咳为法立方。方中牛蒡子疏散风热，宣肺利咽；桑叶疏风散热，宣肺止咳；共为君药。薄荷疏散上焦风热，清头目，利咽；荆芥穗发散表邪；二药助牛蒡子、桑叶宣肺利咽；川贝母化痰止咳；前胡降气化痰；紫菀润肺化痰；三药助牛蒡子、桑叶化痰止咳；五药共为臣药。麸炒枳壳宽中下气；板蓝根清热利咽；共为佐药。甘草调和诸药，为使药。

【规　　格】每 1 ml 相当于饮片 0.72 g。

【用法用量】口服。1 ～ 3 岁一次 7 ml，4 ～ 7 岁一次 10 ml，8 ～ 14 岁一次 15 ml；一日 3 次。疗程 7 天。

【不良反应】腹泻，腹痛，尿隐血，尿蛋白阳性等。

【药理作用】本品对氨水致小鼠咳嗽和二氧化硫致小鼠咳嗽有抑制作用，可增加大鼠毛细管法气管排痰量，可抑制二甲苯致小鼠耳郭肿胀和醋酸致小鼠腹腔毛细血管通透性增高。

【适应病证】小儿急性支气管炎，咳嗽属风热犯肺证者。

【用药思路】

1. 辨证用药：风热犯肺证。

2. 辨症用药

（1）主症：咳嗽不爽，痰稠色黄。

（2）次症：发热，头痛，恶风，鼻流浊涕，有汗，咽痛，口渴，大便干燥，小便色黄。

（3）舌脉：舌质红，苔薄黄，脉浮数或指纹浮紫。

3. 辨病与辨证相结合用药

（1）同小儿消积止咳口服液（1）。

（2）陈雪莲的 RCT 显示小儿宣肺止咳糖浆治疗小儿咳嗽（风热犯肺证），用药 3 天后，咳嗽有效率为 53.33%，对照组为 47.83%；咯痰有效率为 71.11%，对照组为 69.57%。用药 7 天后，咳嗽有效率为 93.33%，对照组为 86.96%；咯痰有效率为 93.33%，对照组为 78.26%；临床有效率达 100%，对照组达 91.30%；症状总积分对照组

及治疗组均较治疗前降低，并且治疗后两组总积分经 t 检验，$P < 0.05$。（证据级别：Ⅱa）

【用药交代】

1. 脾胃虚弱者慎用。

2. 因为儿童急性支气管炎病情变化较快，服用本品期间需密切关注患儿的病情变化，根据需要可及时调整治疗方案。

3. 本品临床试验期间有少数患者出现轻度的 ALT 异常，尚无法确定与本品的相关性，肝功能异常者慎用。

4. 本品含蔗糖，糖尿病患儿慎用。

5. 本品尚无 1 岁以下儿童使用的安全性和有效性数据。

6. 本品尚无超 7 天疗程使用的安全性和有效性数据。

7. 过敏体质者慎用。

【药品属性】处方药、非医保。

（常鲜）

主要参考文献

［1］国家中医药管理局．中成药临床应用指导原则［S］.2010.

［2］金世元．中成药发展的历史脉络［J］．首都医药，2003，10（13）：44–45.

［3］杜守颖，崔瑛．中成药学［M］.3 版．北京：人民卫生出版社，2021.

［4］瞿礼萍，陈杨，王筱竺，等．2007—2019 年国内中药新药注册的审批情况分析［J］．中草药，2021，52（3）：894–901.

［5］国家食品药品监督管理局．药品注册管理办法［J］．中国新药与临床杂志，2008，27（4）：303–312.

［6］孙晓波．来源于经典名方的中药新药高质量发展战略思考［J］．中国药理学与毒理学杂志，2019，33（9）：662.

［7］国家市场监督管理总局．药品注册管理办法［EB/OL］.https：//www.gov.cn/zhengce/zhengceku/2020–04/01/content_5498012.htm.

［8］兰青山，肖苏萍，黄掌欣，等．谈经典名方现阶段政策法规之启示［J］．中国现代中药，2018，20（7）：780–784.

［9］李娟娟．综合医院中成药不合理使用分析及对策［J］．临床合理用药杂志，2016，9（22）：106–108.

［10］党海霞，王海南．中成药临床不合理应用现状分析及对策探讨［J］．中国药物警戒，2011，8（10）：606–607.

［11］薛武更，段锦绣，张伟娜，等．中成药不合理使用的常见原因及对策［J］．中国中医药现代远程教育，2023，21（1）：169–171.

［12］徐闪，何俊明．医院中药注射剂不合理使用情况分析［J］．中医药管理杂志，2021，29（15）：125–126.

［13］金锐，张冰．中成药处方点评的理论与实践［M］．北京：人民卫生出版社，2019.

［14］李翼，尧雪洲．中药饮片和中成药不合理用药原因及对策探析［J］．中国社区医师，2017，33（28）：20，22.

［15］马骁龙，王晓丹，张吉艳，等．我院中成药不合理处方回顾性分析［J］．首都食品与医药，2021，28（18）：87–88.

［16］李慧珍，胡晗，孟乡，等.基于文献计量学的中成药临床不合理用药现状分析［J］.中成药，2020，42（7）：1954–1958.

［17］陈光，傅锐良，周京辉，等.我院门急诊中成药处方点评及不合理用药原因分析［J］.临床合理用药杂志，2022，15（14）：168–171，175.

［18］潘德佳.临床中药师在临床中药学中的作用探讨［J］.临床医药文献电子杂志，2019，6（16）：195.

［19］平杰，潘书权，王秀琴.医院新药引进流程中临床药师发挥的作用及其影响［J］.中华全科医学，2014，12（11）：1878–1879.

［20］甄健存，陆进，梅丹，等.医疗机构药学服务规范［J］.医药导报，2019，38（12）：1535–1556.

［21］国家药典委员会.中华人民共和国药典临床用药须知（中药成方制剂卷2020年版）［M］.北京：中国医药科技出版社，2022.

［22］唐旭东，房静远.中成药治疗慢性胃炎临床应用指南（2020年）［J］.中国中西医结合杂志，2021，41（2）：157–163.

［23］李春晓，王盼盼，凌霄，等.基于中成药说明书探讨辨病用药的可行性［J］.中国药房，2022，33（19）：2309–2313.

［24］高利东，刘佳，王哲，等.基于《太平惠民和剂局方》中成药的历史兴衰探讨我国未来中成药应用模式［J］.中成药，2023，45（11）：3740–3745.

［25］王宇光，卢云涛，孔令伟，等.社区医院中成药不适宜联用目录清单的建立及用药调研［J］.中南药学，2022，20（9）：2029–2032.

［26］吴雪丹，赵晓燕，王丽娜.基于数据挖掘医院西药与中成药联用的配伍和干预对策［J］.中医药管理杂志，2022，30（20）：188–190.

［27］张镭，谭玲，陆进.超说明书用药专家共识［J］.药物不良反应杂志，2015，17（2）：101–103.

［28］马秉智.从剂型角度谈中成药合理用药［J］.药品评价，2012，9（23）：15–17.

［29］国家基本药物临床应用指南和处方集编委会.国家基本药物临床应用指南（中成药）［M］.北京：人民卫生出版社，2019.

［30］冯晓晨，刘芳，杨丽，等.FOCUS–PDCA模式在管理门急诊给药途径不合理处方中的应用［J］.河北医药，2023，45（7）：1099–1101，1105.

［31］朱晓丽.浅谈中药合理应用及影响因素［J］.亚太传统医药，2014，10（10）：126–127.

［32］贺葵邦，李晓芳，白菊，等.2020年版《中国药典》一部中药外用制剂分析［J］.中成药，2022，44（8）：2645–2650.

［33］史坚鸣."春夏养阳，秋冬养阴"——中药最佳给药时间的研究［J］.中医药导报，2017，23（18）：38–40.

［34］郭艳，姚菊峰.中医给药的时间护理［J］.临床护理杂志，2008，（2）：45–47.

［35］王丽琼.182例中医时间给药应用在高血压护理中的有效性［J］.中国医药指南，2015，13

（28）：232–233.
[36] 胡玉星，周庆鸿，陈江，等 . 论时辰给药在肿瘤中医治疗中的意义 [J]. 湖南中医药大学学报，2022，42（11）：1782–1786.
[37] 陈馥馨 . 新编中成药手册 [M]. 北京：中国医药科技出版社，1998：19–21.
[38] 柯俊 . 中国居民用药安全指导 [M]. 北京：中国医药科技出版社，2020.
[39] 吴红根，陈玉茹，朱永波，等 . 中药注射剂再评价研究进展 [J]. 中国民族民间医药，2022，31（11）：41–45.
[40] 何怡静，李孝栋 . 中药注射剂的发展前景及其再评价建议 [J]. 药学研究，2021，40（2）：110–114.
[41] 杨洪军，于振兰 . 中药注射剂安全性问题文献研究 [J]. 中国药房，2017，28（11）：1489–1492.
[42] 寿晓媛，郝宇，胡斌，等 . 2013—2018 年西安市 18 家“三甲”医院中药注射剂不良反应 / 事件分析 [J]. 中国药房，2019，30（19）：2696–2701.
[43] 吴启航，张小丽，宋延平 . 中药注射剂的现状及出路 [J]. 中外医学研究，2019，17（36）：185–190.
[44] 卫生部，国家食品药品监督管理局，国家中医药管理局 . 关于进一步加强中药注射剂生产和临床使用管理的通知 [J]. 药物不良反应杂志，2009，11（1）：43–44.
[45] 翁维良 . 中药注射剂合理使用要点 [J]. 中国临床医生，2014，42（5）：7–10.
[46] 刘斌 . 人体胚胎发育概况与新进展（四）——胎儿期的发育及其影响因素 [J]. 生物学通报，1991，（9）：21–22，20.
[47] 刘斌 . 人体胚胎发育概况与新进展（二）——人胚早期发育 [J]. 生物学通报，1991，（6）：23–25.
[48] 郑依玲，梅全喜，戴卫波，等 . 妊娠禁忌中药研究概述 [J]. 中国药房，2018，29（3）：421–424.
[49] 阮菲，陈红梅 .《中国药典》2020 年版妊娠禁忌相关中成药的分析与思考 [J]. 中国现代应用药学，2021，38（6）：651–654.
[50] 肖望重，蒲俊安，杨磊，等 .2015 版《中国药典临床用药须知・中药成方制剂卷》妊娠禁忌中成药收载情况分析 [J]. 亚太传统医药，2020，16（11）：190–193.
[51] 霍磊，张大伟，马丽亚，等 . 基于“有故无殒，亦无殒也”探讨妊娠病用药思路 [J]. 中国中医基础医学杂志，2022，28（1）：56–58.
[52] 张一芳，王雅君，孙运刚，等 . 儿科应用中成药常见问题浅析 [J]. 中国中医药现代远程教育，2022，20（7）：188–190.
[53] 戎萍，张喜莲，刘晖，等 . 基于《中华人民共和国药典》探讨含毒性中药饮片的中成药现状与思考 [J]. 辽宁中医杂志，2023，50（6）：178–182.
[54] 项丽玲，白明，冯昱，等 . 2018 年版《国家基本药物目录》中成药部分含毒性中药应用分析 [J]. 湖南中医药大学学报，2019，39（6）：771–774.

［55］中华中医药学会．口服中成药临床应用药物警戒指南［S］.2023.

［56］刘静，韩梦媛，徐熠，等.2019 年至 2021 年医院含毒性饮片中成药临床应用分析［J］．中国药业，2023，32（7）：39-43.

［57］崔鹤蓉，张晓雨，尤良震等．临床“有毒”中药多元整合证据评价与预测方法的建立［J］．中国中药杂志，2022，47（8）：2266-2272.

［58］吕邵娃，马文保，肖洪彬，等．马钱子中毒机制及与配伍甘草减毒作用的研究进展［J］．河北中医药学报，2018，33（2）：59-64.

［59］山东省药学会循证药学专业委员会．山东省超药品说明书用药专家共识（2023 年版）［EB/OL］．https：//www.sdpa.org.cn/news.shtml?id=1802.

［60］左玮，刘容吉，孙雅佳，等．《中国超药品说明书用药管理指南（2021）》推荐意见及要点解读［J］．协和医学杂志，2023，14（1）：86-93.

［61］唐富山，张毕奎．临床药学概论［M］．北京：中国医药科技出版社，2021：179.

［62］刘颖．《医师法》视角下超说明书用药的保障与规范［J］．锦州医科大学学报（社会科学版），2022，20（6）：30-33.

［63］刘莹，商洪才．心血管中成药超说明书用药循证评价方法和程序的建立［J］．世界中医药，2017，12（6）：1253-1257.

［64］张伯礼．循证医学助力中医药高质量发展［J］．天津中医药大学学报，2023，42（3）：291.

［65］李廷谦．中西医结合循证医学［M］．上海：上海科学技术出版社，2006.

［66］王永炎，林丽开．中成药超说明书使用循证评价（2018 版）［M］．北京：中国中医药出版社，2018.

［67］刘建平．循证中医药临床研究方法学［M］．北京：人民卫生出版社，2009.

［68］李幼平，刘鸣．循证医学与中医药现代化［J］．中国中医药信息杂志，1999，（12）：14-16，32.

［69］刘建平．传统医学证据体的构成及证据分级的建议［J］．中国中西医结合杂志，2007，27（12）：1061-1065.

［70］陈薇，方赛男，刘建平．基于证据体的中医药临床证据分级标准建议［J］．中国中西医结合杂志，2019，39（3）：358-364.

［71］蔡祎晴，金信妍，刘雪寒，等．系统评价应用于中医药领域中的问题与对策［J］．中华中医药杂志，2023，38（8）：3521-3524.

［72］高天奇，庞立健，臧凝子，等．中药治疗慢性阻塞性肺疾病稳定期系统评价 /Meta 分析的再评价［J］．辽宁中医药大学学报，2023，25（11）：127-131.

［73］彭德慧，强晓钰，胡海殷，等．中成药临床证据分析报告（2020 年）［J］．中国中药杂志，2022，47（9）：2315-2321.

［74］刘津池，刘畅，华成舸．随机对照试验偏倚风险评价工具 RoB2（2019 修订版）解读［J］．中国循证医学杂志，2021，21（6）：737-744.

[75] 高武霖，戴国华，董雪燕，等.中医临床疗效评价队列研究设计类型的选择与应用[J].中华中医药杂志，2023，38（1）：401-404.

[76] 王学谦，侯炜，郑佳彬，等.中医综合治疗方案维持治疗晚期非小细胞肺癌的多中心、大样本、前瞻性队列研究[J].中医杂志，2020，61（8）：690-694.

[77] 单帅帅，王庆伟，文建国.临床指南和专家共识的基本概念与制定规范[J].中华小儿外科杂志，2020，41（2）：107-111.

[78] 薛迪.中国公立医院安全文化、临床路径实施与医疗质量的关联机制研究[M].上海：复旦大学出版社，2019：62.

[79] 中华中医药学会《中医药真实世界研究技术规范》制订组.中医药真实世界研究技术规范——证据质量评价与报告[J].中医杂志，2022，63（3）：293-300.

[80] 谢琪，王斌，周洪伟，等.中医药真实世界临床研究技术规范及其进展[C]//中国科学技术协会，吉林省人民政府.第十九届中国科协年会——分12标准引领中医药学术创新发展高峰论坛论文集.2017.

[81] 樊景春，汪永锋.循证中医药研究方法与实践[M].兰州：兰州大学出版社，2023.

[82] 欧益，季昭臣，胡海殷，等.2019—2020年度中成药临床证据分析报告[J].天津中医药，2022，39（5）：616-621.

[83] 张萍，郭晓晗，金红宇，等.2022年全国中药材及饮片质量分析概况[J].中国现代中药，2023，25（10）：2046-2054，2045.

[84] 杜颖川.中成药质量及使用状况的调研分析[J].中国民康医学，2017，29（21）：82-83，95.

[85] 刘静，朱炯，王翀，等.2022年国家药品抽检中成药质量状况分析[J].中国现代中药，2023，25（10）：2055-2060.

[86] 国家药品不良反应监测中心.国家药品不良反应监测年度报告（2022年）[EB/OL].https：//www.cdr-adr.org.cn/drug_1/aqjs_1/drug_aqjs_sjbg/202303/t20230324_50019.html.

[87] 杨忠奇，唐雅琴，汤慧敏，等.构建基于最佳临床经验的临床疗效评价体系[J].中国中药杂志，2023，48（18）：4829-4833.

[88] 卢晓阳.医院处方点评规范化操作手册[M].北京：人民卫生出版社，2019.

[89] 翟华强，张冰，郑虎占.临床中药师培养模式与方法的探讨[J].药学教育，2007，23（3）：16-17.

[90] 潘德佳.临床中药师在临床中药学中的作用探讨[J].临床医药文献电子杂志，2019，6（16）：195.

[91] 平杰，潘书权，王秀琴.医院新药引进流程中临床药师发挥的作用及其影响[J].中华全科医学，2014，12（11）：1878-1879.

[92] 白玉，张丽萍，李尧，等.某综合医院门诊中成药超说明书用药情况调查与分析[J].中国合理用药探索，2020，17（11）：13-18.

［93］梅全喜，曾聪彦 . 国家医保药品临床应用手册（中成药）2017 年版［M］. 北京：人民卫生出版社，2019.

［94］江苏省食品药品监督管理局 . 江苏省中药饮片炮制规范（2020 年版）［M］. 南京：江苏凤凰科学技术出版社，2020.

［95］邹琦，黄秋凌，崇立明，等. 滋肾育胎丸对 SD 大鼠胚胎—胎仔发育的影响［J］. 中国新药杂志，2017，26（3）：330–336.

［96］储继军，王瑞雪，余欣慧，等. 滋肾育胎丸对复发性流产小鼠调节因子表达的影响［J］中成药，2018，40（4）：777–782.

［97］安琪，郑建华 . 康妇消炎栓对盆腔炎大鼠子宫 VEGF、EGF 和 MUC–1 水平的影响［J］. 基因组学与应用生物学，2018，37（9）：4200–4207.

［98］谈勇 . 中医妇科学［M］. 北京：中国中医药出版社，2016：263–266.

［99］庞汉青，商潇予，魏晔，等 . 基于网络药理学和分子对接技术的新生化颗粒活血化瘀作用机制研究［J］. 扬州大学学报（农业与生命科学版），2022，43（6）：94–104.

［100］张新红 . 暖宫孕子胶囊联合定坤丹治疗女性不孕 24 例分析［J］. 实用医技杂志，2013，20（3）：322.

［101］王伟伟，席鑫 . 定坤丹对子宫内膜异位症大鼠 PI3K/AKT/mTOR 信号通路的影响［J］. 中国比较医学杂志，2023，33（12）：55–61.

［102］李曰庆，何清湖 . 中医外科学［M］. 北京：中国中医药出版社，2012.

［103］深圳市中医院 . 一种用于肥胖型多囊卵巢综合征治疗的天然药物应用方法：CN202211087539.6［P］.2022–10–25.

［104］重庆市中药研究院 . 芪黄胶囊—治疗糖尿病肾病新药［Z］. 2009–01–01.

［105］重庆市中药研究院 . 芪蛭益肾胶囊在制备治疗缺血性脑血管疾病药物中的应用：CN202311038615.9［P］.2023–11–07.

［106］高敏，周淑丽，解红霞，等 . 苓桂术甘汤化学成分及药理学作用研究进展［J］. 内蒙古医科大学学报，2019，41（4）：442–445.

［107］陈君媚，周春祥 . 苓桂术甘汤药理作用及其机制研究进展［J］. 中国实验方剂学杂志，2019，25（14）：222–227.

［108］王璐瑶，邓哲，肖苏萍，等 . 苓桂术甘汤的现代临床应用与分析［J］. 中国药物警戒，2021，18（11）：1066–1069，1074.

［109］张晟安，刘志栋，戴亮，等 . 苓桂术甘汤的临床应用：1 项系统性评价与 Meta 分析［J］. 中草药，2023，54（14）：4599–4614.

［110］小分子免疫调节国家一类创新药“淫羊藿素软胶囊”获批上市［J］. 首都食品与医药，2022，29（3）：7.

［111］TAO HM，LIU MY，WANG Y，et al. Icaritin induces anti–tumor immune responses in hepatocellular carcinoma by inhibiting splenic myeloid–derived suppressor cell generation［J］. Front Immunol，2021，12：609295.

[112] 张子婷，钟轻娇，周碧瑶，等 . 广金钱草总黄酮的提取方法及药理作用研究进展 [J]. 中国中医药现代远程教育，2019，17（8）：107-110.

[113] 杨明华，杨苏蓓，龙森，等 . 坤怡宁对雌性去卵巢大鼠生殖内分泌 - 免疫的影响 [J]. 中国中药杂志，2006，31（13）：1107-1109.